実験医学 増刊
Vol.37-No.5 2019

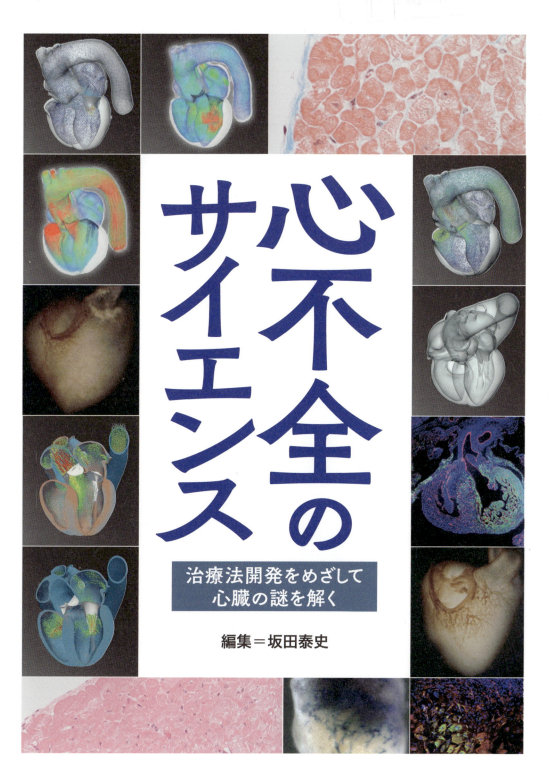

心不全のサイエンス

治療法開発をめざして心臓の謎を解く

編集＝坂田泰史

羊土社

【注意事項】本書の情報について─────────────────────────────────
　本書に記載されている内容は，発行時点における最新の情報に基づき，正確を期するよう，執筆者，監修・編者ならびに出版社はそれぞれ最善の努力を払っております．しかし科学・医学・医療の進歩により，定義や概念，技術の操作方法や診療の方針が変更となり，本書をご使用になる時点においては記載された内容が正確かつ完全ではなくなる場合がございます．また，本書に記載されている企業名や商品名，URL等の情報が予告なく変更される場合もございますのでご了承ください．

序

　心不全による死亡は，心疾患の内訳のなかで最も死亡数が多い心疾患である．日本全体における心不全患者の総数は2020年にはおおよそ120万人に達するとされる．大きな理由の1つは，社会の高齢化であることは間違いない．心不全は年齢に応じて発症頻度は増加する．これらの心不全患者に対する医療は国家財政に影響する社会的課題である．

　心臓機能障害をきたす因子は，臨床的には冠動脈，刺激伝導系，構造系，そして心筋（心膜）に分けられる．1929年ヴェルナー・フォルスマンは尿管カテーテルを左肘静脈より挿入し，心臓まで届くことを確認し胸部レントゲン写真を撮った．1953年ジョン・ヘイシャム・ギボンは，自分でつくった人工心肺装置にて26分の心停止を行い18歳の大学生の心房中隔欠損手術を成功させた．1960年ウィルソン・グレートバッチが開発したペースメーカーは，植え込まれた10人の患者ですべて機能した．これらの偉業は冠動脈形成術，植込型除細動器，両室ペーシング，経カテーテル的・外科的弁置換術，そしてノーマン・シャムウェイらにより確立された心臓移植など，すべてのカテーテル・デバイス治療，心臓外科手術につながっている．このように，心臓の治療の多くは，冠動脈，刺激伝導系，構造の「修理」が担っている．では，最も重要なパーツである心筋に対する治療はどうだろうか．これからの医療で最も必要とされる，one-size-fits-all ではないテーラーメード医療のために，もう一度心筋に対する治療法を考える時間があってもよいのではないか．そんな思いでこの本を企画した．各項は，第一線で活躍されている研究者の方々に執筆をいただいた．心臓治療に携わるすべての臨床医，基礎研究者，疫学者が自分の持ち場のなかで何ができるか考えるきっかけとなれば，編者の望外の喜びである．

　最後に，お忙しいなかご執筆いただいた執筆者の皆様と，この企画に対し重要な助言をくれた大阪大学大学院医学系研究科循環器内科学のスタッフに深く感謝したい．

2019年1月

坂田泰史

実験医学 増刊 Vol.37-No.5 2019

心不全のサイエンス
治療法開発をめざして心臓の謎を解く

序 .... 坂田泰史

概論 心不全パンデミック時代に向けた心筋への治療アプローチとは
.... 坂田泰史　10（648）

第1章　心疾患・心不全を診る最新技術

1. ヒト肺動脈性肺高血圧症に類似した血行動態と病理組織像を示す
　　動物モデル .... 阿部弘太郎　17（655）

2. 心不全における単一心筋細胞プロファイル .... 野村征太郎　24（662）

3. 最新の心臓PET画像診断 .... 樋口隆弘　34（672）

4. オミックス情報解析技術をどう使うか .... 家城博隆，伊藤　薫　41（679）

5. 循環器領域におけるデータベース研究の現状と可能性
.... 関　知嗣，石井正将，川上浩司　48（686）

6. 実用段階に入った心臓シミュレーション
.... 杉浦清了，岡田純一，鷲尾　巧，久田俊明　54（692）

CONTENTS

第2章 心疾患・心不全の分子病態の最先端

1. 興奮収縮連関
　―不全心筋ではどこが問題なのか……………………………………田中秀央　61 (699)

2. 心筋細胞肥大の細胞内シグナル………………………………………桑原宏一郎　68 (706)

3. 発生および分化における代謝シフトと可塑性……………………森田唯加, 遠山周吾　74 (712)

4. 心臓リモデリングにおけるオートファジーの役割………………村川智一, 大津欣也　81 (719)

5. 心不全と炎症……………………………………………………………真鍋一郎　87 (725)

6. 心筋炎と免疫の関与……………………………………………………塙　晴雄　93 (731)

7. microRNAの病態・診断・治療における意義………………………尾野　亘　101 (739)

8. 心臓線維化と心臓線維芽細胞…………………………………………岡　亨　107 (745)

9. 心筋―内皮細胞間クロストークによる心臓の発生・恒常性維持の制御機構
　―Neuregulin-1/ErbBシグナルを中心に………………………………中岡良和　113 (751)

10. 心腎連関のメカニズム…………………………………………中山幸輝, 藤生克仁　121 (759)

11. 心脳連関のメカニズム…………………………………………………岸　拓弥　129 (767)

第3章 心疾患・心不全の治療法開発の最前線

1. 創薬標的としての心臓のエネルギー代謝……………清水逸平, 吉田陽子, 南野　徹　135 (773)

2. 直接的サルコメア制御剤による新しい心不全治療薬の開発 ……… 塚本　蔵　143（781）

3. 循環器疾患に対するドラッグデリバリーシステムの可能性
   ……………………… 的場哲哉，古賀純一郎，江頭健輔，筒井裕之　150（788）

4. 膜分子のメカノセンシングを標的とした治療戦略 ……………… 古川哲史　157（795）

5. 疾患iPS細胞を心疾患の創薬に結びつける ……………………… 吉田善紀　161（799）

6. 心不全に対する新しい治療
   —細胞シート工学を応用した再生治療法の開発 ………………… 宮川　繁　169（807）

7. ダイレクトリプログラミング（心筋直接誘導）……… 山川裕之，家田真樹　174（812）

8. ゲノム編集の難治性心筋症医療応用 …………………………… 肥後修一朗　182（820）

第4章　心疾患・心不全治療法開発への未解決問題

1. 心筋細胞由来の悪性腫瘍はなぜ少ないか ……………………… 高島成二　190（828）

2. 心筋はなぜ動き続けられるのか
   —虚血に対する適応の観点から ………………………………… 三浦哲嗣　195（833）

3. 左室心筋と右室心筋は何が違うのか …………………………… 八代健太　204（842）

4. 完全人工心臓はなぜ難しいのか？ ……………………… 築谷朋典，巽　英介　212（850）

索　引 …………………………………………………………………………………… 217（855）

CONTENTS

表紙イメージ解説

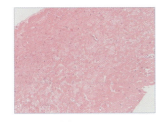
● 移植後心筋のHE染色
写真提供：坂田泰史（大阪大学大学院医学系研究科）

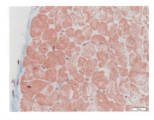
● 移植後心筋のマッソントリクローム染色
写真提供：坂田泰史

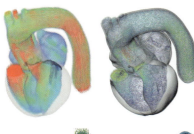
● 心臓から大血管への血流
第1章-6参照．写真提供：杉浦清了（株式会社UT-Heart研究所）

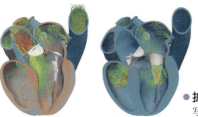
● 拡張期流入血流
写真提供：杉浦清了

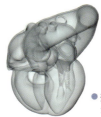
● 弁の機能
写真提供：杉浦清了

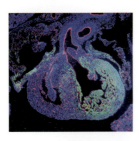

● クラスターを形成するFHF由来の細胞系譜
第4章-3参照

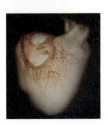
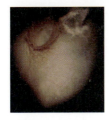
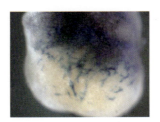

● 心筋由来Ang1は静脈洞由来内皮細胞に作用して，心臓内へ遊走させて静脈分化を誘導することで，胎生期の冠静脈形成で必須の役割を担う
第2章-9参照

執筆者一覧

● 編　集

坂田泰史　　大阪大学大学院医学系研究科循環器内科学

● 執　筆（五十音順）

阿部弘太郎	九州大学病院循環器内科
家城博隆	東京大学大学院医学系研究科循環器内科/理化学研究所生命医科学研究センター
家田真樹	筑波大学医学医療系循環器内科
石井正将	京都大学大学院医学研究科社会健康医学系専攻薬剤疫学分野
伊藤　薫	理化学研究所生命医科学研究センター
江頭健輔	九州大学循環器病未来医療研究センター循環器病先端医療研究開発学部門
大津欣也	キングス・カレッジ・ロンドン循環器内科
岡　亨	大阪府立病院機構大阪国際がんセンター成人病ドック科
岡田純一	株式会社UT-Heart研究所/東京大学フューチャーセンター推進機構
尾野　亘	京都大学大学院医学研究科循環器内科学
川上浩司	京都大学大学院医学研究科社会健康医学系専攻薬剤疫学分野
岸　拓弥	九州大学循環器病未来医療研究センター循環器疾患リスク予測共同研究部門
桑原宏一郎	信州大学医学部循環器内科
古賀純一郎	九州大学大学院医学研究院循環器内科学/九州大学循環器病未来医療研究センター循環器病先端医療研究開発学部門
坂田泰史	大阪大学大学院医学系研究科循環器内科学
清水逸平	新潟大学大学院医歯学総合研究科循環器内科学/新潟大学大学院医歯学総合研究科先進老化制御学講座
杉浦清了	株式会社UT-Heart研究所
関　知嗣	京都大学大学院医学研究科社会健康医学系専攻薬剤疫学分野
高島成二	大阪大学大学院医学系研究科医化学講座
巽　英介	国立循環器病研究センター研究所
田中秀央	京都府立医科大学大学院医学研究科細胞分子機能病理学
塚本　蔵	大阪大学大学院医学系研究科医化学講座
築谷朋典	国立循環器病研究センター研究所
筒井裕之	九州大学大学院医学研究院循環器内科学
遠山周吾	慶應義塾大学医学部循環器内科
中岡良和	国立循環器病研究センター研究所血管生理学部
中山幸輝	東京大学大学院医学系研究科循環器内科学
野村征太郎	東京大学医学部附属病院循環器内科
塙　晴雄	新潟医療福祉大学健康スポーツ学科/新潟大学医歯学総合病院循環器内科
樋口隆弘	国立循環器病研究センター研究所画像診断医学部/ヴュルツブルク大学心臓分子イメージング学
肥後修一朗	大阪大学大学院医学系研究科重症心不全内科治療学寄附講座
久田俊明	株式会社UT-Heart研究所
藤生克仁	東京大学大学院医学系研究科循環器内科学
古川哲史	東京医科歯科大学難治疾患研究所生体情報薬理学
的場哲哉	九州大学大学院医学研究院循環器内科学
真鍋一郎	千葉大学大学院医学研究院長寿医学
三浦哲嗣	札幌医科大学医学部循環器・腎臓・代謝内分泌内科学講座
南野　徹	新潟大学大学院医歯学総合研究科循環器内科学
宮川　繁	大阪大学大学院医学系研究科最先端再生医療学共同研究講座
村川智一	キングス・カレッジ・ロンドン循環器内科
森田唯加	慶應義塾大学医学部循環器内科
八代健太	京都府立医科大学解剖学・生体機能形態科学部門
山川裕之	慶應義塾大学医学部循環器内科/横浜市立市民病院循環器内科
吉田陽子	新潟大学大学院医歯学総合研究科循環器内科学/新潟大学大学院医歯学総合研究科先進老化制御学講座
吉田善紀	京都大学iPS細胞研究所増殖分化機構研究部門
鷲尾　巧	株式会社UT-Heart研究所/東京大学フューチャーセンター推進機構

実験医学 増刊 Vol.37-No.5 2019

心不全のサイエンス

治療法開発をめざして心臓の謎を解く

編集＝坂田泰史

概論

心不全パンデミック時代に向けた心筋への治療アプローチとは

坂田泰史

心不全は心臓機能障害に起因する全身疾患である．根本である心臓機能障害を改善することが心不全治療の中心となるべきである．心筋へのアプローチ確立には，「何の目的で」，「誰に」，「いつ」，「何を」，「どのように」行うのかが明確でなければならない．特に重要なのは，「誰に」「いつ」行うか，つまりヒトの疾患に対するphenotypingである．このために，ミクロ的，マクロ的視点からの解析が必要である．

はじめに

1628年ウィリアム・ハーヴェイが著書『動物の心臓ならびに血液の運動に関する解剖学的研究』のなかで，血液は心臓の働きにより動脈を通して身体に送られ，静脈を通って心臓に戻り，肺に送られることを示し，はじめて「血液は循環する」こと，さらにその循環が肝臓や腎臓などあらゆる器官がもつ機能とかかわりがあることが明らかとなった．心臓の異常が全身に影響を及ぼすことがわかったのは，この瞬間からであろう．

心不全は，「何らかの心臓機能障害，すなわち心臓に器質的および/あるいは機能的異常が生じて心ポンプ機能の代償機転が破綻した結果，呼吸困難・倦怠感や浮腫が出現し，それに伴い運動耐容能が低下する臨床症候群」（日本循環器学会 急性・慢性心不全治療ガイドライン）と定義される．よって，心不全治療の1つは，呼吸困難や浮腫などうっ血所見をとる利尿薬となる．1964年に開発されたループ利尿薬であるフロセミドは，現在でも症状改善目的にて汎用さ

[略語]
CCU：coronary care unit（冠動脈疾患集中治療室）
DDS：drug delivery system（ドラッグデリバリーシステム）
HFrEF：heart failure with reduced ejection fraction（左室駆出率が低下した心不全）
miRNA：micro RNA（21〜25塩基長の一本鎖RNA分子）
NYHA：New York Heart Association
PDE Ⅲ：phosphodiesterase Ⅲ（ホスホジエステラーゼⅢ）
PET：positron emission tomography（陽電子放射型断層撮影法）
TAC：transverse aortic constriction（大動脈弓結紮）

Therapeutic strategy for damaged myocardium in the heart failure pandemic
Yasushi Sakata：Department of Cardiovascular Medicine, Osaka University Graduate School of Medicine（大阪大学大学院医学系研究科循環器内科学）

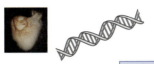

図1　心不全へのアプローチ
心不全が心臓機能障害に起因する以上，冠動脈，刺激伝導系，構造系，心筋・心膜へのアプローチが重要である．加えて，予防医療，先制医療の開発，多臓器疾患・増悪因子治療が必要である．

れている．しかし，これらの症状改善薬は予後の改善には至らない．心不全は「何らかの心臓機能障害」に起因している以上，やはり根本である心臓機能障害を改善する治療が中心となるべきである（図1）．

1．現在の心筋治療

　現在最も有効とされる心筋治療は，心臓の見た目が動いていない，つまり左室駆出率が低下している患者（HFrEF）に対するβ遮断薬である．1958年ジェームス・ブラックが狭心症治療の目的でプロプラノロールを開発[1]，日本でも1966年に狭心症，さらに1978年には高血圧に対する保険適用となったが，その陰性変力作用により心不全患者には禁忌とされていた．しかし，交感神経活性化が心不全増悪に寄与することが明らかとなり，スウェーデンのワグスタインらが1975年に拡張型心筋症患者において心機能改善，症状の改善効果を有することを報告[2]して以来，多くの研究が積み重ねられた．例えばNYHA心機能分類Ⅲ～Ⅳ度，左室駆出率25％以下を対象としたCOPERNICS試験[3]では，カルベジロール群はプラセボ群に比し死亡リスクが35％，死亡＋心不全入院が24％低下したように，1990年代の大規模臨床試験の知見から心不全への有効性が確立された．1963年利尿降圧薬として発売されたミネラルコルチコイド受容体拮抗薬も，1981年降圧薬として発売されたアンジオテンシン変換酵素阻害薬も，同様にレニン・アンジオテンシン・アルドステロン系亢進の心不全増悪への寄与が明らかとなった後，その有効性が後から「追加」されたものである．このように，神経体液性因子への介入を通した心不全，心機能低下に対する心筋への治療は，2000年ごろに確立された．しかし，心筋への直接介入を目的とした治療法はどうだろうか．

　1883年シドニー・リンガーによる「リンゲル液」の開発[4]，1942年セント・ジェルジーによるミオシン，ストラウプによるアクチン，そして1965年江橋節郎によるトロポニンの発見[5]により，心筋はカルシウム調節により収縮/拡張をくり返すことが示され，以後カルシウム調節

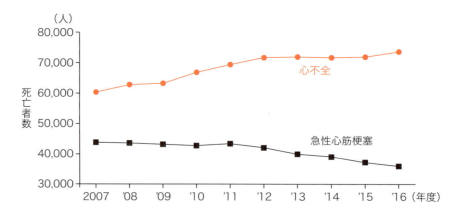

図2 高齢労働量人口動態統計による急性心筋梗塞,心不全による死亡者数の変遷
急性心筋梗塞は確実に減少している.厚生労働省人口動態統計より.

に対する介入はさかんに研究された.しかし,NYHA心機能分類Ⅲ度以上の1,088人を対象として,PDE Ⅲ阻害薬であるミルリノン40 mg/日投与群とプラセボ群に分け予後を見たPROMISE試験は,結果として全く差がないばかりではなく,NYHA Ⅳ度の症例のみで検討するとむしろ予後は悪化していた[6].また,NYHA心機能分類Ⅱm/Ⅲ度にて標準治療を受けている306人を,カルシウム感受性を増強する目的で開発されたピモベンダンの投与群とプラセボ群に分けたEPOCH試験でも,心臓突然死,または心不全悪化による入院・死亡有意差を認めなかった[7].強心薬は現在でも症状改善目的では汎用されているが,予後改善効果は得られていない.
　近年,いわゆる分子生物学の手法が導入され,心臓肥大(第2章-2参照),心筋代謝(第2章-3,第3章-1,第4章-2参照),炎症(第2章-5参照),免疫(第2章-6参照)などに対する研究も発展したが,いまだ心不全治療目的での心筋直接的に有効な治療法は,確立されていない.なぜだろうか.

2. なぜ心筋への介入手段が限られているのか

　図2は近年の本邦における急性心筋梗塞,心不全による死亡者数を示す.高齢者の増加により急性心筋梗塞発症患者は本来増加しているはずであるが,死亡者数は年々減少していることがわかる.この結果をなしえた理由は,ヒトにおいて治療戦略が確立されたからである.治療戦略確立には,「何の目的で」,「誰に」,「いつ」,「何を」,「どのように」行うのかが明確でなければならない.1912年ジェームス・ハリックがはじめて心筋梗塞の症例報告を行った.このとき,心筋梗塞患者への治療法は「数日間の床上安静」であった.その後1960年代のCCUの設立,心筋梗塞サイズ縮小への試み,血栓融解,冠動脈インターベンションの発展,気絶心筋,冬眠心筋,再灌流障害の観察,さらに動脈硬化・冠動脈閉塞機序の解明からプラーク予防,抗血栓療法などさまざまな研究が「ヒト」での知見をベースに行われ,それが動物実験で確認されていった.つまり,急性心筋梗塞治療において,「何の目的で:救命のために」「誰に:心電図上ST上昇をきたし,心筋逸脱酵素が上昇している胸痛患者」「いつ:できるだけ早く」「何を:再灌流療法,その後の抗血栓・脂質代謝療法」,「どのように:冠動脈インターベンションとその後の内服にて」行う,という戦略が確立されたため,死亡率は減少してきたのである.

それに対し，心不全を引き起こす心筋異常に対し「誰に」，「いつ」，「何を」，「どのように」行うか，十分な観察が「ヒト」でなされ，確立されたとはいえない．本増刊号は，どのようにこの4つの要素を確立するかを考える目的で企画されたものである．

3.「誰に」「いつ」を考える

ヒトにおいて心筋はどのように障害されていくのか，その過程を詳細に観察することにより，「誰に」「いつ」，つまり病気のphenotypeがわかる．そのためには，いくつかのブレークスルーが必要である．

まずヒトの病態に近い動物モデルの作製が必要である．多くの研究で，マウスのTAC圧負荷モデルが用いられてきた．これらは，4週程度の適当な期間で心肥大から心機能低下，肺うっ血に至る経過を観察できる有用なモデルであるが，複雑なヒトの心不全における心機能低下に置き換えるという目的においてごく一部を表現しているに過ぎない．Circulation誌は，このような動物モデルに対し，適切な心機能・心形態評価がなされているかチェックすると発表した[8]．これも，マウスなど動物モデルでの結果に対する既存の解釈への危機感から出たものであろう．肺高血圧を有する心不全でも同様に低酸素によって一次的に誘発される肺高血圧を利用したモデルによる研究が進められていたが，ヒトの肺高血圧にて認められるplexiform lesionとよばれる特有の病理所見が認められるモデルが開発され，病態解明とさまざまな薬物治療が試されるようになった（第1章-1参照）．また，経時的変化をきたす心筋細胞のリモデリングが細胞の分子レベルの変化とどのようにリンクしているか観察する手段がなかったが，心筋細胞シングルセル解析にて，ヒト心筋細胞を分類することが可能となり，患者のさらなる層別化への道が開かれた（第1章-2参照）．

悪性腫瘍組織と異なり，傷害心筋組織を一定量経時的に取得することは，医学的に困難である．よって，ヒトの病態を観察するにはさらなる画像診断の進歩が必要である．PETは高い空間分解能を有し，冠動脈血流予備能や局所交感神経活性，心筋代謝を観察するのに本来有用だが，現時点で利用できる核種は短い半減期のもののみであり，施設での合成が必要となり汎用性が損ねられていた．そのため，F-18を利用したものが臨床応用されようとしている（第1章-3参照）．

今までは単一分子に注目し，その働きについて観察してきた．しかし，その手法には限界があり，われわれがもつさまざまな情報をミクロに解析する手法が必要となっている．germlineゲノム情報を開始点として，トランスクリプトーム解析，プロテオーム解析，メタボローム解析にてマルチオミックス階層を組立て，さらにphenotyping情報と組合わせることにより，患者層別化，新しいバイオマーカーの検出が可能となる（第1章-4参照）．そのphenotypingについてマクロ的に解析する手法として，循環器領域におけるデータベース解析も不可欠である．真のビッグデータであるリアルワールド系データベースと，deep phenotypingに必要なレジストリ系データベースも人工知能等ハードウェアの進化により，今まで見えてこなかったヒトの病態を見せてくれるであろう（第1章-5参照）．心臓シミュレーションについても考えたい（第1章-6参照）．今までのデータはすべて過去から現在のものであった．未来がわかれば，患者さんにはどれほど大きな情報を提供することになるだろうか．心臓シミュレーションは，心臓の働きを支える多様な現象を分子から臓器までの構造，機能を統合して再現するマルチスケール・マルチフィジックスシミュレータへと進んでいる．

4.「何を」について考える

　介入すべき因子が何であるか，古典的にはいくつかのキーワードが存在している．その代表は興奮収縮連関（第2章-1参照），肥大（第2章-2参照）である．カルシウムを介した興奮収縮連関の詳細な機構の解明がなされている．また心機能低下をきたす心肥大は，関与する細胞内シグナル伝達が多く同定されている．それぞれに対し分子生物学の手法を用いて遺伝子を増幅，または欠落させ肥大刺激への反応を観察してきた．まず今までのデータをまとめて，今後どのような内容に対し（転写因子，エピゲノム制御機構など）介入すべきかを検討する時期にきた．また，心筋代謝も古くから研究されてきたテーマであり，多能性幹細胞心筋分化過程の研究から，発生・分化における代謝の役割がより明らかになってきた（第2章-3参照）．

　近年，これらの古典的テーマに加え，もう少し広い範囲をもつ現象との関連が指摘されている．オートファジーは，肥大とは異なり分解系に属する．オートファジーの活性化により効率よく有害タンパク質や障害ミトコンドリアを除去することができるようになると考えられている（第2章-4参照）．炎症は心臓のみならず全身で生活習慣病から老化まで関与が指摘されている現象である（第2章-5参照）．心筋梗塞でも非梗塞部位での炎症細胞活性化がみられる．ただし，心不全でみられる慢性的な炎症プロセスは適応的，傷害的と両面があることもわかっており，介入には，まさにヒトのphenotypingが必要な分野である．若年者の命を奪っていく心筋炎も重要な研究テーマであり，免疫の役割について解明が待たれる（第2章-6参照）．

　心筋組織に対し影響を及ぼすものは，心筋細胞だけではなく，miRNA（第2章-7参照），心臓線維芽細胞（第2章-8参照），内皮細胞（第2章-9参照）の関与が考えられている．このうち，miRNAは特定領域の転写後遺伝子発現抑制調節にかかわり，心肥大，心臓リモデリング，動脈硬化，不整脈を起こすと考えられ，マーカーとしての意義のみならず，標的としての治療法も考えられている．また，心不全において，臓器連関が注目されるようになっている．心臓機能障害が，心不全として多臓器にどう影響するかという方向と同時に，他臓器の障害が心臓機能にどのように影響を与えるかという視点も重要である．本書では，心腎連関（第2章-10参照），心脳連関（第2章-11参照）について，後者の視点から考察していただいた．

5.「どのように」について考える

　心不全に伴う心機能障害には長期の確実な治療効果が求められる．そのために最も効率のよい手法は依然投薬治療である．前述した心筋エネルギー代謝について，解糖系，TCAサイクルを標的にしたもの，アミノ酸代謝，ケトン体，CoQ10など介入点は多岐にわたり，それぞれ薬剤が開発中である（第3章-1参照）．強心薬は，従来のカルシウム動員性，感受性亢進から直接的サルコメア収縮制御薬に主役は移ろうとしている．現在の直接的サルコメア活性化薬はミオシン重鎖とトロポニン複合体を標的にしたものである（第3章-2参照）．DDSは，臓器選択性とともに，薬物の副作用を軽減する．ナノテクノロジーの進歩に伴い循環器学への応用も進んでいる（第3章-3参照）．また，膜分子のメカノセンシングを標的とした治療法も注目を集めている（第3章-4参照）．さらに，疾患iPS細胞は"disease in a dish"として，創薬研究におけるphase 1.5の役割も担うことが期待されている（第3章-5参照）．

　もう1つの大きな方法論の進歩は，再生医療とゲノム編集である．わが国では世界に先駆け

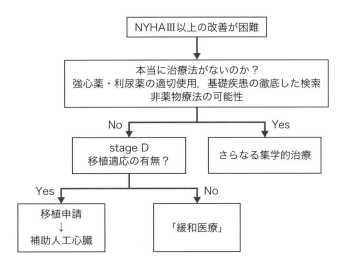

図3 大阪大学医学部附属病院における重症心不全治療戦略
本当に予後を改善する治療法がないのか，緩和医療では何が求められるのか，これらの課題に科学的視点からの解決が必要である．

　筋芽細胞由来の細胞シートを用いた心機能改善の試みが条件付きながら保険適用となっており，iPS細胞由来の細胞シートもいよいよ治験が行われる予定である（第3章-6参照）．また，ダイレクトリプログラミングによる心筋分化誘導は，ES細胞やiPS細胞など多能性幹細胞がもつ倫理的，実験的問題を克服する可能性のある有望な方法である（第3章-7参照）．しかし，いずれにしてもやはり「誰に」「いつ」行うかの情報は不可欠であり，かつ特にゲノム変異による心筋疾患について根本的な解決にはならない．ゲノム編集は，その問題を解決する手法であるが，やはり倫理的・実験的に多くの克服すべき課題を抱える（第3章-8参照）．しかし，今から一歩一歩進めていかなければならない手法でもある．

6. そして未解決問題解明へ

　心筋に対するアプローチは，上記の研究にて大きく進んでいくであろう．しかし，実は今までの研究者が残してきた宿題がある．この宿題を解決しなければ，大きなブレークスルーは期待できないのである．本書では，なぜ心臓悪性腫瘍が稀なのか（第4章-1参照），なぜ心筋細胞は疲れず動き続けられるのか（第4章-2参照），右室と左室は何が違うのか（第4章-3参照），そしてなぜ完全植込型人工心臓は開発されていないのか（第4章-4参照），という4つの未解決問題について，それぞれの分野の著名な専門家に熱く語っていただいた．この章は本書のキモであり，存分に楽しんでいただきたい．

　最後に，賢明な読者はあることに気づくはずである．本書は，心筋へのアプローチについて「誰に」，「いつ」，「何を」，「どのように」行うかについて議論している．では，「何のために」は議論しなくてよいのであろうか．急性心筋梗塞が「救命のために」治療を行うのと同様，心不全治療も「予後改善のために」行われることに議論の余地はない．**図3**は大阪大学医学部附属病院にて行われている重症心不全治療アルゴリズムである．重症心不全の場合，心臓移植の適応がなければ，「緩和医療」が選択される．従来，予後改善のみを追い求めてきた循環器医療

も，心不全患者さんの多様化に合わせ，予後改善に加え，生活活動量改善，さらに幸せ度向上など治療目的も多様化しなければいけないのである．本書では取り上げることができなかった，この重要な課題もここに記し，読者の科学的視点からの解決に期待したい．

文献

1）Black JW & Stephenson JS：Lancet, 2：311-314, 1962
2）Waagstein F, et al：Br Heart J, 37：1022-1036, 1975
3）Packer M, et al：N Engl J Med, 344：1651-1658, 2001
4）Ringer S：J Physiol, 4：29-42.3, 1883
5）Ebashi S & Kodama A：J Biochem, 58：107-108, 1965
6）Packer M, et al：N Engl J Med, 325：1468-1475, 1991
7）Effects of Pimobendan on Chronic Heart Failure Study (EPOCH Study)：Circ J, 66：149-157, 2002
8）Schiattarella GG, et al：Circulation, 138：749-750, 2018

<著者プロフィール>
坂田泰史：1993年大阪大学医学部卒業，大阪警察病院循環器科勤務．2002年大阪大学大学院医学系研究科博士課程修了．'03年より米国テキサス州ヒューストンベイラー医科大学にてポスドクとして研究に従事．'06年大阪大学大学院医学系研究科循環器内科学助教，'12年同講師，'13年より同教授（現職）．専門は心不全の新しい病態解明と治療戦略の確立．「何のために」心不全治療を行うかについても研究を進めている．

第1章 心疾患・心不全を診る最新技術

1. ヒト肺動脈性肺高血圧症に類似した血行動態と病理組織像を示す動物モデル

阿部弘太郎

肺動脈性肺高血圧症は，肺小動脈が高度に狭窄し，肺動脈圧および肺血管抵抗が上昇する疾患群である．上昇した肺動脈圧と肺血管抵抗は，右心系に対する後負荷を増大させ，右心不全を引き起こし，やがて患者は死に至る．これまで，数多くのモデル動物を用いて，肺高血圧症の病態解明の研究がなされてきた．しかしながら，これら従来の動物モデルには，末期のヒト肺動脈性肺高血圧症に特徴的な新生内膜やplexiform lesion（叢状病変）といった病理組織学的所見を認めない．本稿では，ヒト肺動脈性肺高血圧症に類似した血行動態と病理組織像をもつ世界初の動物モデルについて紹介する．

はじめに

　肺高血圧症は，平均肺動脈圧が25 mmHg以上の疾患群である．2013年2月のニースでのワールドシンポジウムにおいて，基礎疾患・病態ごとに5群に分類された[1]（図1）．そのなかでも，1群の肺動脈性肺高血圧症（pulmonary arterial hypertension：PAH）は，未治療の場合は5年生存率40％未満であり，きわめて予後不良の疾患であるため，1998年から難病指定され特定疾患医療受給対象疾患となっている．2000年以降はプロスタサイクリン製剤，エンドセリン受容体拮抗薬，5型ホスホジエステラーゼ阻害薬の3経路を介した肺血管拡張薬の登場により，その予後は劇的に改善した[2]．一方で，進行したPAHの予後はいまだ不良であるため，その病態解明と新規治療法の開発が急務である．

　これまで，モノクロタリン（monocrotaline）誘発性肺高血圧症動物モデルを中心とした数多くのモデルを用い，肺高血圧症の病態解明の研究および新規治療薬の開発が試みられてきた[3]．これらの疾患モデル動物が治療薬の開発に貢献してきたことは間違いないが，これらのモデルは末期のヒトPAHに特徴的な新生内膜やplexiform lesion（叢状病変）といった病理組織学的所見を認めない[4]．本稿では，従来のモデルと筆者が報告したヒトPAHに類似した血行動態と病理組織像をもつ動物モデルを紹介する．

1 PAHの進展・維持

1）過収縮とリモデリング

　疾患モデル動物について解説する前に，肺動脈圧上

[略語]
PAH：pulmonary arterial hypertension
（肺動脈性肺高血圧症）

Preclinical animal model of pulmonary arterial hypertension
Kohtaro Abe：Department of Cardiovascular Medicine, Kyushu University Hospital（九州大学病院循環器内科）

第1群．肺動脈性肺高血圧症（PAH）	第2群．左心疾患による肺高血圧症
1）特発性肺動脈性肺高血圧症（IPAH） 2）遺伝性肺動脈性肺高血圧症（HPAH） 　1．BMPR2 　2．ALK1, endoglin, SMAD9, CAV1 　3．不明 3）薬物・毒物誘発性肺動脈性肺高血圧症 4）他の疾患に伴う肺動脈性肺高血圧症（APAH） 　1．結合組織病 　2．エイズウイルス感染症 　3．門脈肺高血圧 　4．先天性心疾患 　5．住血吸虫症	1）左室収縮不全 2）左室拡張不全 3）弁膜疾患 4）先天性/後天性の左心流入路/流出路閉塞および先天性心筋症
	第3群．肺疾患および/または低酸素血症に伴う肺高血圧症
	1）慢性閉塞性肺疾患 2）間質性肺疾患 3）拘束性と閉塞性の混合障害を伴う他の肺疾患 4）睡眠呼吸障害 5）肺胞低換気障害 6）高所における慢性曝露 7）発育障害
第1'群．肺静脈閉塞性疾患（PVOD）および/または肺毛細血管腫症（PCH） **第1"群．新生児遷延性肺高血圧症（PPHN）**	**第4群．慢性血栓塞栓性肺高血圧症（CTEPH）**
	第5群．詳細不明な多因子のメカニズムに伴う肺高血圧症
	1）血液疾患（慢性溶血性貧血，骨髄増殖性疾患，脾摘出） 2）全身性疾患（サルコイドーシス，肺ランゲルハンス細胞組織球症，リンパ脈管筋腫症，神経線維腫症，血管炎） 3）代謝疾患（糖原病，ゴーシェ病，甲状腺疾患） 4）その他（腫瘍塞栓，線維性縦隔炎，慢性腎不全），区域性肺高血圧

図1　肺高血圧症の臨床分類（ニース分類）
文献1をもとに作成．

昇の要因について解説する．肺高血圧症は，肺動脈圧・血管抵抗が上昇するわけであるが，心拍出量を一定とした場合，肺高血圧になった段階で，すでに全肺血管床の70％以上が閉塞している．なかでもPAHは約500μm以下の肺小血管（抵抗血管）の狭窄もしくは閉塞により肺血管抵抗が上昇する疾患群である．では，肺小血管内腔の狭窄および閉塞は，どのような要素により生じるのであろうか．古典的に，肺血管内腔面積を減らす主な要因として，①肺小血管の収縮，②肺血管リモデリング，③血栓の3つがあげられる．これら3つの要因のなかで，血栓に関しては，現時点ではヒトPAH患者の病理検体検索の結果からは，PAHにおける形態学的な肺小血管狭小化の主たる要因とは考えられていない．本稿では，過収縮とリモデリングについて解説する．

図2に示す通り，一般的に，過収縮とリモデリングの役割であるが，早期PAHにおいては過収縮，末期PAHにおいてはリモデリングが主に血管狭小化の要因であると考えられている．Reevesらは，1986年，右

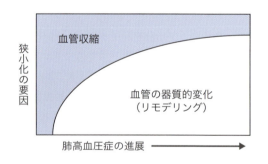

図2　肺高血圧症における肺血管狭小化の要因
文献5をもとに作成．

心カテーテル検査時に急性肺血管拡張反応試験と3カ月後の患者の予後について検討したところ，肺血管拡張反応を示した患者の予後は良好であった[5]．また，これまでにPAH患者の多くがプロスタサイクリン製剤の急性反応が乏しいことを確認されている．これらの事実から，末期PAHにおいては，肺血管リモデリングが肺小血管狭小化の主体であると考えられている．

2）リモデリング血管病変（病理組織分類）

PAHでは，共通して直径500μm以下の末梢の肺小動脈に病変が出現する．PAHの病理学的評価として古典的ではあるが，Heath & Edwards grade（1～6）を用いることが多い[6]（**表1**）．Heath & Edwards grade 1, 2, 3は，肺高血圧の治療により可逆性とされ，Heath & Edwards grade 4, 5, 6は臨床的に非可逆性の重症例に認められるとされている[7]．

表1　Heath & EdwardsのPAH病理組織の分類

grade	病理学的特徴
1	中膜肥厚
2	中膜肥厚に加え細胞内膜反応／増殖 ⎫ 新生内膜
3	求心性層状内膜病変 ⎭
4	叢状病変（plexiform lesion）
5	拡張病変
6	壊死性動脈炎

文献6をもとに作成．

2 基礎研究に用いられる疾患モデル動物

1）疾患モデル動物の必要性

ヒトPAHの病理標本の解析だけでは，PAHの病態の全容解明はおそらく困難である．その理由として，剖検組織や肺移植のサンプルは，肺高血圧症の末期の状態のため，病初期の生検組織のサンプルを入手することは困難であるし，経時的に血行動態と侵襲的な組織採取を同時に行うことは倫理的な観点から不可能である．さらには，患者はすでに治療を受けている状態であることがほとんどであるため，得られた情報から治療薬の影響を除外することは困難である．以上の理由から，PAHの病態生理を解明するうえで欠かせないのが，ヒトPAHに類似した血行動態と病理組織像をもつ動物モデルの開発であった．

2）古典的肺高血圧症疾患モデル動物

肺高血圧症動物モデルとして，最も広く使用されているのは，モノクロタリン誘発性肺高血圧症モデルと低酸素誘発性肺高血圧症モデルである[8]．特に，モノクロタリン誘発性肺高血圧症ラットは，最も頻繁に用いられるモデルであり，これまでの肺高血圧症の研究において多大な貢献をしてきた．

ⅰ）モノクロタリン誘発性肺高血圧症モデル

モノクロタリン誘発性肺高血圧症モデルは，著明な肺高血圧を引き起こすため，肺高血圧の中心的なモデルとして頻用されている．モノクロタリンは，雄ラットに対して，60 mg/kgを1回皮下投与すると，3週間後に著明な肺高血圧および右心不全を示す[3)8)]．通常，肺組織には肺動脈内皮細胞の障害と血管周囲を中心とした炎症細胞の浸潤と，Heath & Edwards分類のグレード1の中膜肥厚を認める．しかしながら，このモデルには，内膜の増殖やplexiform lesionといったHeath & Edwards分類のグレード2以上の肺小血管病変を認めない．

そもそも，モノクロタリンは，*Crotalaria spectabilis*という植物の種子から抽出された毒性の物質である．モノクロタリンは，肝シトクロムP450によって代謝されmonocrotaline pyrroleとなり，肺動脈内皮障害による肺高血圧症を引き起こすとされる[9]．モノクロタリン誘発性肺高血圧症モデルの問題点としては，肺以外の多くの臓器に炎症を主体とした障害を起こすことである．Gomez-Arroyoらは，これらの病態を"monocrotaline syndrome"と総称した[3]．具体的には，間質性肺炎，肺線維症，壊死性肺動脈炎，冠動脈周囲炎を伴う心筋炎，肝静脈閉塞性病変，血管炎とメサンギウム細胞破壊を伴う腎障害などがあげられる．これまでモノクロタリン誘発性肺高血圧症ラットを用い，多くの薬剤の前臨床試験が行われてきたが，これらの臓器障害が薬剤の代謝および効果に影響を与えていた可能性がある．これまで多くの基礎研究の中心となってきたモノクロタリン誘発性ラットモデルであるが，Heath & Edwards分類に沿った典型的なPAHの病理学的所見を示さないことや肺以外の多臓器障害を引き起こすことから，PAHのモデル動物としての適切なモデルとはいえない．

ⅱ）低酸素誘発性肺高血圧症モデル

モノクロタリン誘発性肺高血圧症モデルと同様に，低酸素誘発性肺高血圧モデルは広く使用されている[8]．10％程度の低酸素下でラットやマウスを飼育すると，2～3週後に軽度から中等度の肺高血圧を呈する．病理組織学的には，中膜肥厚の程度は軽く，このモデルも末期のPAHの適切なモデルとはいえない．

表2 代表的な肺高血圧症動物モデルにおける肺高血圧と病理組織像

モデル	動物種	肺高血圧	中膜肥厚	新生内膜	plexiform
低酸素誘発性	R, M, D, G, P, S	低	○	×	×
モノクロタリン	R, D, S	高	○	×	×
モノクロタリン+片肺結紮	R, D, S	高	○	○	△
fawnhooded	R	高	○	×	×
S100A4過剰発現	M	低	○	○	×
IL-6過剰発現	M	低	○	○	×
BMPR2遺伝子変異	M	低	○	×	×
左右シャント	R, D, P, S	高	○	○	△

R:ラット,M:マウス,D:イヌ,G:モルモット,P:ブタ,S:ヒツジ.

ⅲ)その他のモデル

では,動物モデルにおいて,内膜の増殖性変化およびplexiform lesionといったHeath & Edwards分類グレード2以上を生じるための条件について考えていきたい.前述のように,ヒトPAHの病理組織を検討した結果,初期の段階では中膜肥厚を中心とした変化であるが,中等度から末期になると内膜が細胞性肥厚から線維性肥厚(本稿ではまとめて新生内膜と表現する)やplexiform lesionを認めるようになる[6].これまで,PAHの病理組織像に類似したモデルを得る目的で,複数の素因を組合わせる方法が試されてきた.Whiteらは,モノクロタリン投与に加え,片肺を結紮して肺血流を増加させたラットにおいて,新生内膜およびplexiform lesion様病変が認められることを報告した[10].また,モノクロタリン投与に加え,左鎖骨下動脈と左肺動脈を吻合することにより肺血流を増加させたラットでも新生内膜を認めた[11].これらの報告から,新生内膜形成には少なくとも2つの素因(ここではモノクロタリン投与による内皮障害と肺血流の著明な増加)が必要であることが示唆された.表2に各モデル動物における肺高血圧の程度と代表的な肺小血管病変(中膜肥厚,新生内膜,plexiform lesion)についてまとめた.

3)ヒトPAHの病理組織像と血行動態に類似した新しい肺高血圧ラットモデル

これまで述べたように,PAHの進展機序の解明および新しい治療法の開発にあたり,著明な肺高血圧と典型的な病理組織像を類似する動物モデルが必要である.筆者は,VEGF(vascular endothelial growth factor)受容体阻害薬と低酸素を組合わせた肺高血圧症ラットモデルの病理組織を報告した[4].

ⅰ)疾患モデル動物作製に至った経緯

TuderとVoelkelらは,ヒトPAHで移植のために摘出肺を用い,さまざまな免疫染色を行ったところ,新生内膜やplexiform lesionの部分にVEGFやVEGF受容体などの血管新生に深く寄与する因子の発現が増加していることを発見した[12].特に,plexiform lesionではVEGF系シグナルが増殖性病変に深く寄与していることが示唆された.そこでVoelkelらは,VEGF発現を阻害することで低酸素誘発性肺高血圧症を抑制できると考え,10%の慢性低酸素飼育ラットに対し,VEGF受容体拮抗薬であるSU5416を投与した.しかしながら,得られた結果は当初の予測と逆で,SU5416投与3週後にはより高度な肺高血圧を認めた.病理組織レベルでも,高度の中膜肥厚(Heath & Edwards分類グレード1)と細胞性の新生内膜(Heath & Edwards分類グレード2,3)を認めた[13].VEGF受容体拮抗薬投与により新生内膜増殖が出現する理由として,肺内皮細胞培養細胞にflowによるshear stressをかけた実験経緯から次のような仮説が提唱された[14].まず,VEGF受容体拮抗薬であるSU5416を投与すると,血管内皮細胞のアポトーシスが誘導され,大多数の細胞が死滅する.一方,少数であるがアポトーシス抵抗性の高い増殖能を有した細胞が残り,そこに低酸素誘導性の肺血管過収縮による過度のshear stressがかかることで,血管内腔を埋め尽くすほどの異常増殖

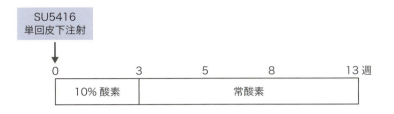

図3　ヒトPAHの病理組織像と血行動態に類似したラットモデル
上段：オスSprague-DawleyラットにVEGF受容体拮抗薬であるSU5416を単回皮下注射し，10％の低酸素チャンバーで3週間飼育する．下段：常酸素に戻して飼育すると，ヒト肺動脈性肺高血圧症に類似した組織像をもつ肺高血圧が進行する．13週目の血行動態であるが，著明な肺高血圧，心係数の低下，右室肥大を認める（表は文献4をもとに作成）．

を伴う新生内膜が出現する．

ⅱ）モデルの作製方法

筆者らは，このモデルが3週目以降，常酸素に戻しても著明な肺高血圧と閉塞性病変が進行していくことに着目し，非常に遅い時期（13週目）まで観察することにした．まず，このモデルの具体的な作製方法であるが，250 g前後のオスSprague-DawleyラットにVEGF受容体拮抗薬であるSU5416を単回皮下注射し，10％の低酸素チャンバーで3週間飼育する．その後，常酸素に戻し10週間飼育する（**図3**）．筆者らの検討では，進行性の高度な肺動脈圧の上昇と心拍出量の低下とともに進行性の血管病変を認めた．まず，3〜5週目にかけて中膜肥厚（Heath & Edwards分類グレード1）と内膜の細胞増殖性病変（Heath & Edwards分類グレード2）が出現し，8週目以降には閉塞性の求心性層状内膜病変（Heath & Edwards分類グレード3）を認めた（**図4**）．さらに，13週目になると，今までどのモデルでも体現できなかったヒトでみられる病変とほぼ見分けのつかないplexiform lesion（Heath & Edwards分類グレード4）が著明な肺高血圧とともに形成されることを発見した．

次に，このモデルがヒトPAHの病理組織学的特徴にどう類似しているか免疫染色法を用いて検討した．中膜肥厚と新生内膜に関しては，α-smooth muscleといった平滑筋細胞のマーカーやvon Willebrand factorやeNOSといった内皮細胞のマーカーでそれぞれ染色された．これは，ヒトPAHの病理組織で認められてきた所見と一致する[15]．免疫染色法による検討でも同様に，VEGFやVEGF受容体などの血管新生に深く寄与する因子に強く染色された．また，増殖性病変であることを示すKi67陽性細胞の発現が増加していることを確認した．

plexiform lesionについての厳密な定義はないが，次のような3つの特徴がある[15〜20]．1つ目は，末期PAHにのみ出現する特徴的な病理組織所見であるが，全例に認める所見ではないこと．2つ目は，病理組織所見としてはまず中膜の破壊があり，弾性板が消失し，壁がなくなって血管の外に動脈瘤のように膨らんで伸びてplexus（叢）を形成し，さらにはそのなかにスリット上の血管様内腔が存在すること．3つ目は，異型性のある丸い細胞（core cell）によって構成される増殖性病変であり，各スリットは1層の内皮細胞によって仕切られていることである．本モデルでは，これらの特徴をもつplexiform lesionを再現することができた．

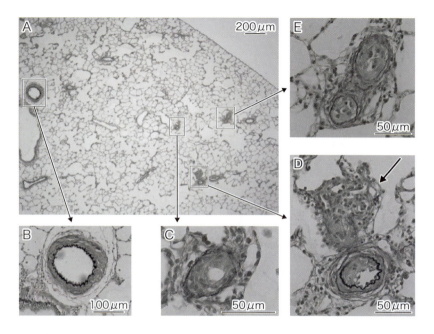

図4　PAHラットモデル13週目の病理組織像
A）肺組織像の全体像，B）中膜肥厚，C）求心性層状内膜病変，D）内膜肥厚と求心性内膜増殖と叢状病変（plexiform lesion，矢印），E）高度な閉塞性求心性内膜病変．すべてVerhoeff-van Gieson染色（文献4より引用）．

おわりに

本稿では，ヒトPAHに類似した血行動態と病理組織像をもつ新しい疾患モデルについて紹介した．このモデルは，従来のモデルに認めなかった著明な肺高血圧と特徴的な増殖性病変を経時的に体現できる．plexiform lesionを含む複雑病変が，進行したPAHの血行動態においてどのような役割を担っているのか，どのような由来の細胞がこれらのlesionを構成しているのか，またどのような遺伝子・分子メカニズムがこれらの病変形成に関与しているか，などいまだ不明な点は多い．近年，筆者らのグループでは，血行動態ストレスを軽減すると，血管周囲の炎症と進行したリモデリング病変が退縮することを報告した[21]．現在は，血行動態ストレスが血管周囲の炎症を増悪する機序の解明をめざし，新たな治療法の開発に向けて日々研究を進めている．

文献

1) Simonneau G, et al：J Am Coll Cardiol, 62：D34-D41, 2013
2) Tamura Y, et al：Circ J, 82：275-282, 2017
3) Gomez-Arroyo JG, et al：Am J Physiol Lung Cell Mol Physiol, 302：L363-L369, 2012
4) Abe K, et al：Circulation, 121：2747-2754, 2010
5) Reeves JT, et al：Am Rev Respir Dis, 134：342-346, 1986
6) Heath D & Edwards JE：Circulation, 18：533-547, 1958
7) 日本循環器学会，他：2016-2017年度活動．肺高血圧症治療ガイドライン（2017年改訂版）
8) Stenmark KR, et al：Circ Res, 99：675-691, 2006
9) Wilson DW, et al：Crit Rev Toxicol, 22：307-325, 1992
10) White RJ, et al：Am J Physiol Lung Cell Mol Physiol, 293：L583-L590, 2007
11) Tanaka Y, et al：J Clin Invest, 98：434-442, 1996
12) Tuder RM, et al：J Pathol, 195：367-374, 2001
13) Taraseviciene-Stewart L, et al：FASEB J, 15：427-438, 2001
14) Sakao S, et al：FASEB J, 19：1178-1180, 2005
15) Tuder RM：Semin Respir Crit Care Med, 30：376-385, 2009
16) Mooi WJ：Transplant Proc, 19：4373-4374, 1987
17) Pietra GG, et al：J Am Coll Cardiol, 43：25S-32S, 2004
18) Meyrick B：Clin Chest Med, 22：393-404, 2001
19) Wagenvoort CA：Thorax, 49 Suppl：S39-S45, 1994
20) Fishman AP：Physiol Res, 49：485-492, 2000
21) Abe K, et al：Cardiovasc Res, 111：16-25, 2016

<著者プロフィール>
阿部弘太郎:1999年高知医科大学医学部卒業.2001年九州大学大学院時代から肺高血圧症の基礎研究で学位を取得し(Circulation Research誌),'08年から3年間,米国コロラド大学,バージニア連邦大学,南アラバマ大学のポスドク,助手.新たな肺高血圧症モデル動物をCirculation誌に報告.'11年より九州大学循環器内科肺高血圧症グループのチーフとして,基礎研究としては「血行動態ストレス軽減による肺高血圧症の新たな治療パラダイム」を提唱(Cardiovascular Research誌).臨床分野では,約200名の肺高血圧症患者の治療に精力的に取り組んでいる.

第1章　心疾患・心不全を診る最新技術

2. 心不全における単一心筋細胞プロファイル

野村征太郎

> 心不全はがんと並び世界中で多くの患者の命を脅かしている．心臓に対する慢性的な血行力学的負荷は心肥大および心不全を引き起こすことが知られているが，その詳細な分子機構は明らかでない．筆者らは，圧負荷心不全モデルマウスおよび心不全患者の心臓から単離した心筋細胞のシングルセルトランスクリプトーム解析を行い，心筋細胞の肥大化にはERK1/2・NRF1/2シグナルによるミトコンドリア遺伝子の発現活性化が重要であり，肥大心筋細胞は代償性心筋細胞と不全心筋細胞へ分岐し，不全心筋細胞への誘導にはp53シグナル活性化に伴った代謝・形態リモデリングが重要であることを明らかにした．また心筋遺伝子発現応答においてマウスとヒトの間の種を超えた保存性を確認し，心不全に特徴的な遺伝子発現パターンにより患者病態を層別化できることを実証した．これらの技術は，心臓疾患の詳細な病態解明に役立つだけでなく，個々の心不全患者の臨床像と連結した心臓分子病態の理解に直結し，循環器疾患における精密医療の実現に大きく貢献するものと期待される．

はじめに

　心臓は常に血行力学的な負荷を受け，それに対応しながら全身の循環恒常性を保っている．高血圧や大動脈弁狭窄症のような圧負荷に対して，心臓は肥大して代償しようとする．しかし慢性的な圧負荷は壁運動低下・心拡大を惹起し，心不全を誘導する．この過程において，心臓の中で心筋細胞はさまざまなシグナル経路を活性化させて当初は代償的に肥大（短径の増加）するが，長期的な負荷により伸長（長径の増加）を伴った収縮力低下を示す．しかし，このような形態的・機能的な心筋細胞のリモデリングが細胞の分子レベルの変化とどのようにリンクしているか，そしてどのように心筋細胞が肥大状態から不全状態へ移行するのか，についての詳細な分子機序は明らかでない．

　1つの心筋細胞はその内部に含有された遺伝子制御により生まれる産物であり，その細胞の形態的・機能的特徴はその細胞の転写状態により制御されると考えられる[1]．圧負荷後の転写活性化を抑制することにより，心臓の分子レベル・形態レベルのリモデリングを

［略語］
DCM：dilated cardiomyopathy（拡張型心筋症）
ERK1/2：extracellular signal-regulated kinase 1/2
LVAD：left ventricular assist device（左室補助人工心臓）
NRF1/2：nuclear respiratory factor 1/2
tSNE：t-distributed stochastic neighbor embedding
WGCNA：weighted gene co-expression network analysis（重み付け遺伝子共発現ネットワーク解析）

Single-cardiomyocyte profiling in heart failure
Seitaro Nomura：Department of Cardiovascular Medicine, The University of Tokyo Hospital（東京大学医学部附属病院循環器内科）

抑制できる[2]．心筋細胞のシングルセルレベルの遺伝子発現解析により，老化に伴った転写不均一性の存在[3]，負荷による脱分化や細胞周期リエントリーの可能性[4] が示されており，遺伝子発現は細胞の機能情報を反映していると考えられるが，どの遺伝子プログラムが肥大や伸長といった形態的リモデリングを制御し，心肥大から心不全という機能的リモデリングを制御しているか，という本質的な問いに対する答はいまだない．心不全の病態生理や本質的な治療標的を同定するためには，細胞レベルで肥大心筋細胞・不全心筋細胞の形態レベル・分子レベルの特徴を詳細に把握し，その間の細胞リモデリングの過程を詳細に理解する必要がある．さらに種を超えて保存される病態特異的遺伝子プログラムを同定できれば，心筋細胞の状態を転写状態により把握し，疾患層別化に寄与する分子病態の理解に発展させることができる．

最近筆者らは，圧負荷心不全モデルマウスおよび心不全患者の心臓から単離した心筋細胞のシングルセルRNA-seq解析[※1]を通して，肥大細胞から不全細胞へ至る心筋リモデリング過程における分子・形態・機能の関係性を細胞レベルで明らかにし，疾患層別化に関連する病態特異的遺伝子プログラムを同定した[5]．本稿ではその内容を紹介するとともに，シングルセル解析研究の将来展望について概説する．

1 シングルセル解析による心不全病態の徹底解明

1）圧負荷心不全モデルマウスの心筋シングルセルRNA-seqデータ取得

筆者らは横行大動脈縮窄術による圧負荷を心臓に加えて，心肥大（術後1～2週），心不全（術後4～8週）を誘導するマウスをモデルに，心筋細胞の形態的特徴・分子的特徴が心臓機能とどのように関連するかを明らかにすることをめざした．

心筋細胞の細胞レベルの分子情報を包括的に得るために，まずシングルセルRNA-seq解析を単離心筋に適用する技術基盤を構築した．近年，微小流体装置（フリューダイム社C1など）やドロップレット作製装置（10X Genomics社Chromiumなど）などの市販機器を用いてシングルセルcDNAライブラリーを作製することが容易になってきているが，心筋細胞は長径150μm程度，短径50μm程度と非常に大きいため，いずれのプラットフォームでも解析できない．そこで筆者らはマニュアルピックアップとSmart-seq2法[6]によるcDNAライブラリー作製技術を統合した心筋シングルセルRNA-seq解析技術を構築した．

筆者らは圧負荷心不全モデルの圧負荷3日後，1・2・4・8週後および偽手術後にランゲンドルフ法にて心筋細胞を効率よく単離し，紡錘状の形態を保った生きた心筋細胞のみをマニュアルピックアップにて回収して，個々の心筋細胞のトランスクリプトームをSmart-seq2法により取得した．その後，重み付け遺伝子共発現ネットワーク解析（weighted gene co-expression network analysis：WGCNA）[7] [※2]にて心筋細胞において共発現する55個の遺伝子ネットワークモジュールを同定した．その後，機械学習[※3]アルゴリズムRandom Forests[8] により全55モジュールのうち心筋細胞の分類に大きく寄与する9モジュールを抽出したため（図1A），この9モジュールを用いて心筋細胞の階層的クラスタリングを行ったところ，心筋細胞を7つの細胞クラスターに分類できた．また次元圧縮ア

※1　シングルセルRNA-seq解析（single-cell RNA sequencing）
1つの細胞に含まれるすべてのmRNAから逆転写反応によりcDNAを作製してPCRにより増幅した産物を次世代シークエンサーにより読みとることで，1つの細胞に含まれる全遺伝子の発現量を定量解析する手法．

※2　WGCNA（weighted gene co-expression network analysis，重み付け遺伝子共発現ネットワーク解析）
データセットから共発現遺伝子ネットワークを抽出し，そのネットワークモジュールごとに発現値を付与する機械学習解析アルゴリズム[7]．

※3　機械学習
人工知能における研究課題の1つで，大量のデータをもとに物体の認識や事柄のグループ分けなどの作業をコンピューター上で実現する技術．本研究ではシングルセルの全遺伝子発現データをもとに細胞がどのように変化したかを予測するアルゴリズムを用いて心筋リモデリング過程における分子プロファイルの挙動を同定した．

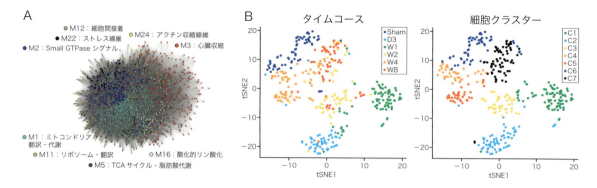

図1　圧負荷心不全モデルマウスの心筋シングルセルRNA-seq解析
A） 重み付け遺伝子共発現ネットワーク解析およびRandom Forests解析により同定された心筋遺伝子共発現ネットワーク．点は遺伝子を示しており，点と点の間の距離は相関の強さを示している（距離が近いほど遺伝子間の相関係数が高い）．同じモジュールに所属する遺伝子は同じ色が付けられている．モジュールの名称は，モジュールに所属する遺伝子群のgene ontology解析により最も特徴的なGO termから名付けた．**B）** 次元圧縮アルゴリズムtSNE解析により細胞関係性を二次元空間上に可視化．点は細胞をあらわしており，距離が近い細胞は似たトランスクリプトームをもっている．左は心筋細胞を単離したタイムポイントで，右はクラスタリング解析で分類された細胞クラスターで色付けしている．文献5より引用．

ルゴリズムtSNE[9]※4を用いて二次元空間上に細胞を配置したところ，この7つの細胞クラスターはきれいに分離された（**図1B**）．

2）心筋細胞肥大と関連する転写ネットワークの同定

圧負荷刺激により心筋細胞は肥大することが知られているが，その細胞肥大はどのような遺伝子発現制御と関係しているか明らかでない．そこで筆者らは，圧負荷1週後の心肥大期にマウスから心筋細胞を単離し，細胞サイズを測定後にその細胞のシングルセルRNA-seq解析を行った．この細胞形態とトランスクリプトームの統合解析により，心筋細胞の肥大の程度はミトコンドリアにおいて翻訳・代謝を制御する遺伝子群の発現量と相関することを見出した（**図2A，B**）．また圧負荷1週後の肥大期の心筋細胞においてヒストンH3K27acのエピゲノム解析※5を行って上記の遺伝子群を制御する制御領域（エンハンサーやプロモーター）を検索したところ，ERK1/2（extracellular signal-regulated kinase 1/2）によりリン酸化されるETS domain-containing protein Elk-1，ミトコンドリア生合成を制御するNRF1/2（nuclear respiratory factor 1/2）の認識配列が濃縮していることがわかった（**図2C**）．すなわち圧負荷により活性化されるERK1/2・NRF1/2の転写ネットワークは心筋細胞の肥大とミトコンドリア生合成を同時に制御していることが明らかとなった．

3）心筋リモデリングにおける系譜追跡解析 （肥大心筋細胞からの細胞系譜）

近年Monocle[10]※6をはじめとして，シングルセルトランスクリプトームから細胞系譜を予測するアルゴリズムの開発が進んでいる．筆者らも，ベイズ推定を

※4　tSNE（t-distributed stochastic neighbor embedding）
データの特徴を保持したまま高次元から二または三次元への非線形削減を行うことによりデータを可視化する機械学習解析アルゴリズム[9]．

※5　エピゲノム解析
遺伝子制御領域（エンハンサーやプロモーター）を全ゲノムから網羅的に抽出する解析手法．遺伝子群の上流転写因子を決定するために利用される．

※6　Monocle
機械学習アルゴリズムの1つで，シングルセル解析により得られた遺伝子発現情報を用いてpseudotimeとよばれる擬似的な時間軸をつくり出し細胞系譜を予測する解析アルゴリズム[10]．

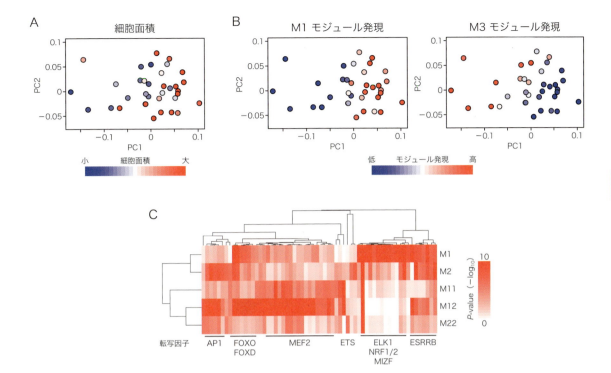

図2 心筋細胞肥大と関連する転写ネットワークの同定
A）圧負荷1週後のマウスから単離した心筋細胞のシングルセルトランスクリプトームの主成分分析．点は細胞を示しており，細胞面積の程度で色付けされている．B）主成分分析の図をモジュール発現の程度で可視化．Aで示す細胞面積とM1（ミトコンドリア翻訳・代謝遺伝子）発現が相関するのに対して，M3（心臓収縮遺伝子）発現は逆相関である．C）圧負荷1週後のマウスの心筋細胞のH3K27ac ChIP-seq解析から同定した各モジュールの制御領域に濃縮する転写因子モチーフの階層的クラスタリング解析．圧負荷により発現上昇するモジュールの制御転写因子のみ掲載．ELK1およびNRF1/2の認識配列はM1遺伝子制御領域に特異的に濃縮している．文献5より引用．

用いたトピックモデルに基づいたCellTree[11]という細胞系譜アルゴリズムを開発している．本研究において系譜追跡解析を行ったところ，慢性的な圧負荷により肥大心筋細胞が代償性心筋細胞と不全心筋細胞へと分岐して心筋リモデリングが進むことを明らかにし（**図3A**），この代償性心筋細胞と不全心筋細胞を分ける遺伝子発現プロファイルを同定した（**図3B**）．代償性心筋細胞では圧負荷により上昇したミトコンドリア翻訳・代謝制御遺伝子群の発現レベルが保たれているにもかかわらず，不全心筋細胞ではこの遺伝子群の発現レベルが顕著に低下しており，アクチン結合分子・収縮線維遺伝子群の発現レベルが上昇していた．

4）肥大心筋における不全心筋細胞誘導シグナルの同定

そこで代償性心筋細胞と不全心筋細胞の分岐にかかわる遺伝子群・シグナル経路を同定するため遺伝子ネットワーク解析を行ったところ，DNA損傷・p53シグナルに関連する遺伝子ネットワークが肥大期後半の心筋細胞において特異的に活性化していることがわかった（**図4A**）．p53シグナルの下流遺伝子である*Cdkn1a*（p21）遺伝子の発現を1分子RNA *in situ* hybridization法により詳細に解析し，肥大期後半に時期特異的にこの遺伝子を強発現する細胞が出現することを確認した（**図4B**）．また免疫染色によりp21陽性細胞はgH2A.X（DNA損傷マーカー）陽性細胞であることがわかり，DNA損傷応答に伴うp53シグナル活性化が圧負荷後の肥大期後半に時期特異的に現れることを明らかにした（**図4C**）．

5）心筋特異的p53ノックアウトマウスの解析

筆者らのグループは以前，全身性p53ノックアウトマウスにおいて心不全誘導が生じないこと[12]を示したが，心臓線維芽細胞において虚血により活性化するp53が血管内皮細胞への形質転換を促して心臓循環を

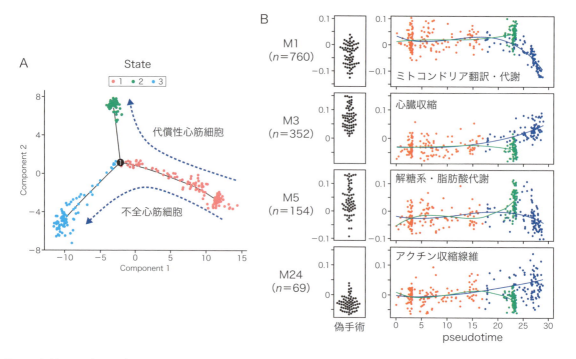

図3 心筋リモデリングにおける系譜追跡解析
A）圧負荷後の心筋細胞のトランスクリプトームデータを用いた系譜追跡解析．心筋細胞が3つの状態（State）に分かれており，State 1（肥大心筋細胞）からState2（代償性心筋細胞）とState 3（不全心筋細胞）への分岐がある．B）肥大心筋細胞（赤）から代償性心筋細胞（緑）と不全心筋細胞（青）にかけて系譜追跡タイムコース（pseudotime）に沿ったモジュール発現ダイナミクス．偽手術後（黒）の発現レベルも左に示している．代償性心筋細胞と不全心筋細胞で発現が大きく異なる4つのモジュールの結果を示した．各モジュールに割り当てられた遺伝子数も示している．文献5より引用．

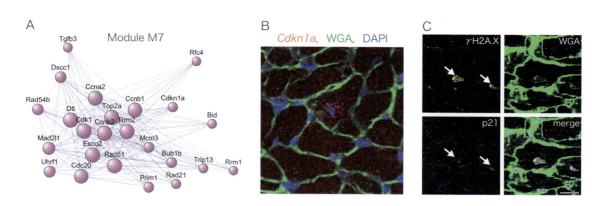

図4 肥大心筋における不全心筋細胞誘導シグナルの同定
A）圧負荷後期に時期特異的に活性化する遺伝子ネットワーク．p53シグナルに関連する遺伝子が濃縮している．B）1分子mRNA *in situ* hybridization解析による*Cdkn1a*（p21）強発現細胞の確認．C）免疫染色によるγH2A.Xとp21の共発現心筋細胞の確認．p21陽性心筋細胞のほぼすべてがγH2A.X陽性である．文献5より引用．

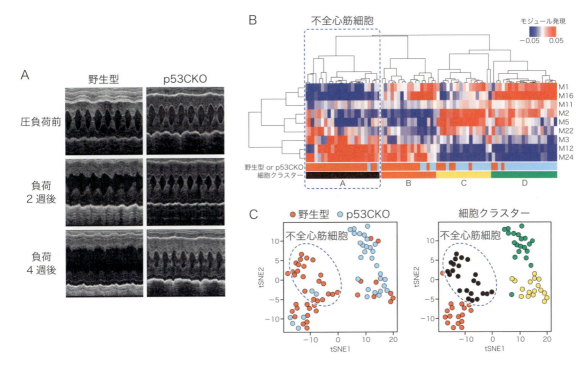

図5　心筋特異的p53ノックアウトマウスの解析
A）野生型マウスと心筋特異的p53KO（p53CKO）マウスの心臓超音波による心機能解析．B）圧負荷2週後の野生型・p53CKOマウスから単離した心筋シングルセルRNA-seqの階層的クラスタリング解析．野生型（赤）と比較してp53CKO（ターコイズ）の心筋細胞は不全心筋細胞（クラスターA）の割合がきわめて少ない．C）Bの心筋シングルセルRNA-seqのtSNE解析．左はマウスの種類で，右は細胞クラスターで色付けしている．文献5より引用．

改善するという報告がなされ[13]，どの細胞のp53シグナルが心不全誘導を制御しているか不明であった．そこで筆者らは心筋細胞特異的p53ノックアウトマウス（p53CKOマウス）を作製して圧負荷後の心機能解析を行ったところ，このマウスでは心肥大は呈するものの心不全を生じないことがわかった（**図5A**）．また圧負荷2週後（野生型では肥大から不全への移行期）にp53CKOマウスおよび野生型マウスの心筋細胞を単離してシングルセルRNA-seq解析を行ったところ，野生型マウスの心筋細胞は肥大心筋細胞から代償性心筋細胞だけでなく不全心筋細胞へリモデリングを起こしている一方で，p53CKOマウスの心筋細胞は肥大心筋細胞の状態からほぼ代償性心筋細胞のみへ移行していた（**図5B**）．また不全心筋細胞で特徴的なミトコンドリア翻訳・代謝制御遺伝子群の発現低下やアクチン結合分子・収縮線維遺伝子群の発現上昇が野生型マウスの心筋細胞では圧負荷2週後にみられる一方で，p53CKOマウスの心筋細胞では圧負荷2週後でも全くみられなかった（**図5C**）．すなわち圧負荷後の肥大期後半に一過性にみられるp53シグナル活性化は不全心筋細胞誘導において必要である．圧負荷心不全モデルでは心肥大期には心筋細胞の短径が長くなり（肥大）心不全期には長径が長くなる（伸長）が，p53CKOマウスに圧負荷手術を施した後に単離した心筋細胞では野生型マウスの不全期心筋細胞でみられる心筋伸長が生じない．すなわちp53シグナル活性化は不全心筋細胞で特徴的な心筋伸長をも制御していることがわかる．

以上をまとめると，心筋細胞は圧負荷に応じて，分子レベル・形態レベル・機能レベルで連動してリモデリングを起こしている（**図6**）．圧負荷直後に生じるミトコンドリア翻訳・代謝遺伝子群の発現は細胞肥大と直接関係しており，それはERK1/2・NRF1/2シグナルの転写ネットワークにより制御されている．また肥大心筋細胞から代償性心筋細胞と不全心筋細胞への分岐の際に活性化するDNAダメージ・p53シグナルは肥大心筋細胞から不全心筋細胞へと分子レベル・形態レベ

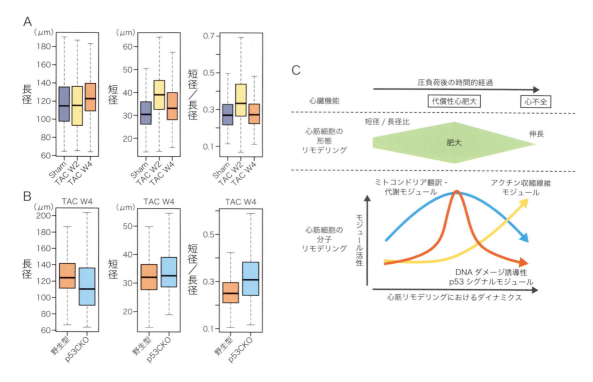

図6 圧負荷後の心筋リモデリングにおける形態・機能・分子レベルの関係性
A）心筋細胞の形態的特徴〔sham（偽手術）1,243細胞，TAC W2（圧負荷2週後）1,366細胞，TAC W4（圧負荷4週後）717細胞，それぞれ3匹のマウスから採取〕．圧負荷によりまず短径が増大するが，その後長径が増大する．
B）野生型とp53CKOマウスの圧負荷4週後における心筋細胞の形態的特徴（野生型1,761細胞，p53CKO 1,538細胞，それぞれ3匹のマウスから採取）．p53CKOマウスの心筋細胞では長径が短く肥大の形質を保っている．C）心筋リモデリングにおける形態・機能・分子のダイナミクスの関係性．文献5より引用．

6）シングルセル解析の臨床応用

続いて，これまで構築してきた心筋シングルセル解析技術を心不全患者の心臓病態解析に応用した．筆者らは拡張型心筋症（dilated cardiomyopathy：DCM）患者が左室補助人工心臓（left ventricular assist device：LVAD，第4章-4参照）の植込み術を受ける際に心臓組織から心筋細胞を単離してSmart-seq2法によるシングルセルRNA-seq解析を行った．WGCNA[7]により17の遺伝子モジュールを抽出し，Random Forests[8]により細胞分類に寄与する5つのモジュールを同定し，階層的クラスタリングにより心筋細胞は5つの細胞集団に分類された（**図7A**）．健常者の心筋細胞は1つのクラスターに濃縮している一方で，DCM患者の心筋細胞は複数のクラスターに分類され，DCM心筋細胞は転写不均一性が大きいことがわかル・機能レベルで変化するうえで必要である．

かった．

さらにマウスの解析で得られた遺伝子モジュールとヒトの解析で得られた遺伝子モジュールの間のオーバーラップを解析したところ，ヒトの解析で得られる5つのモジュールのうちM1（翻訳・細胞間接着・タンパク質分解・細胞周期・DNAダメージ応答遺伝子群）とM2（ミトコンドリア・心筋収縮遺伝子群）によってマウスにおけるモジュール遺伝子の大半が説明可能であることがわかった（**図7B**）．そこでDCM患者のLVAD植込み術後の心機能の改善の程度とM1/M2の心筋遺伝子発現プロファイルの関係性を解析したところ，M1/M2遺伝子発現が高い心筋細胞を有する患者ではLVAD植込み術後の心機能の改善がみられない一方，M1/M2遺伝子発現が低い心筋細胞を有する患者は健常者と同様の遺伝子発現パターンでありリバースリモデリングを起こす可能性があることを見出した（**図7C**）．すな

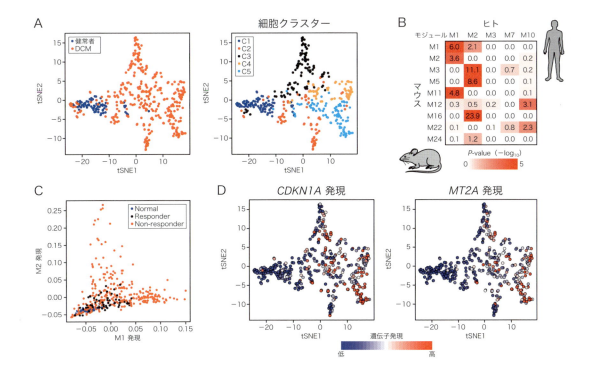

図7 シングルセル解析による心不全患者の分子病態解析
A）ヒト健常者とDCM患者の心筋シングルセルRNA-seqのtSNE解析．DCM患者の心筋細胞は転写不均一性が高い．B）ヒトとマウスの遺伝子モジュールのオーバーラップ．重複の程度をヒートマップで示している．C）遺伝子発現パターンと臨床像の関連付け解析．Responder（LVAD植込みにより心機能改善するDCM患者の心筋細胞）とNormal（健常者の心筋細胞）ではM1/M2遺伝子発現が低いという特徴が見出された．D）tSNEマップ上に*CDKN1A*遺伝子と*MT2A*遺伝子（metallothioneinファミリー）の発現レベルを掲載．文献5より引用．

わち心筋遺伝子発現パターンにより心筋細胞の可逆性を評価できる可能性がある．またM1遺伝子群に含まれる*CDKN1A*（p21）は酸化ストレス応答により発現上昇するmetallothioneinファミリーの遺伝子と相関が高く（**図7D**），M1遺伝子の発現上昇という心筋細胞の機能不可逆性は酸化ストレス応答と関係することが示唆された．

2 シングルセル解析研究の今後の発展

さまざまな生命現象の理解にシングルセル遺伝子発現解析が行われ，①細胞クラスターの分類，②希少な細胞種の同定，③細胞特異的遺伝子ネットワークの同定，④細胞系譜解析，などがなされている．心臓研究においても，心臓発生[14)15)]，心筋梗塞[16)17)]，心不全[5)]などの発生・病態モデルにおいてシングルセルRNA-seq解析は上記の目的を果たすのに用いられており，今後この解析技術は以下のようにさらなる発展が期待される．

1）特殊な細胞集団のさらなる詳細な機能解析

シングルセルRNA-seqは単一細胞解析であるFACSソーティング技術と相性がよい．例えばHulsmansらは，房室結節におけるマクロファージをFACSでソートしてシングルセルRNA-seq解析をすることで，マクロファージを3種類の状態に分類した[18)]．このように既存の細胞分類を超えた細胞不均一性を同定するうえでシングルセルRNA-seq解析は必須のツールとなる．

2）遺伝子改変モデルや薬剤効果評価のシングルセル解析

筆者らも心筋特異的p53ノックアウトマウスの心筋シングルセルRNA-seq解析により，心筋リモデリン

グにおけるp53の意義をシングルセルレベルで明らかにした[5]．あらゆる遺伝子や薬剤の意義をシングルセルレベルで評価できるため，組織全体を解析対象としていた以前の研究とは解像度の次元が大きく異なる．

3）組織における空間的不均一性の意義の解明

臓器において種々の細胞が綿密な空間的構造を構築して恒常性を保っている．このような空間的関係性を理解するうえでシングルセルRNA-seq解析は大きな意義をもっている．SpatialDE[19]やtrendsceek[20]というアルゴリズムを使うことで，シングルセルRNA-seqデータから空間的特徴をもつ遺伝子発現パターンを予測できる．また空間構造を保持した組織切片上で全遺伝子のmRNAを標的としたプローブを連続的にあてるseqFISH[21]という手法も発展している．

4）エピゲノムなど他階層のオミックスとのシングルセルレベルでの統合

脳のシングルセル全ゲノム解析により，前頭前皮質や海馬において老化に伴って蓄積するゲノム変異のパターンと神経変性疾患で生じるゲノム変異のパターンが異なることが明らかになり，疾患発症・老化におけるゲノム変異の意義が明らかになりつつある[22]．また近年，単一細胞から複数階層のオミックス情報を同時に取得する解析が構築されつつある．例えばゲノムとトランスクリプトームを同時に取得する手法としてG＆T-seq[23]，SIDR[24]など，トランスクリプトームとエピゲノムを同時に取得する手法としてscNMT-seq[25]，sci-CAR[26]などが開発されている．オミックス同時解析により，単一のシングルセルオミックス解析で同定された制御状態が他オミックスとどのように関連するかを詳細に解析でき，細胞の分子制御構造の詳細な理解につながる．

5）ライブラリスケールのperturbationとシングルセルRNA-seqの統合解析

CRISPR/Cas9システムによるライブラリスケールの遺伝子改変システムとシングルセルRNA-seqを統合して，改変遺伝子と表現型（トランスクリプトーム）を連結するPerturb-seq[27]・CRISP-seq[28][29]・CROP-seq[30]といった手法が開発され，遺伝子改変の影響を網羅的に解析できるようになった．今後これらの手法は個体における遺伝子機能解析において強力なツールとなると考えられる．

6）個体全細胞解析による臓器連関解析

イソギンチャク[31]やマウス[32][33]の個体全体におけるシングルセル解析が行われ，個体レベル解析による新規の細胞同定やその制御機構の解明，臓器間の細胞連関解析などが可能になった．さまざまな疾患や生命現象において他臓器連関をオミックスで解析することが可能となっており[34]，シングルセルレベルの他臓器連関解析に発展することが期待される．

7）シングルセル解析の臨床応用

シングルセル解析は少量検体でも解析可能であるため，臨床検体との相性がよい．がんの組織検体においてシングルセルレベルでゲノム変異とトランスクリプトーム変化を統合解析する研究が進んでおり[35]，患者ごとにがんの細胞進化過程を詳細に明らかにしている．筆者らも心不全患者の少量の心臓組織検体を用いて，治療応答性と関係する心筋遺伝子プログラムを同定している[5]．また臨床検体は容易に単一細胞に単離できないことが多く，保存可能な凍結組織から単離した細胞核を用いたsingle-nucleus RNA-seq技術も確立されており[36][37]，これによりシングルセルRNA-seqと同様に細胞種分類・細胞機能解析を行うことができる．

8）DNA系譜追跡との統合解析

シングルセルトランスクリプトームから細胞系譜・細胞進化を予測することは可能であるが，真に細胞がどのように変化したかを理解するには細胞のDNA系譜を追跡することが重要である．このような手法として，LoxP配列を連結したPolyLoxシステム[38]やCRISPR/Cas9によるrandom barcodingを用いた系譜追跡法[39]が発展してきた．最近ゼブラフィッシュの発生においてCRISPR/Cas9によるrandom barcodingとトランスクリプトーム同時解析の報告があり[40]，細胞のクローン追跡と細胞表現型（トランスクリプトーム）を同時に抽出できるようになり，組織再生における上皮間葉転換の分子機構が詳細に明らかとなった．

9）日進月歩のコンピューター解析技術

シングルセル解析において実験間のバッチ効果を取り除き生命現象の本質を浮き彫りにするアルゴリズムが開発されている[41]．また低発現の遺伝子に対して発現量をリカバーするMAGIC[42]やSAVER[43]などのアルゴリズムが開発され，発現量の低い転写因子の標的予測などを効率的に行えるようになった．このような

シングルセル解析を系統的に行うプラットフォームとして，Seurat[44]やScanpy[45]などが開発されている．さらにトランスクリプトームの次元削減手法として定番となってきたtSNEよりもさらに詳細な細胞分類が可能となるUMAPというアルゴリズムが開発された[46]．最近10X Genomics社のChromiumシステムを用いてシングルセルバーコード，シングルセルエピゲノム（ATAC-seq），シングルセルコピー数多型解析（CNV解析）が可能となることが報告され，今後これらの解析技術が非常に身近なものになると期待される．

おわりに

本稿では，心不全における心筋リモデリング過程をシングルセル解析で理解することをめざした筆者らの研究を詳しく紹介するとともに，シングルセル解析を発展させた今後の生命科学研究の方向性について概説した．筆者らの研究は，心肥大から心不全において形態的・機能的特徴を内包する心筋遺伝子プログラムを明らかにしただけでなく，個々の心不全患者の臨床像と連結した心臓分子病態の理解に直結しており，循環器疾患における精密医療の実現に大きく貢献するものと期待される．上記のように，シングルセル解析は非常に多様な応用可能性を秘めた魅力的な研究手法であるが，検体準備・細胞単離（細胞核単離）・cDNAライブラリー作製・データ解析という多方面にわたる十分なスキルが必要であり，疾患生物学・生命科学とデータサイエンスの融合がきわめて重要である．常に最先端の技術に視野を広げ，基礎・臨床の緊密な連携を保ち，積極的な共同研究を展開していくことが，本質的な分子病態解明，治療法開発，精密医療の実現につながるものと考える．

文献

1) Komuro I & Yazaki Y：Annu Rev Physiol, 55：55-75, 1993
2) Anand P, et al：Cell, 154：569-582, 2013
3) Bahar R, et al：Nature, 441：1011-1014, 2006
4) See K, et al：Nat Commun, 8：225, 2017
5) Nomura S, et al：Nat Commun, 9：4435, 2018
6) Picelli S, et al：Nat Protoc, 9：171-181, 2014
7) Langfelder P & Horvath S：BMC Bioinformatics, 9：559, 2008
8) Breiman L：Mach Learn, 45：5-32, 2001
9) van der Maaten L & Hinton G：J Mach Learn Res, 9：2579-2605, 2008
10) Qiu X, et al：Nat Methods, 14：979-982, 2017
11) duVerle DA, et al：BMC Bioinformatics, 17：363, 2016
12) Sano M, et al：Nature, 446：444-448, 2007
13) Ubil E, et al：Nature, 514：585-590, 2014
14) DeLaughter DM, et al：Dev Cell, 39：480-490, 2016
15) Li G, et al：Dev Cell, 39：491-507, 2016
16) Gladka MM, et al：Circulation, 138：166-180, 2018
17) King KR, et al：Nat Med, 23：1481-1487, 2017
18) Hulsmans M, et al：Cell, 169：510-522.e20, 2017
19) Svensson V, et al：Nat Methods, 15：343-346, 2018
20) Edsgärd D, et al：Nat Methods, 15：339-342, 2018
21) Shah S, et al：Cell, 174：363-376.e16, 2018
22) Lodato MA, et al：Science, 359：555-559, 2018
23) Macaulay IC, et al：Nat Protoc, 11：2081-2103, 2016
24) Han KY, et al：Genome Res, 28：75-87, 2018
25) Clark SJ, et al：Nat Commun, 9：781, 2018
26) Cao J, et al：Science, 361：1380-1385, 2018
27) Dixit A, et al：Cell, 167：1853-1866.e17, 2016
28) Jaitin DA, et al：Cell, 167：1883-1896.e15, 2016
29) Giladi A, et al：Nat Cell Biol, 20：836-846, 2018
30) Datlinger P, et al：Nat Methods, 14：297-301, 2017
31) Sebé-Pedrós A, et al：Cell, 173：1520-1534.e20, 2018
32) Han X, et al：Cell, 172：1091-1107.e17, 2018
33) Tabula Muris Consortium, et al：Nature, 562：367-372, 2018
34) Kadoki M, et al：Cell, 171：398-413.e21, 2017
35) Kim C, et al：Cell, 173：879-893.e13, 2018
36) Lake BB, et al：Science, 352：1586-1590, 2016
37) Habib N, et al：Nat Methods, 14：955-958, 2017
38) Pei W, et al：Nature, 548：456-460, 2017
39) McKenna A, et al：Science, 353：aaf7907, 2016
40) Alemany A, et al：Nature, 556：108-112, 2018
41) Haghverdi L, et al：Nat Biotechnol, 36：421-427, 2018
42) van Dijk D, et al：Cell, 174：716-729.e27, 2018
43) Huang M, et al：Nat Methods, 15：539-542, 2018
44) Butler A, et al：Nat Biotechnol, 36：411-420, 2018
45) Wolf FA, et al：Genome Biol, 19：15, 2018
46) McInnes L, et al：arXiv:1802.03426, 2018

<著者プロフィール>
野村征太郎：2005年千葉大学医学部卒業．同年聖路加国際病院内科レジデント（'07年ベストレジデント受賞）．'07年聖路加国際病院内科専門研修医．'09年千葉大学大学院博士課程入学（小室一成教授研究室）．'13年博士（医学）取得．同年東京大学循環器内科特任研究員．'16年東京大学循環器内科重症心不全治療開発講座特任助教．システム循環器学グループ研究責任者．心不全という複雑な病態を細胞レベルのオミックス解析技術を駆使して深く理解し，その成果を日常臨床に還元することをめざしています．今救うことのできない患者を救うために，よりよい医療を創るために，常識や既成概念にとらわれない本質的な科学研究を追求しています．国内外の臨床・基礎研究施設との共同研究を推進中．興味ある方はご連絡ください．seitaro.n@gmail.com

第1章 心疾患・心不全を診る最新技術

3. 最新の心臓PET画像診断

樋口隆弘

さまざまな放射性同位元素標識トレーサを用いて心臓の評価を行う分子イメージング法（心臓核医学）は，心筋の細胞・分子のレベルでの変化を画像化する技術であり，特にPETを用いた評価は，より早期の心疾患の病態を捉える診断技術として大いに期待されている．最新の高感度PET撮像システムを用いることにより，高感度で定量性の高い画像が得られることが可能となっている．近年，F-18標識心筋血流製剤が開発され，その比較的長い物理学的半減期によるトレーサの製造コスト削減が期待されており，近い将来，日常臨床において心臓PET検査が広く利用できるようになると期待されている．

はじめに

　PET（positron emission tomography）イメージングは，標識するトレーサを工夫することで病態の鍵となるさまざまな分子変化を定量的に捉えることができる診断技術であり，近年注目を浴びている．F-18 FDG（fluorodeoxyglucose）-PETに代表されるように，がんの診断・治療分野においてはすでに必要不可欠な中心的診断技術として認知されている一方，心臓医療の分野では研究目的の利用が中心で，日常臨床現場ではいまだにその利用が限られている．臨床のニーズに沿った，コストパフォーマンスも併せもつPETトレーサ開発が望まれており，現在F-18標識トレーサの開発が進められている．本稿では，これら最新の心臓PET検査事情について紹介する．

1 心臓PET検査の動向

　PET検査は，陽電子を放出する核種に種々のトレーサを標識して体内動態を画像化する核医学検査法の1つであり，従来から広く使われているSPECT（single photon emission computed tomography）検査とは検出原理が異なる．SPECT検査では，単一光子を一方向に放出する核種を用いるが，PETで使用する陽電子放出核種は，陽電子が消滅する際に2つのγ線を180度対向する方向に放出するため，同時係数回路を用いて同時に検出することで，高感度で線源の位置を検出できる（図1）．連続的にトレーサの体内での動きを捉

[略語]
FDG：fluorodeoxyglucose
　　　（フルオロデオキシグルコース）
NET：norepinephrine transporter
　　　（ノルエピネフリントランスポーター）
PET：positron emission tomography
　　　（陽電子放出断層撮影法）
SPECT：single photon emission tomography
　　　（単光子放出断層撮像法）

Advanced cardiac PET imaging
Takahiro Higuchi[1) 2)]：Department of Biomedical Imaging, National Cardiovascular and Cerebral Center[1)] /University of Wuerzburg[2)]（国立循環器病研究センター研究所画像診断医学部[1)] / ヴュルツブルク大学心臓分子イメージング学[2)]）

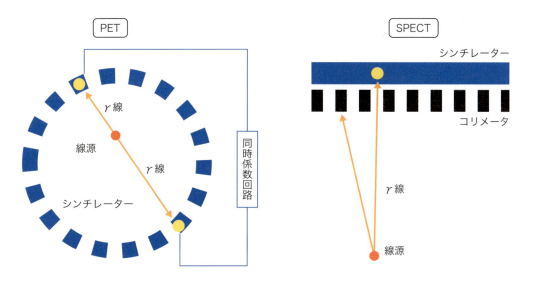

図1　PETとSPECTの原理比較
PETでは，180度対向する2つのγ線を同時係数回路により検出することで，線源が2つの検出直線上にあることがわかる．SPECTにおいては，コリメータとよばれるγ線の遮断能力の高い金属に孔を開けた装置により，γ線の入射方向を制限することで線源の方向がわかる．PETの方が，検出感度および空間分解能が高い．

えることもできるため，コンパートメントモデル等による定量的な解析も可能となる．さらに，空間分解能も一般的なSPECT装置が10 mm以上であるのに対して，PET装置では4～6 mmと優位な性能を有している．

PET撮像装置技術の進歩により，全身を短時間で撮像できるようになったことから，特に臨床現場での利用が広がっている．腫瘍診断の分野においては，糖代謝の指標であるFDGをトレーサとして用いたF-18 FDG PET検査は病期判定や再発診断などに広く用いられており，現代のがん治療における重要な画像診断法として位置付けられている．わが国では，保険診療の一環として行われており，販売網が確立されたこともあり，年々PET装置の台数およびPET検査が可能な施設が増え続けている．

心臓分野へのPET検査の応用も早くから行われており，心臓疾患のさまざまな病態解明に利用されている[1]．特に，微小血管の反応性を測定するcoronary flow reserveの測定や局所心臓交感神経活性の測定はPET検査以外では難しいため，虚血性心疾患，心不全に対する臨床研究がさかんに行われているものの，現時点では臨床現場への応用は限定的である．その理由として，現在心臓PET検査に用いられている主な核種は，C-11（半減期約20分），N-13（半減期約10分），O-15（半減期約2分）といった短い半減期の核種であるため，合成するためには施設内にサイクロトロンやジェネレータといった高価な装置や機器が必須となる点があげられる．コスト面やプロトコールの柔軟性の観点から，これらの短半減期核種を用いたPET検査は日常臨床に利用しにくい側面が指摘されており，半減期が110分と比較的長いF-18は，院外サイクロトロン施設からトレーサを搬送することが可能であることから，現在ではF-18で標識した心臓PETトレーサの開発がさかんに行われている．

2 新たなF-18心筋血流PETトレーサの登場

冠動脈疾患の治療戦略において最も確立された心臓血流検査として，現在では心筋血流SPECT検査が日常臨床にて広く用いられている．近年では，Tc-99mを用いたTc-99m-tetrofosminやTc-99m-sestamibiといったカチオン類（陽イオン）の血流トレーサが開発され，従来のTl-201と比較して被曝量の低減と画質向上が得られている[2]．その一方で，より高い評価が期待できるPET検査としてN-13-ammonia，Rb-82，

O-15-waterの3種類のトレーサが米国FDAの承認を受けており、わが国においてもN-13-ammoniaが保険適用となっている．PET検査はSPECT検査よりもシグナルの検出感度が高く，特に3枝病変など心臓全体の血流が低下している場合には，相対的な血流の分布しか評価できないSPECT検査に対し，絶対的な血流値測定が可能なPET検査はより診断能力が高い．しかしながら，前述のように，これらの心筋血流PET検査に用いられている核種は半減期が非常に短く，院内にサイクロトロンやジェネレータといった薬剤合成のための装置が必要となり，心筋血流PET検査の普及を妨げている一因となっている．

従来の短半減期心筋血流トレーサの欠点を補うため，比較的半減期の長い血流トレーサを用いた放射性薬剤の開発が行われている．F-18は放射性医薬品の製造販売元からのデリバリー供給が可能であることに加え，陽電子飛程（positron range）が他のポジトロン核種よりも短く（<1 mm），より分解能に優れた画像を撮像できるため，新たな薬剤の標識核種として注目されている．現在，いくつかのF-18標識心筋血流トレーサが基礎および臨床試験にて検討されているが，そのなかでも，Flurpiridaz F18（以前の名称ではF-18-BMS747158-02）が，米国で臨床試験の第3相の段階であり，最も臨床利用に近い位置にある．

Flurpiridaz F18〔分子式：$C_{18}H_{22}Cl(F-18)N_2O_3$〕は，ピリダジノン骨格を有する殺虫剤ピリダベンのアナログ構造を有するトレーサであり，ミトコンドリアの電子伝達系複合体Ⅰと結合することが確認されている．血流により運ばれたトレーサは，細胞壁を浸透して細胞内のミトコンドリアに到達する．このトレーサの細胞内保持原理はミトコンドリアの電位に依存しないという点が，現在SPECT検査で広く用いられているカチオン系（陽イオン）の血流トレーサとは大きく異なる点である．われわれの研究グループも以前からFlurpiridaz F18に注目しており，いくつかの基礎的研究を行って，その有用性を確認している[3)〜5)]．血流トレーサにおいて最も重要な特徴の1つに，高い一回循環摂取率がある．トレーサが血流に乗って心筋に到達した際に，一回の血液循環でどれくらいの割合で心筋細胞内に摂取されるかを計測した値であり，流速によらずに常に高い値であることが血流トレーサとして理想である．ラットの体外還流拍動心臓を用いて一回循環摂取率を計測した結果では，Flurpiridaz F18は，同一のシステムで計測した従来の血流トレーサの値に比べて，低血流から高血流域まで圧倒的に高い一回循環摂取率を示した．血流値に応じたコントラストの高いトレーサの集積分布が得られることが予想され，心筋血流の低下した病変部位の明確な描画が可能であった（**図2**）．さらに，ラットにFlurpiridaz F18を静脈内投与しダイナミックPET撮像を行った研究では，豊富な血流およびミトコンドリア分布のある心臓への，すみやかできわめて強いトレーサ集積が認められた．左室壁へのトレーサ分布は均一で，分解能の高い鮮明な心筋像が描出できている．また，心臓周囲の臓器，特に肝臓へのトレーサの強い集積は，しばしば下壁の診断を困難にするアーチファクトの原因として問題視されているが，Flurpiridaz F18は肝臓への集積も比較的低く，優れた特性の1つと考えられる．さらに，心臓の大きさがヒトに近い大動物（ブタ）と臨床用PET装置を組合わせた実験では，トレーサ投与後の連続PET撮像データをコンパートメントモデルに当てはめて心筋血流値を算出し，マイクロスフェア法による血流値と比較を行ったところ，低血流域から高血流域まで幅広い範囲で高い相関率を示し，血流値の定量が可能であるとの結論が得られている．

これらの動物実験等の前臨床検討を経て，米国では臨床試験が進行中である．第2相臨床試験では143人がエントリーされ，安全性や従来のSPECT検査による虚血性心疾患診断能との比較検討が行われた．Flurpiridaz F18を用いたPET検査による深刻な有害イベント発生や，トレーサ投与による有意な心電図の変化は認められなかった．さらに，得られたPET心臓検査画像の画質判定を行うと，そのほとんどが"よい"もしくは"優れている"と分類され，従来のSPECT検査に比して明らかな向上がみられる結果となっている．現在，第3相臨床試験が行われており，その結果が待たれるところである．

他に期待される心筋PET検査用のトレーサとしては，F-18-fluorobenzyl triphenyl phosphonium（FBnTP）が知られている[6)]．F-18-FBnTPは，脂溶性カチオン類のPETトレーサで，従来のSPECTトレーサであるTc-99m-tetrofosminやTc-99m-sestamibi

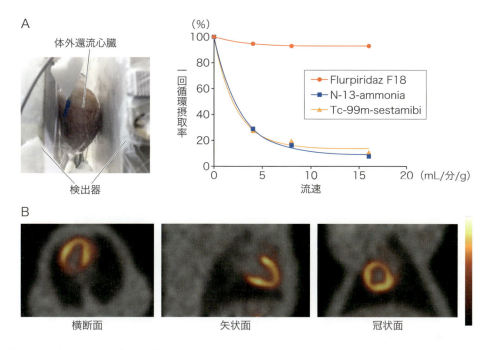

図2　心筋PET血流トレーサFlurpiridaz F18
一回循環摂取率は，血流トレーサの性能評価において重要なパラメータの1つである．体外還流心臓（**A**左側）により計測したラット心臓の一回循環摂取率の比較において，Flurpiridaz F18は流速によらずきわめて高い値を示していることがわかる（**A**右側）．ブタのFlurpiridaz F18のPET撮像実験の結果では，心臓へのきわめて高い集積が確認できる（**B**）．

と同様に，ミトコンドリアの電位により細胞内に保持される．ミトコンドリアのダメージを受けた心筋ではトレーサの集積が低下することが予想され，虚血性心疾患の診断において，単なる血流評価より敏感に虚血を診断できる可能性がある．現在のところ，動物実験により明瞭な心筋の描出など，心筋血流トレーサとして適した薬剤特性が確認されており，今後の臨床試験が待たれるところである．

3　最新の交感神経PETイメージング

心臓交感神経活性は，心不全の進行にきわめて重要な役割を果たしていることが知られており，治療ターゲットとしてもβブロッカーが広く臨床利用されている．この心臓交感神経活性をノルアドレナリンアナログの放射性標識トレーサを用いることでSPECTやPET画像として捉えることが可能となっている[7]．SPECT検査用のトレーサであるI-123-meta-iodobenzyl-guanidine（MIBG）は，わが国でも保険適用としてその使用が認められており，心不全の診断，予後予測の目的にも利用されている．心臓への取り込みの評価は，平面像から縦隔（M）と心臓（H）に関心領域を設定して，それぞれのカウント比（H/M ratio）を測定することで行われる．投与後早期像および4時間後の後期像で同様の測定を行い，トレーサの洗い出し率（washout rate）が測定される．これらの方法は，平面像を用いるために，散乱線や組織による吸収の影響を受けるなどの問題点も指摘されている．

PET検査用の交感神経PETトレーサとしては，C-11-hydroxyephedrineが最も広く用いられている．PETの高感度性能を利用してダイナミック撮像を行い，トレーサの集積変化を局所心筋のretention indexとして算出することが可能で[8]，より正確な局所の交感神経活性を画像として捉えることができる．しかし，前述したPET核種と同様に，C-11標識の交感神経トレーサは半減期が短いため，使用に制限がある．前述の血流トレーサ同様，F-18標識の交感神経トレーサがいくつか開発されており，将来的な臨床応用が期待さ

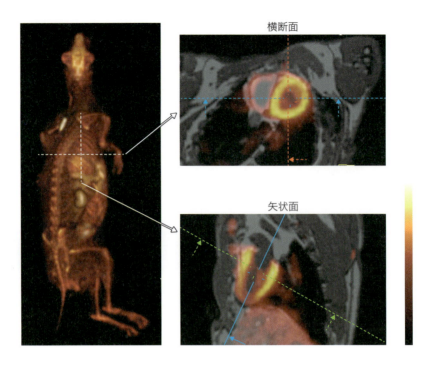

図3　健常ラビットによるF-18-LMI1195のPET画像
F-18標識の交感神経イメージングトレーサF-18-LMI1195を静脈投与20分後に撮像した画像．右側の断層像により左室壁に良好なトレーサ分布が得られている様子が観察できる．右側の断層像は文献10より引用．

れる．

　F-18-LMI1195はI-123-MIBGとよく似た構造をもつノルアドレナリンアナログPETトレーサである．培養したヒト神経芽細胞腫細胞を用いたトレーサ取り込み実験により，NETを介してすみやかに細胞内に取り込まれ保持されることが確認されている．体外還流ラビット心臓等を用いた実験では，NETの阻害薬であるdesipramineを還流液に前添加するとF-18-LMI1195の集積が阻害され，集積後のdesipramine添加（chase）では心臓トレーサ保持には変化が起きなかった[9)～12)]（**図3**）．C-11-hydroxyephedrineで同様のchase実験を行うと，心臓からのトレーサの洗い出しが亢進することから，トレーサがNETにより取り込まれた後の細胞内動態に違いがあることが判明した．F-18-LMI1195は洗い出し率を計測することで交感神経におけるノルエピネフリンのターンオーバーを反映したパラメーターを得ることができ，C-11-hydroxyephedrineは交感神経末端の分布をより反映した画像を得ることができるとの推論が立てられる．F-18-LMI1195は，すでに米国においてphase Iの臨床試験が行われており，心臓へのトレーサ集積および安全性が確認されている．診断精度に着目したさらなる次の臨床試験が待たれるところである．

　F-18-4F-MHPGは，ミシガン大学の研究グループで開発されているF-18標識交感神経トレーサである[13)14)]．C-11-hydroxyephedrineやI-123-MIBGなどの従来の交感神経トレーサは，NETを介する取り込みスピードが速いために，コンパートメントモデル解析において血流の影響を受けやすいという欠点が指摘されていた．F-18-4F-MHPGは，体外還流心臓を用いた検討により，NETを介した細胞内へのトランスポートのスピードが低く，かつ神経細胞への停滞時間が長く，コンパートメントモデル解析に有利であると推測される．近年，正常ボランティアによるヒトでの検討結果も報告され，動物実験と同様に心臓への強い集積が確認されており，さらなる臨床研究が待たれている．

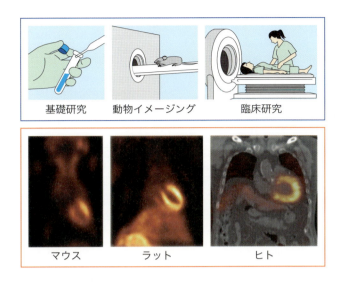

図4　小動物専用PET撮像装置によるトランスレーショナル研究
　高分解能の小動物専用のPETイメージングシステムの開発により，小動物疾患モデルを用いて，臨床現場と全く同じプラットホームによる動物撮像実験を行うことができるようになった．さまざまなトレーサと組合わせることで，トランスレーショナル研究に利用できる技術として注目されている．

4 小動物専用PET装置によるトランスレーショナル研究

　高分解能の小動物専用PET装置の登場は，臨床で利用している放射性同位元素標識トレーサを疾患モデルマウスやラットを用いて，臨床と同一のプラットホームで画像化することを可能にした．この小動物専用PET撮像機器は，検出器のサイズを小型化するなど，最新の技術を用いることで分解能を1～2 mm程度まで高めたものであり，マウスやラットの心臓画像を撮像するのに十分な分解能を達成している[15)～17)]．実際の患者の臨床所見と疾患モデルでの現象の理解を深める橋渡しの役割，つまりトランスレーショナル研究※

> ※ **トランスレーショナル研究**
> 基礎研究と臨床研究を双方向性に結びつけることで，新たな診断や治療法の開発を効率的に行うプロセスを"トランスレーショナル研究"とよび，その重要性が叫ばれている．背景には，急速な発展を遂げた分子・遺伝子研究の新しい知見が，期待されていたほど臨床現場にスムーズに移行していないという実態があり，さらに生命科学分野の研究費の増額が難しいという観点から費用対効果を求めた研究，つまり臨床に直結する研究を重視せざるを得ないという状況もある．小動物専用のPET装置を用いることで臨床PET検査と同じプラットホームでの動物実験が可能となり，このトランスレーショナル研究に利用できると期待される．

にきわめて有用と考えられる（図4）．非侵襲的に測定できるこの評価法は，同一個体の生体の分子レベルの異常を経時的に追跡することができるため，疾患モデル作製時のばらつきの影響を減らし，実験動物に用いる個体数を最小限にとどめることが可能である．今後は，この撮像技術の標準化，基礎研究および臨床研究との連携を強めることで，小動物PET検査のポテンシャルを最大限に引き出すことが重要である．

おわりに

　心筋血流や心筋交感神経のイメージングをターゲットにしたいくつかのF-18標識のPETトレーサが現在開発中である．PETの検出原理による優位性やトレーサの高い性能により，従来のSPECT検査に比してより正確な局所心筋の状態を評価できると期待されている．さらに，F-18標識トレーサの特徴として院外のサイクロトロン施設での合成およびデリバリーが可能となり，F-18-FDG PET検査のように臨床のルーチン検査の1つとして利用できる可能性もある．これらの優れたF-18標識トレーサによるPET検査をすみやかに臨床で行うためには，トレーサの体内および細胞内動態を詳細に検討してその性能を明らかにするとともに，実

際の検査プロトコールの最適化やデータの解析方法の確立が求められる．今後は，臨床試験による診断能の評価結果と，実際臨床に利用した際の費用対効果の検討が重要になってくる．

文献

1) Bengel FM, et al：J Am Coll Cardiol, 54：1-15, 2009
2) Higuchi T & Bengel FM：Heart, 94：809-816, 2008
3) Huisman MC, et al：J Nucl Med, 49：630-636, 2008
4) Higuchi T, et al：J Nucl Med, 49：1715-1722, 2008
5) Nekolla SG, et al：Circulation, 119：2333-2342, 2009
6) Higuchi T, et al：J Nucl Med, 54：277-282, 2013
7) Werner RA, et al：Clin Transl Imaging, 6：293-303, 2018
8) Werner RA, et al：Eur J Nucl Med Mol Imaging, 43：312-318, 2016
9) Higuchi T, et al：J Nucl Med, 54：1142-1146, 2013
10) Higuchi T, et al：JACC Cardiovasc Imaging, 8：1229-1231, 2015
11) Werner RA, et al：J Nucl Med, 56：1429-1433, 2015
12) Chen X, et al：EJNMMI Res, 8：12, 2018
13) Jung YW, et al：ACS Chem Neurosci, 8：1530-1542, 2017
14) Jang KS, et al：J Med Chem, 56：7312-7323, 2013
15) Hayakawa N, et al：Int J Cardiol, 227：257-260, 2017
16) Yamane T, et al：J Nucl Med, 55：495-499, 2014
17) Higuchi T, et al：J Nucl Med, 48：288-294, 2007

<著者プロフィール>
樋口隆弘：1998年に富山医科薬科大学を卒業し，2002年に金沢大学にて博士課程を修了した後に，'04年より独国ミュンヘン工科大学にてEUプロジェクトDiagnostic Molecular Imagingに参加する．'07年から米国ジョンズホプキンス大学にて心臓分子イメージングの研究に従事する．'11年には独国ヴュルツブルク大学心不全センターの設立に際し，心臓分子イメージング学の教授に就任する．'17年には国立循環器病研究センター研究所画像診断医学部部長として，心臓分子イメージングの国際共同研究ネットワークづくりを行っている．

第1章 心疾患・心不全を診る最新技術

4. オミックス情報解析技術をどう使うか

家城博隆，伊藤　薫

> 技術の進歩に伴い，ゲノムをはじめとするさまざまな網羅的分子情報が収集できるようになった．ゲノムワイド関連解析は心筋梗塞等のありふれた疾患の原因遺伝子座位を多数同定し，次世代シークエンサーは心筋症等の遺伝性疾患の原因遺伝子変異同定を加速した．トランスクリプトーム，プロテオームは，治療ターゲット探索や新規バイオマーカー同定などで成果を出している．また，多層のオミックスの統合や人工知能を用いたアプローチは，遺伝子の機能予測や，疾患メカニズムの解明において強力なツールとなってきている．オミックス解析は循環器疾患を含む医学研究に大きな変革を起こしつつある．

はじめに

1980年代からの分子生物学的アプローチにより，虚血性心疾患や心不全に対する治療は，ACE阻害薬，ARB，β遮断薬，スタチン等大きく進歩し，死亡率などは大幅に改善してきた[1]．一方で，超高齢社会において，虚血性心疾患，心不全患者数は増加の一途をたどっており，大きな社会問題になっていることも事実である．その病態解明のために，単一分子に着目して仮説を検証していく従来の方法は限界が見えてきている．

次世代シークエンサーの登場や，解析技術の進歩により，遺伝子やその発現，タンパク質などの莫大なオミックス[※1]情報を使って病態に迫る新しい方法が登場してきている（図）．つまりゲノムなどの大量のデータが先行し，これらを統計学的な手法や機械学習を駆使して，病態や治療ターゲットを見出すというアプローチであり，これらは病態解明，新規のバイオマーカー

【略語】
AAA：abdominal aortic aneurysm
ACE阻害薬：angiotensin converting enzyme inhibitor
ARB：angiotensin II receptor blocker
BNP：brain natriuretic peptide
ChIP-seq：chromatin immunoprecipitation sequencing
GWAS：genome-wide association study
NT-pro BNP：N-terminal fragment of pro BNP
RNA seq：RNA sequencing
SNP：single nucleotide polymorphism
VUS：variant of unknown significance
WES：whole exome sequencing
WGS：whole genome sequencing

Omics analysis in cardiovascular disease
Hirotaka Ieki[1) 2)]/Kaoru Ito[2)]：The Department of Cardiovascular Medicine, Graduate School of Medicine, The University of Tokyo[1)]/RIKEN Center for Integrative Medical Sciences[2)]（東京大学大学院医学系研究科循環器内科[1)]/理化学研究所生命医科学研究センター[2)]）

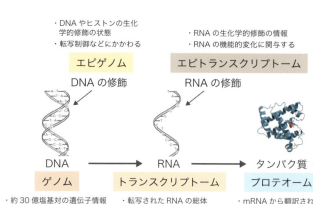

図　オミックスの種類と構造
この他にも腸内細菌情報の総体であるマイクロバイオームもオミックスの1つとみなす概念も提唱されてきている．

の同定において一定の成果を出している．オミックス解析の究極の目的は個別化医療（precision medicine）の実現であり，これらの網羅情報を集約して，いままで1つの病名でくくられてきた疾患を，患者ごとにリスク層別化し，各個人の病態に最適な治療選択をしていくことである．

本稿では，循環器疾患においてオミックス解析がもたらしているインパクト，複数のオミックス統合解析の有用性を議論し，個別化医療への実装の可能性や，どのように私たちが使うことができるかについて解説したい．

1 ゲノムからはじまるマルチオミックス階層と循環器疾患

1）ゲノミクス

DNAが転写されメッセンジャーRNA（mRNA）となり，それが翻訳されタンパク質が合成される，といったセントラルドグマから，ゲノム情報，つまり網羅的な遺伝子情報はマルチオミックス階層の開始点にあるといえる．実際に，循環器疾患の多くの疾患で，遺伝子の関与が指摘されている．例えば，肥大型心筋症などの一次性心筋症，QT延長症候群などの遺伝性不整脈は，発症にかかわる遺伝子が単独で発症リスクを高める単一遺伝疾患であり，大家系において連鎖解析等のポジショナルクローニング[※2]で遺伝子座位を同定することで，多くの原因遺伝子が突き止められてきた．一方で，虚血性心疾患や心不全などのありふれた疾患も，疫学研究で遺伝の関与が報告されている．これらは，複数の遺伝的要因，環境要因などが相互作用して発症につながる「多因子疾患」であり，効果サイズの小さな遺伝子多型が積み重なって疾患発症のリスクとなるcommon disease-common variant仮説が唱えられている．これらの遺伝子多型は単独では発症への寄与率は低く，ポジショナルクローニングで遺伝子座位を同定することは困難である．

※1　オミックス
オミックス（omics）は，ギリシア語で「すべて」をあらわす接尾語の-omeに「学問」をあらわす-icsを付けた言葉であり，その研究対象全体の学問を意味する．例えば，ゲノミクス（genomics）は，遺伝子（gene）の全体を意味するgenomeの学問である．同様に，mRNAの総体であるトランスクリプトミクス，タンパク質の総体であるプロテオミクス，代謝物質の総体であるメタボロミクスなど，多様な網羅的情報学がある．

※2　ポジショナルクローニング
疾患の原因遺伝子を同定する技法の1つで，遺伝子マーカーを用いた連鎖解析により，染色体上での位置をマッピングし，その部位の塩基配列を調べて遺伝子を同定する．

ヒトゲノムの多型で最も多いものが一塩基多型（SNP）であり，SNPをマーカーにして，ゲノム全域にわたって疾患や量的形質との関連を調べるものがゲノムワイド関連解析（GWAS）[※3]である．2002年に本邦で世界初の心筋梗塞のGWASが施行[2]されて以降，SNPのgenotyping[※4]技術や解析技術の進歩により，ありふれた疾患に対して，世界中で多くのGWASが報告されている．虚血性心疾患については，これまでに150個以上の感受性遺伝子座位が報告され，脂質や炎症に関連する遺伝子の関与が指摘されている[3]．

ゲノムから得られる情報は，遺伝子を通した疾患メカニズムの理解だけでなく，治療ターゲットや，疾患リスク層別化などへの応用が考えられる．例えば，*PCSK9*遺伝子はLDL受容体の分解に関与するが，これは家族性高コレステロール血症の家系において同定された[4]遺伝子であり，これを標的にPCSK9阻害薬が開発された．PCSK9のモノクローナル抗体であるevolocumabは，血中LDLを低下させ，心血管リスク低下のエビデンスが確立しつつある[5]．また，疾患リスク層別化という点では，ゲノム情報をもとにしたpolygenic scoreが提唱されている．具体的にはGWASで同定されたSNPの効果サイズで重み付けしたリスクアレルを累積して疾患発症リスクを予測するものである．現在ではゲノムワイドなSNP情報を用いたpolygenic scoreが開発されるようになり，Kheraらは600万個以上の遺伝子多型情報を用いて，UK Biobankの患者でpolygenic scoreを検証し，scoreが上位8％の集団において，冠動脈疾患のリスクが3倍となること

を示した[6]．このようにゲノム情報をもとにした疾患発症リスクの予測という点で臨床への応用が期待できる．ほかにもゲノム情報をもとにした薬剤の用量調製も個別化医療の重要な要素であり，循環器領域で用量調製の難しいワルファリンについても，*VKORC1*遺伝子，*CYP2C9*遺伝子の多型により，用量の多様性を40％程度説明できると報告されている．2013年に報告されたランダム化試験では，*VKORC1*と*CYP2C9*の遺伝子型に基づいたワルファリンの初期用量決定は，従来の方法と比較して至適治療域達成までの日数を短縮し，PT-INR＞4以上の抗凝固過剰状態の頻度を減少させるなど，一定の成果がみられている[7]．

2）トランスクリプトミクス

DNAから転写されたmRNAなどのトランスクリプト（転写産物）の総体であるトランスクリプトームを調べる手法は以前からあり，遺伝子発現の解析にはマイクロアレイを用いた方法が用いられてきた．次世代シークエンサーを用いたRNA seqは遺伝子発現量の定量だけでなく，スプライシングによる多様なアイソフォームやアレル特異的発現の検出も可能にしている．さらに，少量のRNAを増幅する技術の発達により，1細胞レベルでのRNAを検出（single-cell RNA seq）できるようになってきている．1細胞ごとに2万個以上ある遺伝子の発現量の情報を得られる手段であるが，1つの細胞について大量の情報があり，そのままでは扱いや可視化ができないため，主成分解析という古典的な方法に代わってtSNEという次元削減方法で遺伝子発現のデータを私たちが理解できる二次元にまで落とし込み，類似した細胞同士をクラスタリングする手法も開発されている．Gladkaらは，手術により虚血負荷を与えたマウスとshamマウスの手術3日後の心臓をサンプリングし，フローサイトメトリーを用いて細胞をソーティングしたものをsingle-cell RNA seqで解析した．その結果，同じ心臓を構成する細胞でも心筋細胞，線維芽細胞，内皮細胞，マクロファージで発現している遺伝子の種類が異なることだけでなく，例えば同じ心筋細胞でも虚血負荷に対する遺伝子発現の挙動が異なることを示した[8]．このように，今までは心臓という塊（bulk）でしか評価できなかったトランスクリプトームも，1細胞ごとにその性質が異なるという不均一性も可視化できるようになり，過去には観

※3　GWAS
genome-wide association study（ゲノムワイド関連解析）．ヒトゲノムに存在する一塩基多型（SNP）に注目し，ゲノム全域のSNPの遺伝子型と，ありふれた疾患（糖尿病，統合失調症…）や量的形質（身長，BMI…）などの表現型との関連を統計学的に調べる手法．2002年の最初の報告後も，マイクロアレイによるSNPタイピング技術の進歩や，ハプロタイプブロック地図を用いたインピューテーション（タイピングされていないSNPの推定）などの解析技術の進歩により，GWASは加速し，多くの疾患について多数の遺伝子座位が同定されてきた．

※4　genotyping
遺伝子型（genotype）を決定すること．マイクロアレイを用いたSNPのgenotypingや，塩基配列を解読するシークエンサーを用いたgenotypingなどの技術がある．

察することができなかった凄まじい解像度のバイオロジーを観察できる．

3）プロテオミクス

心不全の診断，予後予測の最も有用なバイオマーカーはBNP（またはNT-pro BNP）であり，臨床で広く用いられている．しかしながら，BNPを判断基準とした心不全の治療戦略は必ずしも予後改善に結びついておらず[9]，新たなバイオマーカーが望まれる．質量分析法とゲノムデータから予想されるペプチド情報をもとに，発現しているタンパク質の網羅的解析（プロテオーム解析）が行われるようになってきており，新たな血中バイオマーカーの探索などにおいて成果を出してきている．Mebazaaらは，急性心不全患者とコントロール患者の血清で15,000以上のタンパク質の発現を比較し，BNPに匹敵する急性心不全の診断マーカーとして，Quiescin Q6（QSOX1）を発見した[10]．このように，プロテオーム解析技術を用いたタンパク質の網羅的解析により，バイアスのないタンパク質発現の比較が可能になってきている．また機能的物質であるタンパク質は，その直前のmRNAの発現量とは相関するが，必ずしも一致しないという報告もあり[11]，転写後のRNAの修飾やタンパク質およびRNAの分解時間などの違いが関与していると考えられている．このようにプロテオーム解析から，トランスクリプトームでは得られない重要な情報を得られることも示唆されている．

4）メタボロミクス

代謝物の網羅的情報であるメタボロームは，セントラルドグマの最下層に位置することからも，疾患の表現型に近く，疾患特異的なバイオマーカーの探索などに有用である．実際に，血中の分枝鎖アミノ酸（BCAA），トリメチルアミン-N-オキシド（TMAO）は心血管疾患リスクと関係していることが報告されている[12]．また，TMAOは食品に含まれるレシチンを腸内細菌が代謝することによって生じる物質であるが，このように腸内細菌が体内の代謝や循環器疾患を含む多様な疾患にかかわるという報告も多く[13]，腸内細菌叢の網羅的情報（マイクロバイオーム）の解析も進んでいる．

2 疾患解析におけるtrans-omics研究

オミックス解析は，さまざまな現象を解き明かす強力な方法論ではあるが，単独のオミックスでは，複雑な疾患メカニズムや生命現象を把握することは困難である．例えば，GWASでは疾患に関連する多くの遺伝子座位が同定され，さまざまな応用が期待されるものの，あくまで遺伝子上の座位をあらわしているのみで，そのSNP自体が機能をもつか否かは定かではなく，そのままでは疾患のメカニズム解明や治療への応用は困難である．

実際，GWASで発見される疾患感受性領域の9割以上が，イントロンやインタージェニック領域などのnon-coding領域に存在し，その機能が説明できないものが存在する．例えば，6番染色体（6p24）は，複数のGWASで冠動脈疾患や高血圧，片頭痛，頸動脈解離などのリスク座位として同定されており，その座位には*PHACTR1*遺伝子が位置していたが，疾患メカニズムが不明であった．Guptaらはこの領域のなかで，*PHACTR1*遺伝子の第3イントロンに存在するSNP（rs9349379）に最も相関が強いことを確認し，UK Biobankの表現型のデータベースを用いて，このSNPが血管内皮と関連することを確認した．次に，ENCODEという，ChIP-seqのデータベース（**表1**）を参照し，この領域に結合しているヒストンが血管内皮でH3K27アセチル化されていることを発見し，遺伝子の制御領域として機能している可能性を示した．最終的には，CRISPR/Cas9[※5]を用いて，このSNPのAアレル，GアレルをホモでもつiPS細胞由来の血管内皮を作製したところ，G/G型において*EDN1*遺伝子の発現が上昇することを示し，このSNPは60万塩基対離れた*EDN1*遺伝子のenhancerとして働いて疾患に関与することを示した[14]．

また，メンデル遺伝病のような単一遺伝子疾患にお

※5 CRISPR/Cas9
もともと古細菌が外来ヌクレオチドからの防御機構としてもっているCRISPR/Casシステムを応用した遺伝子改変のシステム．特定の配列（PAM配列）を認識するガイドRNAとCas9の複合体を用いて，遺伝子の任意の配列を切断し，新たな配列を挿入したりすることで，従来の方法と比較して遺伝子のノックアウト，ノックインを効率よく行うことができる．

表1　オミックスの実験手法とデータベース

オミックス	代表的な研究手法と実験機器	代表的なデータベース	データベースの内容
ゲノム	・サンガー法 ・次世代シークエンサー 　全ゲノムシークエンス（WGS） 　全エキソンシークエンス（WES） 　ターゲットリシークエンス ・DNAマイクロアレイ 　SNP解析	① 1000 Genomes Project data （www.1000genomes.org） ② gnomAD （gnomad.broadinstitute.org） ③ GWAS Catalog （www.ebi.ac.uk/gwas/） ④ ClinVar （www.ncbi.nlm.nih.gov/clinvar/） ⑤ OMIM （www.omim.org）	①，② DNAの塩基配列情報，変異の頻度情報など．1000 Genomesは最終的に2,504人の全ゲノム情報を公開 ③ GWASで見つかった遺伝子座位と疾患のデータベース ④，⑤ 遺伝子変異と疾患の関連をまとめたデータベース
エピゲノム	・次世代シークエンサー 　バイサルファイトシークエンス 　ChIP-seq 　ATAC seq 　methyl seq	IHEC （epigenomesportal.ca/ihec/） Roadmap Epigenomics Project （www.roadmapepigenomics.org） ENCODE （www.encodeproject.org）	組織や細胞種ごとのヒストン修飾および，DNAのメチル化情報のデータベース
トランスクリプトーム	・次世代シークエンサー 　RNA seq 　single cell RNA seq ・DNAマイクロアレイ 　mRNAの発現解析	GTEx （gtexportal.org/）	ヒトの各組織ごとの遺伝子発現情報や，遺伝子型ごとの遺伝子発現情報（eQTL）のデータベース
プロテオーム	・質量分析装置	ProteomicsDB （www.proteomicsdb.org）	ヒトのタンパク質のデータベース．プロテアーゼによる切断部位や，組織中のタンパク質発現情報など
メタボローム	・クロマトグラフィー ・質量分析装置 ・核磁気共鳴装置	Human Metabolome Database （www.hmdb.ca）	ヒトの代謝産物の情報で，111,400種の代謝産物が登録されている

いて，全ゲノムシークエンス（WGS）や全エキソンシークエンス（WES）は原因遺伝子探索の有用な手段であるものの，原因遺伝子特定に至るのは30％程度と報告がある[15]．疾患の原因として既報のある変異や疾患の原因遺伝子上のタンパク質切断変異※6であれば原因であると結論付けやすいが，ミスセンス変異やイントロン領域の変異などは，意義不明変異（VUS）とまでしかいえないことも多い．このような例に対して，

※6　タンパク質切断変異
遺伝子変異のなかで，遺伝子のコーディング配列を短縮させる変異のこと．ナンセンスコドンを獲得するナンセンス変異や，塩基の挿入・欠失によるフレームシフト変異，スプライシング部位の変異などがこれに分類される．

ゲノム情報にトランスクリプトーム解析を統合することで診断精度が上がるといった報告もある．Cummingsらは，WES，WGSで診断に至らなかった，筋ジストロフィーやミオパチーなどの筋原疾患の患者50人の筋生検組織を用いてRNA seqを施行した．その結果，17人において，変異を検出し診断を確定できた．その内容としてはゲノム情報のみではVUSであったものを，スプライシング異常を引き起こす変異であると確定できた例，新たなスプライシング変異の検出された例，synonymous変異（アミノ酸置換を伴わない変異）やイントロン領域のSNPが，実は新たなスプライシング部位を獲得してストップコドンを形成していた例が含まれており，トランスクリプトーム解析の長所があら

表2 次世代シークエンサーの種類と特徴

	従来型	次世代シークエンサー（next generation sequencer） 高速シークエンサー（high throughput sequencer）		
		short-read シークエンサー	long-read シークエンサー	
世代	サンガー法 キャピラリーシークエンサー	第2世代	第3世代	第4世代
歴史	F.サンガー，W.ギルバートが1980年にノーベル化学賞を受賞した塩基配列決定法．	2005年に454 Life Sciences社が「454」を開発． 2006年にSolexa社を買収したIllumina社や，Life Technologies社などから複数のシークエンサーが発表されている．	2010年にPacific Bioscience社がRSを正式発表．	2012年にOxford Nanopore Technology社がMinIONを発表．
方法・原理	サンガー法をベースに毛細管（capillary）で電気泳動を同時並行で行う．	DNAを100 bp程度に断片化して，アダプター配列を挿入した後，特殊なPCR（emulsion PCRやbridge PCRなど）で増幅． DNA polymeraseやligaseによる逐次的DNAを蛍光・発光などを用いて検出．**超同時並列**で行う．	SMRT-seq **単一のDNA分子を鋳型**とし，DNA polymeraseで塩基が結合していく様子を蛍光などの光を検出しリアルタイムに配列決定する．	小さなタンパク質の穴（nanopore）をDNA一本鎖が通過する際の電流の変化で塩基を識別する．
特徴	目的のDNAの単離，クローニングが必要．最大で384列並行．	**テンプレートDNAの単離，クローニングが不要．** 泳動を行わない． 圧倒的なスループットが得られるが，read長は150 bp程度までと短い． 大量（数百万程度）同時並列．	テンプレートDNAのPCRによる濃縮を行わない． **10 kbp以上のread長**が得られる． エラーは多い．	DNAの合成を行わない． 200 kbp以上のより**長いread長**が得られる． 理論上はread長に上限がない． エラーは多い．
メーカー・製品	現在特定部位のみの塩基配列決定や，次世代シークエンサーから決定された塩基配列の確認などの目的で使用されている．	・454 Life Sciences社 Roche 454：最初の次世代シークエンサー．現在は生産終了となっている． ・Illumina社 Hiseq 2500：世界中で最も使用されているシークエンサー．500 Gbp以上のスループット． Hiseq X 10：Hiseq Xを10台分のセットで，高いスループットを誇り，1,000ドルゲノムの実現を謳っている． Novaseqシリーズ：2017年に発売となったモデルで，スループットを向上させ，試薬の費用もさらに低下している．	・Pacific Biosciences社 RS IIなど．	・Oxford Nanopore Technology社 MK1 MinION：モバイルデバイスでスマートフォン程度の大きさ． PromethION：同じ原理でスループットを向上させたもの．

第3世代，第4世代の区別は諸説あり，例えば蛍光標識を用いず，pHの変化を検出するIon Torrent社のシークエンサーを第4世代に分類することもある．

われている[16]．これらは，単層のオミックスだけでなく，複数のオミックスの統合解析により新たな知見が得られた実例である．

3 人工知能が牽引するオミックス研究

オミックスの特徴はその莫大なデータであり，臨床研究から得られる項目よりもはるかに大きな情報のた

め，そのままでは可視化や取扱いが難しく，コンピューターに頼った解析が必要である．例えば，次世代シークエンサー（表2）から得られる大量の塩基配列データをリファレンスのヒトゲノム配列に当てはめる（アライメント）には，コンピューターを使ったアルゴリズムが必須である．

また，ヒトゲノムは30億個の塩基情報，RNA seqでは2万以上の遺伝子発現情報と，非常に扱う項目数が多く，これらを単純に多変量解析モデルに当てはめて有意な差や変化を検出するには，圧倒的なサンプル数（N）が必要になる．そういった点から，サンプル数不足により，単純な統計解析は有効ではないことが多く，そこで人工知能を用いた探索的知識発見法が必要になってくる．Stanford大学のLiらは，腹部大動脈瘤（AAA）患者のゲノム，臨床情報をもとに人工知能を用いた新しいアプローチを提唱している．268人のAAA患者と133人のコントロールについて，全ゲノムシークエンシング（WGS）を施行して得られたデータを用い，疾患の発症しやすさを予測するモデルを作成し，同時に疾患発症にかかわる遺伝子群を同定している[17]．このように，人工知能を用いたアプローチは，ゲノムから疾患予測，遺伝子の機能予測，オミックス層の統合など幅広い応用が期待される．

おわりに

オミックス解析技術は，特に悪性腫瘍の領域では進歩が著しく，ドライバー遺伝子の同定や，プロテオミクスによるがんのサブタイプへの分類などが報告されている[11]．また，移植医療の領域では，血中のドナーやウイルス等のcell-free DNAのシークエンスにより拒絶反応や感染を早期に検出する方法や，HLA以外の多型を用いたGVHDの予防をめざすといった試みがある．心臓移植の拒絶反応のモニタリングは心筋生検がゴールドスタンダードとなっているが，cell-free DNAシークエンスという非侵襲的な方法で拒絶を検出できるのであれば，非常に魅力的な方法である[18]．循環器領域においても，ゲノム研究の進歩により疾患と関係するSNPや稀な変異が同定されてきたが，同定された多型や変異の意義付けや疾患発症予測アルゴリズムの構築は十分には進んでおらず，疾患に結びつく機序の解明などは今後の課題である．オミックス解析のさらなる加速や，臨床への実装のためには，オミックスデータのさらなる蓄積，データの正確性や確認法の確立，データ解析法や解釈の標準化，ガイドラインの策定などが必要になってくると思われる．

文献

1）Fox KA, et al：JAMA, 297：1892-1900, 2007
2）Ozaki K, et al：Nat Genet, 32：650-654, 2002
3）van der Harst P & Verweij N：Circ Res, 122：433-443, 2018
4）Abifadel M, et al：Nat Genet, 34：154-156, 2003
5）Sabatine MS, et al：N Engl J Med, 376：1713-1722, 2017
6）Khera AV, et al：Nat Genet, 50：1219-1224, 2018
7）Pirmohamed M, et al：N Engl J Med, 369：2294-2303, 2013
8）Gladka MM, et al：Circulation, 138：166-180, 2018
9）Pfisterer M, et al：JAMA, 301：383-392, 2009
10）Mebazaa A, et al：Eur Heart J, 33：2317-2324, 2012
11）Zhang B, et al：Nature, 513：382-387, 2014
12）Tang WH, et al：N Engl J Med, 368：1575-1584, 2013
13）Wang Z, et al：Nature, 472：57-63, 2011
14）Gupta RM, et al：Cell, 170：522-533.e15, 2017
15）Trujillano D, et al：Eur J Hum Genet, 25：176-182, 2017
16）Cummings BB, et al：Sci Transl Med, 9：pii: eaal5209, 2017
17）Li J, et al：Cell, 174：1361-1372.e10, 2018
18）De Vlaminck I, et al：Sci Transl Med, 6：241ra77, 2014

＜著者プロフィール＞
家城博隆：2013年東京大学医学部卒業．国立国際医療研究センター病院研修医，榊原記念病院循環器内科を経て，'17年より東京大学大学院医学系研究科博士課程．研究テーマは，マルチオミックス連関による循環器疾患における次世代型精密医療の実現．

伊藤　薫：2011年からハーバード大学医学部サイドマン研究室への留学を経て，'16年より理化学研究所（統合）生命医科学研究センター，チームリーダー．研究テーマは循環器ゲノム，ゲノムを起点としたマルチオミックス解析，深層学習のゲノムやフェノーム（網羅的臨床データ）への応用．

第1章 心疾患・心不全を診る最新技術

5. 循環器領域におけるデータベース研究の現状と可能性

関 知嗣，石井正将，川上浩司

近年，本邦において医療系データベースが急速に利用可能となってきている．医療系データベースは，リアルワールド系データベースとレジストリ系データベースに大別され，リアルワールド系データベースはさらにレセプトデータベース，DPCデータベース，電子カルテ由来の診療情報データベース等に細分される．レジストリ系データベースではNCDや循環器疾患診療実態調査（JROAD）等も利活用が開始されている．これから未曾有の超高齢社会へと突き進む日本において，今まで蓄積されてきたビッグデータを解析することで対策を講じていく必要がある．

はじめに

近年心不全パンデミックといわれるように心不全患者は急増しつつあり，2020年には患者数が120万人に達すると予想されている[1]．また近年の情報技術の進歩やインフラの整備により，疫学調査，治療の有効性および安全性評価，診療実態の把握および医療の質評価等を目的として，本邦においても医療系データベースを用いた研究環境が急速に整いつつある．

本稿の前半では，日本において現在利用可能な医療系データベースの概況および，われわれが循環器領域で実施してきたデータベース研究の事例を紹介する．後半では日本循環器学会の循環器疾患診療実態調査（The Japanese Registry Of All cardiac and vascular Diseases：JROAD）およびJROAD-DPCに関する解説を行う．

1 本邦における医療系データベースの概況

われわれは医療系データベースを，医療現場の情報を改変することなくデータベースに格納するリアルワールド系データベースと，医療現場における疾患や治療，検査，薬剤等の各種情報を医療者が自発的に入力するレジストリ系データベースの2種類に大別している．表1に示すように，リアルワールド系の医療デー

[略語]
CCU : Coronary Care Unit
DPC : Diagnosis Procedure Combination
JROAD : The Japanese Registry Of All cardiac and vascular Diseases
NCD : National Clinical Database
NYHA : New York Heart Association
PCI : percutaneous coronary intervention

Current status and possibility of database research in cardiology
Tomotsugu Seki/Masanobu Ishii/Koji Kawakami：Department of Pharmacoepidemiology, Kyoto University Graduate School of Medicine and Public Health（京都大学大学院医学研究科社会健康医学系専攻薬剤疫学分野）

表1　リアルワールド系の各種データベースの特徴

	診療報酬請求情報 （企業健保レセプト） データベース	調剤薬局 データベース	DPC データベース	電子カルテ データベース	NDB
患者 網羅性	▲ 高齢者に乏しい	○ 幅広い年齢層の外来患者，サイズも大きい	▲ 入院・急性期患者が中心	○ 年齢層・疾患領域・疾患活動性が幅広い	◎ 全国民が対象
患者 追跡性	○ 転院しても可能	▲ 薬局を変えると追跡不可	× 転院すると追跡不可	× 転院すると追跡不可	○ 突合の不備はあるがおおむね追跡可能
検査結果 取得	× 検査結果は取得なし	× 診療行為に関するデータは得られない	▲ 一部取得可能	◎	× 検査結果は取得なし
標準化	◎	○ ただし診断名はなし	○	○ 現在整備中	◎

ベースは，診療報酬請求（レセプト）情報データベース，診断群分類（Diagnosis Procedure Combination：DPC）データベース，電子カルテ由来の診療情報データベースならびに調剤薬局由来のデータベースなどに細分される．本邦で利用可能なデータベースに関しては日本薬剤疫学会から詳細な一覧表が公表されており，併せて参照されたい[2]．

一方，レジストリ系データベースの例として，NCD（National Clinical Database），JROADならびに各種疾患レジストリがあげられる．NCDは2010年に日本外科学会を基盤とする関連学会の協働の下に設立され，現在は日本心血管インターベンション学会（CVIT）のJ-PCI/J-EVT/J-SHD，日本Pediatric Intervention Cardiology学会のJPIC，心臓血管外科のJCVSD，経カテーテル的大動脈弁置換術関連学会協議会のTAVIレジストリなどが含まれ[3]，近年学術利用も行われている[4,5]．JROAD，JROAD-DPCについては本稿の後半で併せて説明する．NCD，JROAD以外の疾患レジストリについては誌面の都合により本稿では割愛し，次項からは各リアルワールド系データベースの特徴および研究事例について解説する．

2 レセプトデータベース

はじめに，本邦における代表的なレセプトデータベースとして，株式会社JMDCが取り扱うJMDCデータベースおよび厚生労働省の管理するレセプト情報・特定健診等情報データベース（National Database of Health Insurance Claims and Specific Health Checkups of Japan：NDB）を紹介する．

JMDCデータベースは株式会社JMDCが取り扱う560万人規模（2018年6月時点）の企業健保由来データベースで，2017年9月時点で本データベースを用いて100本以上の論文が査読付き学術誌から出版されている[2,6]．レセプトデータは，もともと研究目的ではなく請求目的で収集されたデータであるため，研究利用に際しては保険請求を目的としたレセプト病名や死亡を含むアウトカムの妥当性等に関して注意が必要である[7]．また，定年退職というライフイベントの存在する企業健保由来のデータである性質上，65歳以上の高齢者のデータが少なく高齢者に多い冠動脈疾患，心不全，心房細動等に関する利用には制約があるが，小児や若年者を対象とした研究に関しては医療機関を超えた患者の追跡が可能など，他のデータベースにはない利点を有している．

レセプト情報・特定健診等情報データベース（NDB）は，2008年4月に施行された「高齢者の医療の確保に関する法律」に基づき，2009年度分より厚生労働省が匿名化された電子レセプトおよび特定健診・特定保健指導情報を収集，構築したデータベースである．本邦のレセプトの97％は電子化されていることから，悉皆性は非常に高いといえる．大学等の研究者への第三者

提供，2015年から東京大学および京都大学でNDBの学術利用を目的としたNDBオンサイトセンターの運用が開始され，今後NDBの研究利用が広がっていくと期待されているが[8]，氏名の表記ゆれ等により同一個人の突合が不可能な場合がある，正確な在院日数や再入院日の把握が困難，医薬品の使用量などのデータが不確実であることなど，NDBの研究利用においては乗り超えなければならない数々の落とし穴が存在することが知られており[9]，現時点でも利用事例はそれほど多くはない．

われわれは2014年4月から2015年3月の間に経皮的冠動脈インターベンション（percutaneous coronary intervention：PCI）を実施された心房細動患者10,862人を対象に，CHA_2DS_2-VAScスコアおよびHAS-BLEDスコアの層別でPCI術前，退院時，6カ月後，9カ月後および12カ月後の抗血小板薬，経口抗凝固薬の使用実態を調査した．全体のうち87.5％の患者がCHA_2DS_2-VASc 2点以上かつHAS-BLED 3点以上で，それらの患者の30％以上が退院時に経口抗凝固薬を処方されていなかったことを明らかにした[10]．

3 DPCデータベース

DPCとは日本で独自に開発された診断群分類システムであり，診断群分類に基づく1日あたり包括支払い制度（DPC/per diem payment system：PDPS）にも利用されている．2018年4月時点で1,730病院約49万床がPDC/PDPS対象病院であり，7対1または10対1入院基本料を算定する病床の約83％を占めている．レセプトデータベースとの大きな違いは様式1とよばれるファイルで，入退院情報，診断名，手術名，身長，体重，喫煙指数，日常生活動作（activity of daily living：ADL）等のほか，循環器疾患に関する項目では急性心筋梗塞のKillip分類，狭心症のCanadian Cardiovascular Society分類，心不全のNYHA（New York Heart Association）分類などの重症度スコアが含まれている．上記のように急性期医療機関における代表性は高く，かつレセプトデータベースに比べて豊富な情報を含んでおり，近年臨床疫学研究に広く用いられている．一方，病院単位でのデータであるため，レセプトデータベースと異なり医療機関を跨いだ患者の追跡は現時点では不可能であり，現時点では長期間の予後調査などには適さない．

MDVデータベースはメディカル・データ・ビジョン株式会社が構築，運用するデータベースである．同社が契約する急性期医療機関のうち二次利用許諾を得た全国314病院（DPC病院の約19％）の患者約1,979万人が含まれており，今までに本データベースを用いて50本以上の査読付き論文が出版されている[2]．

われわれは2010～2013年の間にPCIを実施された21,409人の患者を対象に，フォローアップ検査（運動負荷心電図，心筋シンチグラフィー，冠動脈CTまたはカテーテルを用いた冠動脈造影）の実施状況ならびに，フォローアップ検査の有無による心血管イベントの発生リスクを比較した．全体の70.5％に当たる15,095人が1種類以上のフォローアップ検査を受けており，3分の2の患者はその他の非侵襲的検査なしに，冠動脈造影を実施されていた．フォローアップ検査を受けた患者が中央値2.7年の追跡期間中に死亡または心筋梗塞を発症するリスクは，検査を受けなかった患者と比べて41％低かった（ハザード比0.59，95％信頼区間0.52-0.67，$p<0.001$）[11]．

厚生労働省科学研究・DPCデータ調査研究班も全国のDPC病院から個別同意を得たうえで，匿名化されたDPCデータを収集，研究利用しており[12]，本データベースからも多数の臨床疫学論文が出版されている[13]．

4 電子カルテ由来の診療情報データベース

従来のレセプト，DPCデータベースに加えて，近年，電子カルテ由来の診療情報データベースの開発も進められている．電子カルテ情報を利用するメリットは，病名，レセプト情報に加えて臨床検査値が含まれることである．本邦における電子カルテ情報のデータベース化には，現在2つの潮流がある．一方は，国が主体となり2011年度に開始された医療情報データベース基盤整備事業により構築されるMID-NET（Medical Information Database NETwork）であり，もう一方が，一般社団法人 健康・医療・教育情報評価推進機構（Health, Clinic, and Education Information Evaluation Institute：HCEI）による取り組みである．

MID-NETは協力医療機関10拠点23病院〔7つの大学病院および3つの医療機関グループ（徳洲会グループ，北里大学北里研究所病院，NTT病院）に属する病院〕を対象として開発が進められている[14]．MID-NETの特徴としては，各医療機関のデータを匿名化したうえで，SS-MIX（Standard Structured Medical Information eXchange）2とよばれる規格に基づいて標準化を行い集積していることがあげられる[15]．2018年4月から製薬企業への運用も含めた門戸が開かれ，一定のルールのもと，データの有償提供が開始された．

　HCEIは，2015年より全国の医療機関と連携し，電子カルテ由来の診療情報を中心とした医療機関の各種情報の収集と統合を実施している．膨大な診療情報をリアルワールドデータ株式会社の技術支援によってRWDデータベース構築を行い，研究機関や製薬企業などに対するデータセットの提供（二次利用）を開始している．**図**に本取り組みにおける参加医療機関の状況を示す．2018年8月時点で全国の約160医療機関と契約しており，1,900万人規模の患者数である．特筆すべきは病院属性で，急性期，慢性期，公的，民間という属性を問わず，全国の多様な医療機関と連携していることが特徴であり，日本の病院における医療の実際を示しているといえる．また，全国の小児医療専門施設協議会との連携により，難病の登録や分析も進んでいる．本データベースでは，血液検査値を網羅的に取得し，データのクリーニング，標準化を行っており（現在約1,100項目），記述疫学のみならず，薬剤や治療の効果を評価するアウトカム研究，市販後薬剤の安全性評価（PMS），別途取得したQOL/PRO情報を用いて実施する医療技術評価（HTA）のための費用効果算定には，きわめて強力なデータベースになると予想される[16]．

5 循環器疾患診療実態調査（JROAD）およびJROAD-DPC

　次に日本の循環器疾患に特化した疾患レジストリとして，日本循環器学会の循環器疾患診療実態調査（JROAD）を紹介する．JROADは，日本における循環器疾患の診療実態の把握ならびに専門医による医療水準の評価とその質の向上を目的としている．本データ

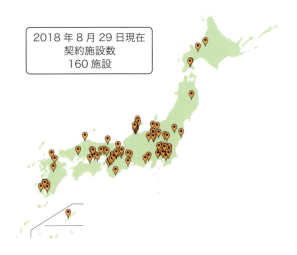

図　RWDデータベースにおける全国医療機関連携状況

ベースは全国の循環器内科，心臓血管外科を標榜する医療機関を対象に全体の病床数，CCU（Coronary Care Unit）入院数，急性心筋梗塞や心不全，大動脈解離といった入院患者数，剖検数，院内死亡患者数や心電図，心エコー，心臓カテーテル検査などの検査件数やカテーテル治療，開胸手術，補助循環といった治療件数のほか，診療科別の医師数，専門医数，在院日数，入院患者数を調査しており，2004年から2016年までの調査結果が日本循環器学会のホームページ[17]にて公開されている〔（2018年9月20日現在）．ただし2005年は除く〕．循環器疾患診療実態調査2012〜2016年報告書によれば参加施設数は年々増加しており，2016年には1,565施設にのぼり全国の循環器内科・心臓血管外科を標榜する施設の61.3％にあたる．また循環器専門医研修施設および研修関連施設の参加割合は2012年実態調査より5年連続で100％を達成しており，悉皆性の高いデータベースとなっている（**表2**）．

　診療実態の経時的な変化も把握可能である．ホームページで公表されている循環器疾患診療実態調査2012〜2016年報告書によれば2012年から2016年の調査において急性心筋梗塞の入院患者数は7万人前後で推移し，その入院中死亡割合は8.1〜8.6％と横ばいで推移している．また心不全入院においては2012年の212,793人から2016年の260,157人と年々増加しており，急性および慢性心不全の発症形態別に分け

表2 実態調査の参加施設の施設別回答数および回答割合

施設分類	2004年 (2006年度実施) 回答数/割合	2006年 (2007年度実施) 回答数/割合	2007年 (2008年度実施) 回答数/割合	2008年 (2009年度実施) 回答数/割合	2009年 (2010年度実施) 回答数/割合	2010年 (2011年度実施) 回答数/割合
循環器専門医研修施設	―	789/88%	856/91.6%	880/92.8%	881/91.6%	954/97.7%
研修関連施設	―	255/81%	279/91.4%	251/87.1%	257/85.6%	282/93.7%
その他の施設	―	370/14%	451/16.5%	391/14.9%	386/14.9%	410/16.3%
全体	1,169/29.7%	1,414/36%	1,586/39.9%	1,522/39.3%	1,524/39.6%	1,646/43.4%

施設分類	2011年 (2012年度実施) 回答数/割合	2012年 (2013年度実施) 回答数/割合	2013年 (2014年度実施) 回答数/割合	2014年 (2015年度実施) 回答数/割合	2015年 (2016年度実施) 回答数/割合	2016年 (2017年度実施) 回答数/割合
循環器専門医研修施設	997/99.4%	993/100.0%	1,005/100.0%	998/100.0%	1,004/100.0%	1,017/100.0%
研修関連施設	292/98.3%	305/100.0%	320/100.0%	323/100.0%	331/100.0%	336/100.0%
その他の施設	387/30.1%	314/25.5%	210/17.3%	185/15.2%	238/19.8%	212/17.7%
全体	1,676/64.9%	1,612/63.7%	1,535/60.5%	1,506/59.3%	1,573/62.0%	1,565/61.3%

循環器疾患診療実態調査2012〜2016年報告書をもとに作成.

ても同様の経過であるが,院内死亡割合は8.3%から7.9%と低下傾向である(**表3**).この他にも各種検査別,治療内容別に経年的な変化を把握することができ,診療実態のトレンドを評価することが可能である.

JROADには上述の施設単位の情報の他に,DPC対象病院から患者個票単位のDPCデータを収集したデータベースであるJROAD-DPCが存在する.

本データベースを用いて安田ら[18]は,日本の急性心筋梗塞および心不全患者の院内予後とhospital case volume(施設における年間に入院した症例数)との関連を明らかにした.2012年4月1日から2013年3月31日までに610のDPC対象病院から得た704,593の退院データを解析したところ,1年間に35,824例の急性心筋梗塞による入院があり,急性心筋梗塞の重症度をあらわすKillip分類は,Killip Iが最も頻度が多く,Killip IVはKillip Iに比べて有意に院内死亡率が高かった.一方,心不全は108,665例の入院があり急性心筋梗塞患者よりも高齢であった.NYHA分類ではNYHA3が最も頻度が多く,NYHA1は最も頻度が少なかった.心不全の院内死亡率は全体で11.3%であり,重症になるにつれて院内死亡率は上昇しNYHA4で17.9%であった.さらにhospital case volumeをそれぞれ4分位に分けて,hospital case volumeと院内死亡率との関連を評価したところ,hospital case volumeが大きくなるにつれて院内死亡率が低下する傾向を認めた.患者の年齢や性別,チャールソン併存疾患指数,Killip分類やNYHA分類で調整した多変量解析においても同様にhospital case volumeと院内死亡率の逆相関を認めた.

また金岡らは1病院あたりの循環器専門医の数と急性心筋梗塞の入院後院内死亡率との関連を明らかにした[19].2012年4月1日から2014年3月31日までに806のDPC対象病院のうち,751の循環器専門医研修施設および研修関連施設に入院した63,603例の急性心筋梗塞患者を解析した.循環器病床50床あたりの専門医数により3分位に分けたところ,専門医が多い施設ほど病床数が多く,CCUを有している割合が高く,PCIや冠動脈バイパス手術の件数が多かった.急性心筋梗塞の患者背景については年齢,性別,チャールソン併存疾患指数,Killip分類,併存症,救急車の使用,内服薬について3群間で類似していたものの,大動脈内バルーンパンピングや経皮的心肺補助装置といった機械的サポートの使用割合は専門医数が多い施設の方が多かった.急性心筋梗塞の院内死亡率については専門医数が多い施設ほど低下していた.急性心筋梗塞の重症度別(Killip分類III以上もしくはII以下)に分けて解析しても一貫して専門医数が多い施設ほど院内死亡率は低下しており,交互作用は認めなかった.

表3 急性心筋梗塞および心不全患者数とその死亡数および割合の推移

	2012年 (2013年度実施)	2013年 (2014年度実施)	2014年 (2015年度実施)	2015年 (2016年度実施)	2016年 (2017年度実施)
急性心筋梗塞患者数	69,234	67,918	68,850	71,803	73,421
急性心筋梗塞入院中死亡数	5,575	5,838	5,812	5,908	6,235
急性心筋梗塞入院中死亡割合(%)	8.1	8.6	8.4	8.2	8.5
心不全入院患者数	212,793	229,417	238,840	247,996	260,157
急性心不全入院患者数	85,502	95,305	100,963	107,049	113,151
慢性心不全入院患者数	88,177	98,225	104,694	110,746	118,684
心不全入院中死亡数	17,674	18,962	18,636	19,480	20,509
心不全入院中死亡割合(%)	8.3	8.3	7.8	7.9	7.9

循環器疾患診療実態調査2012〜2016年報告書をもとに作成.

おわりに

　医療系データベースを活用することで日本における循環器疾患の全体像やその経過を捉えることができるとともに，診療実態や診療の質を評価することが可能である．医療系データベースを利用するうえでの注意点として，本稿にて紹介した研究はいずれもランダム化比較試験ではないため交絡因子の影響を避けられない，データベースによっては臨床上重要な情報〔左室駆出率（left ventricular ejection fraction：LVEF）や左冠動脈主幹部病変の有無等〕が含まれていない等の制約があり，慎重な統計解析および結果の解釈にも十分な注意が必要である．しかし，ランダム化比較試験の実施や十分なサンプルサイズの確保が困難な場合等，医療系データベースが有益である場面は多数存在するとわれわれは考えている．これから未曾有の高齢社会へと突き進む日本において，今まで蓄積されてきたビッグデータを解析することで心不全パンデミックに対する対策を講じていく必要がある．

文献

1) 日本循環器学会/日本心不全学会合同ガイドライン「急性・慢性心不全診療ガイドライン（2017年改訂版）」
2) 日本薬剤疫学会：日本における臨床疫学・薬剤疫学に応用可能なデータベース調査. http://www.jspe.jp/mt-static/FileUpload/files/JSPE_DB_TF_J.pdf（2019年1月7日アクセス）
3) 隈丸 拓, 他：薬剤疫学, 21：27-35, 2016
4) Miyata H, et al：Ann Thorac Surg, 99：130-139, 2015
5) Inohara T, et al：JACC Cardiovasc Interv, 10：918-927, 2017
6) Yonekura H, et al：J Anesth, 32：23-32, 2018
7) Ooba N, et al：PLoS One, 8：e66116, 2013
8) 藤森研司：医療と社会, 26：15-24, 2016
9) 奥村泰之, 他：Monthly IHEP, 268：16-25, 2017
10) Ono F, et al：Circ J, 82：361-368, 2018
11) Seki T, et al：Heart Vessels：doi: 10.1007/s00380-018-1224-3, 2018
12) DPCデータ調査研究班：我が国の医療資源の必要量の定量とその適正な配分から見た医療評価のあり方に関する研究. http://www.dpcsg.jp（2019年1月7日アクセス）
13) Isogai T, et al：Int J Cardiol, 222：163-170, 2016
14) 石黒智恵子, 宇山佳明：薬理と治療, 44：s12-s16, 2016
15) 木村通男：臨床医薬, 30：925-932, 2014
16) 井出和希, 川上浩司：PHARMSTAGE, 17：44-51, 2018
17) 日本循環器学会：循環器疾患診療実態調査. http://www.j-circ.or.jp/jittai_chosa/（2019年1月7日アクセス）
18) Yasuda S, et al：Circ J, 80：2327-2335, 2016
19) Kanaoka K, et al：Circ J, 82：2845-2851, 2018

＜著者プロフィール＞

関 知嗣：2006年昭和大学医学部卒業．京都大学専門職学位課程修了．'18年10月より京都大学大学院医学研究科特定助教（社会健康医学系専攻）.

石井正将：2009年熊本大学医学部卒業，熊本大学大学院卒業．'18年4月より京都大学専門職学位課程（社会健康医学系専攻）に進学．データベース研究を学ぶ．

川上浩司：1997年筑波大学医学部卒業，横浜市立大学大学院卒業．米国FDAにて臨床試験審査官，研究官を経て，2006年に33歳で京都大学大学院医学研究科教授（社会健康医学系専攻）．臨床疫学，医療や健康ライフコースデータの基盤整備に尽力．

第1章 心疾患・心不全を診る最新技術

6. 実用段階に入った心臓シミュレーション

杉浦清了，岡田純一，鷲尾　巧，久田俊明

循環器系におけるコンピューターシミュレーションの応用は比較的長い歴史があるが，心臓の働きを支える電気生理，力学現象などを別々に取り扱ってきた．コンピューターハードウェアと計算科学の進歩はこれらの現象を統合し，さらに分子機能に基づいて再現するマルチスケール・マルチフィジックス心臓シミュレーションを可能にしつつある．このようなシミュレーションは専門分野を超えた知識の統合を可能とし，広い分野での応用を現実のものとしつつある．本稿ではUT-Heartを中心に新しい心臓シミュレーションの現状とこれからを紹介する．

はじめに

　理論，実験と並ぶ第三の科学分野ともいわれるシミュレーションは循環器の分野でも古くから活用されてきたが，主に基礎研究への応用にとどまり臨床には縁遠いものであった．しかし近年の計算科学とそれを支えるコンピューターハードウェアの進歩は，臨床への応用を現実のものとしつつある．本稿では心臓シミュレーションの歴史，および現状の問題点を紹介した後，今後の展望について筆者らの開発しているシミュレータを中心に解説する．なおここで紹介するコンピューターシミュレーションと並び，心臓の模型を用いた手術計画などもシミュレーションであるが，その詳細は他の総説を参照されたい．

[略語]
CRT：cardiac resynchronization therapy
（心臓再同期療法）

1 心臓シミュレーションの歴史と現状

　1960年に英国のDenis NobleはHodgkin-Huxleyのモデルを応用して複数のイオンチャネルモデルを組合わせ心筋細胞の活動電位を再現することに成功した[1]．以後同様のアプローチによって洞房結節，心房筋，心室筋，Purkinje線維などの各種の細胞電気生理モデルが開発され，動物種についてもモルモット，イヌからヒトに至るまで多様なモデルが発表されている[2)～4)]．わが国においても野間らによる心筋細胞モデル，Kyoto-modelの開発が行われており，プログラムをウェブサイトからダウンロードし自ら操作することによって各種イオンチャネルの活動と細胞活動電位の関係を理解することができる（http://www.eheartsim.com/）．組織・臓器レベルでの電気生理現象のシミュレーションはFitzHugh-Nagumoモデル[※1]に代表される少数のパラメータで細胞の活動電位を現象論的に再現できる電気生理モデルを接続して興奮伝播を解析することからはじまったが，計算機の性能の向上によっ

Heart simulation in the new era
Seiryo Sugiura[1)] /Jun-ichi Okada[1) 2)] /Takumi Washio[1) 2)] /Toshiaki Hisada[1)]：UT-Heart Inc[1)] /Future Center Initiative, The University of Tokyo[2)]（株式会社UT-Heart研究所[1)] / 東京大学フューチャーセンター推進機構[2)]）

て，多数のイオンチャネル，ポンプ，トランスポータからなる複雑な細胞モデルを使用することが可能となり，不整脈のメカニズムの解明に役立っている．単一の細胞モデルがPCでも作動するのに対し，このような心臓レベルのモデルを計算するには大型の計算機が必要であり，かつ実時間での計算（1秒間に起きる現象を1秒間で計算する）は困難である．この分野でも日本の研究者の貢献は大きい[5)6)]．

心臓の力学現象（収縮，弛緩）についても細胞レベル，臓器レベルでのシミュレーションが行われてきた．収縮タンパク質ミオシンとアクチンの相互作用による収縮のメカニズムは骨格筋と心筋で共通であることから，A. F. Huxleyのクロスブリッジモデル[7)]を応用し，それに心筋特有の興奮–収縮連関モデルを組合わせたものが多い．臓器レベルでのシミュレーションは電気生理現象の場合と同様に心筋の張力–長さ関係および張力–速度関係をあらわす現象論的モデルを組込むことからはじまり，分子レベルの現象を記述したクロスブリッジモデルを取り入れたモデルへと移行してきた[8)]．臓器レベルの力学現象をシミュレーションするには有限要素法という計算手法が使われ，当然ここでも大型の計算機システムが必要となるが，このような心臓モデルを体循環，肺循環のモデルと組合わせることで心臓の機能を評価するとともに血行動態を解析することができる．循環モデルとしては血管の抵抗と弾性による容量を表現したwindkesselモデル[※2]が主に使われてきた．

このような複雑なモデル以外にも心臓の機能解析に有用なモデルが存在する．時変弾性モデルの概念は菅–佐川によって提唱され，心室の動態を圧–容積関係によって記述するものである．非常に単純化されたモデルであるにもかかわらず，windkesselモデルと組合わせたシミュレーションは臨床で観察されるようなマクロの現象をエネルギーの面まで含め再現し説明してくれる[9)]．タブレットのアプリとして入手できるものもあるが，比較的容易なので自分でプログラムすればさらに理解が深まるものと考える．

2 これからの心臓シミュレーション

前節では本来不可分であるべき心臓に関する電気生理，力学のシミュレーションを別々に紹介した．これには特別な意図があるのではなく，すべてを統合したシミュレーションを実現することの技術的困難さに基づく心臓シミュレーションの現状を反映しただけである．困難さを生んでいるのはコンピューターのハードウェアだけの問題ではなく，統合シミュレーションを可能とする計算手法の開発が容易でないことに起因している．ここでいう計算手法とは現象を定式化しプログラミングのために離散化する応用数学の理論および，大規模計算を効率よく行うための並列化計算技術を指し，単なるプログラミングを意味するものではない．例えば心臓が血液ポンプであることを考えれば血流のシミュレーションも重要な要素となるが，心臓血管の形状を再現した固定された流路における流れを計算したものがほとんどであり，心筋の収縮弛緩が流れを生み出し，逆に流れが収縮弛緩に影響するというわれわれが本当に知りたい現象に対して示唆を与えてくれるものではない．このようなシミュレーションには流体–構造連成とよばれる高度な科学技術計算が必要となる[10)11)]．

一方，医学の高度化は必然的に専門分化につながり，基礎研究のみでなく臨床においても電気生理（不整脈），血行力学（心不全）にかかわる問題が，同一患者に併発しながら，それぞれの分野の専門家によって個別に検討・治療されることもある．また基礎研究の進歩は疾患の原因を次々に分子レベルで明らかにしつつあるが，このようにして生まれた膨大なミクロの知識と臨床の場（マクロ）で観察される問題との関係を実感し，生かしていくことは多忙な臨床医にとって必ずしも容易なことではないと思われる．

分子のレベルから細胞，組織を経て臓器（心臓）ま

※1　FitzHugh-Nagumoモデル
神経細胞や心筋細胞など興奮性細胞の活動電位を2つの微分方程式で記述した数理モデル．わずか2つの変数と3つのパラメータで構成されているため，現在心臓シミュレーションに使われているモデルに比べ簡便に計算できる．

※2　windkesselモデル
血管系の性質を壁の弾性に基づく容量と抵抗で表現したモデルで，空気室（windkessel）をもった消防ポンプの性質との相似性から名づけられた．循環系のシミュレーションによく使用される．空間分布を考慮していないため脈波の伝播，反射などは扱えない．

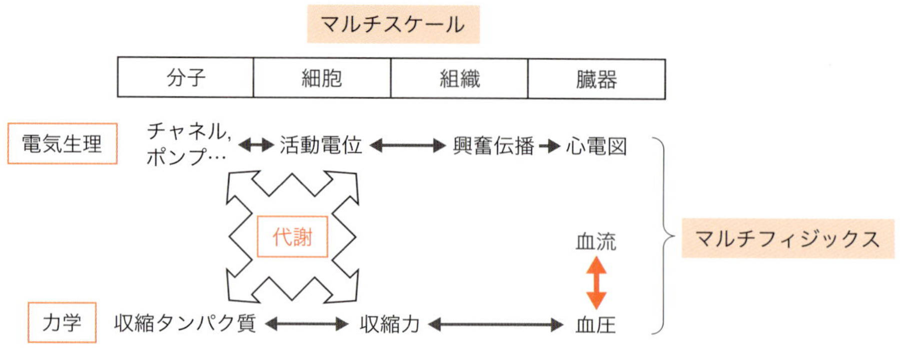

図1 マルチスケール・マルチフィジックス心臓シミュレーションの概念
心臓の働きを支える電気生理現象，力学現象，代謝を分子機能に基づいて一体のものとしてシミュレーションする．

でに及ぶ機能（知識）を本物と同様の三次元構造のなかでレベル間の相互作用までを含めて統合し，電気生理現象，力学現象（収縮弛緩および血流動態）および代謝といった異なる現象についても相互作用も含めて再現するシミュレーションをマルチスケール・マルチフィジックス心臓シミュレーション[12)13)]とよぶが，このようなシミュレーションが実現すれば専門分化の問題の解決に役立つのみでなく，基礎研究から臨床まで幅広い応用が期待できる（**図1**）．計算科学の発展を基礎に世界の研究者がこのようなシミュレーションの実現をめざしているが，そのなかで現在最も完成したマルチスケール・マルチフィジックス心臓シミュレータと考えられるUT-Heartを例にその応用と今後の可能性を紹介する．

3 心臓シミュレータUT-Heart

1）UT-Heartとは

UT-Heartとは東京大学で開発された心臓シミュレータであり，有限要素法とよばれる数値計算手法に基づいている．マルチスライスのCTまたはMRI画像から三次元再構成された心臓の形状モデルは細かい有限要素に分割され，そのおのおのに心筋細胞モデルが線維構造とよばれる細胞の走行を再現して埋め込まれている．電気生理現象の計算には成人の心臓で2,000万個以上の細胞モデルが使用されるが，より複雑な力学の計算には計算時間の短縮のために心臓は100万個弱の少し大きな要素に分割されている．このほか刺激伝導系，弁，冠循環，体表面心電図を計算するための心臓を取り巻く上半身（トルソ）なども実際の形状と性質を再現してモデル化した．また心腔内の血液も有限要素法でモデル化し独自の流体−構造連成手法で計算することにより生理的な血流を再現している[14)～16)]．

心臓のペースメーカ部位に始まった興奮は順次隣接する細胞に伝播し，心臓の各部位を順次興奮させる．興奮した細胞の中では興奮−収縮連関の分子メカニズムに基づき，細胞内カルシウム濃度の上昇が引き起こす収縮タンパク質（アクチン−ミオシン）の相互作用がATPを消費しながら収縮力を発生し，続いて興奮の消退に伴って弛緩する．さらに収縮した心腔のなかでは圧の上昇によって血流が発生し循環系に血液を駆出し，弛緩に伴って血液の充満が起きる．また心臓の興奮によって生じる体表面の電場を計算することで心電図を得ることもできる．すなわちUT-Heartは分子メカニズムに基づいて心臓の活動を再現し，その結果を分子レベルの現象から臨床で用いられるような心電図，心エコーのようなマクロの現象まで提示することができる心臓シミュレータである（**図2**）．

2）応用分野

マルチスケール・マルチフィジックス心臓シミュレータの特性はさまざまな応用を可能とする．分子の変異を分子モデルの変化として取り入れれば，遺伝子改変ヒト心臓モデルができ，その影響を細胞，組織，臓器のレベルで自由に観察することができる．また薬剤の効果を分子レベルで記述し臓器レベルでの影響を検討することも可能である．この技術によって動物心臓モ

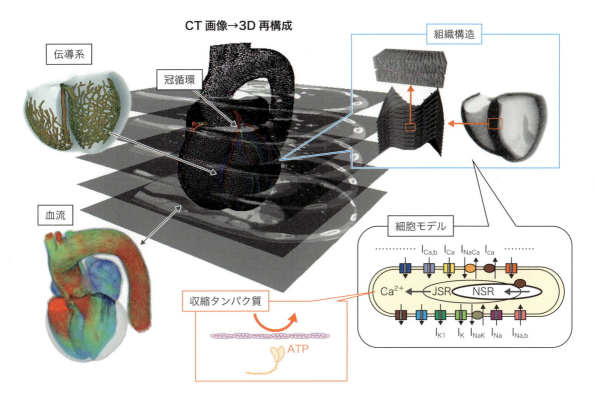

図2 マルチスケール・マルチフィジックス心臓シミュレータUT-Heart
CT画像から三次元再構成された心臓形状のモデルに伝導系を含む組織構造が再現され，さらにおのおのが興奮し収縮する細胞モデルが埋め込まれている．血液もモデル化されており収縮弛緩に伴う血流が再現される．（作図協力：富士通株式会社）

デルも作成できるので，近年批判が強くなりつつある動物実験を *in silico* で行うという応用も考えられる．一方ヒト心臓モデルは本物の心臓の代替として臨床や創薬，機器開発にも応用できる．以下に例を示す．

ⅰ）個別医療

個々の患者の心臓を忠実に再現したモデルを作成すれば，病態の解明だけでなくさまざまな治療オプションを試したうえでその患者に対する最適な方針を決定するテーラーメード医療が可能となる．遺伝子情報，代謝物質情報，生活環境・生活習慣データなどに基づいたがん治療における precision medicine が注目されているが，心臓病の治療においてはこれらの情報に加えて形態および機能情報が重要となる．多様な情報を統合し機能との関係を明らかにする心臓シミュレータの特性が活かされる分野であろう．UT-Heartでは対象症例のCT（MRI）データをもとに作成したモデルが同一個人から得られた臨床機能データを再現するよう

に分子・細胞レベルのパラメータの調整を行うことで個別化を達成している．例えば12誘導の心電図については興奮伝播の様式，活動電位波形の異なる細胞の分布などを網羅的探索の結果から詳細に調整することでシミュレーション結果と実際の心電図の一致を図っている[17) 18)]．臨床現場においても同様の推論を通じて個々の患者の心臓の状態の診断が行われていると考えられるが，心臓シミュレータではそれをさらに精度よく行っているともいえるであろう．そのほか心エコー，血行動態などのデータについても同様の処理を行い個別化された心臓をコンピューター内に構築する．

以下に応用例を示す．心臓再同期療法（cardiac resynchronization therapy：CRT）は心不全に対する有効性が認められているが，侵襲性かつ高額な医療であるにもかかわらず治療を受けた患者の約30％において効果が認められないこと（non-responderの存在）が問題となっている．個別化心臓モデルによる治療効

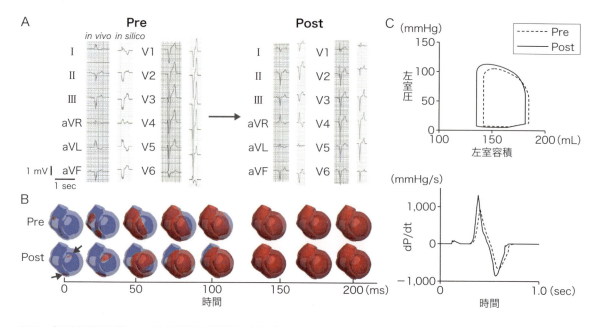

図3 個別心臓モデルによる心臓再同期療法(CRT)シミュレーション
A) CRT施行前(Pre)と施行後(Post)の実際の心電図(*in vivo*)とシミュレーションによる心電図(*in silico*)の比較. B) PreとPostの興奮伝播と収縮. C) シミュレーションによる効果予測. 圧-容積曲線(上)および左室圧の微分(dP/dt)(下)ともに改善している. 文献19より引用.

果予測の可能性を後ろ向き研究によって検討した[19]. CRT施行前のデータに基づいて個別心臓モデルを作成し, この心臓モデルに対して実際と同様のプロトコールで両心室ペーシングを行った(**図3A, B**). シミュレーションによって得られた治療効果予測を実際の効果(駆出率の変化)と比較したところ, 左心室圧の微分の最大値(dP/dt_{max})の変化が臨床での効果とよく相関することがわかった(**図3C**). 動物実験においても同様の結果を得ており[20], 今後さらに検討を進める予定である.

手術シミュレーションも重要な応用分野である. 特に先天性心疾患のなかでも複雑心奇形を伴う症例は個人差が大きく, その手術には高度な技術と経験が要求される. 形状と機能を再現した個別心臓モデルの活用がトレーニングや最適な術式の決定に役立てられることが期待される.

ⅱ) 創薬

新薬の開発に要する費用と時間は年々増大しており, その合理化が求められている. 副作用は開発失敗の重要な原因の1つであるが, そのなかでも心毒性(催不整脈性)によるものは大きな割合を占めている. 現在行われている心毒性スクリーニングは不整脈発生と最も関係するとされるhERGチャネルの抑制とヒト心電図のQT間隔延長の検出を柱にしているが, 擬陽性が多いとされており, 幹細胞技術を応用した薬剤の多チャネルへの影響測定とその結果をシミュレーションモデルに統合し判断するといった新しいスクリーニング法への転換が求められている[21]. そこでわれわれは, UT-Heartを活用した心毒性試験システムを構築した. 不整脈発生に関係するとされる5種類のイオンチャネルについて, 薬剤の濃度と電流抑制の関係をパッチクランプを用いて測定した. この結果に基づいて薬剤の濃度を常用量から増加していった際の心臓の状態をシミュレーションし, 心電図を解析した(**図4A**). **図4B**に例を示す. 不整脈事故により販売が中止された薬剤(Drug A)の場合, ある濃度でTorsade de pointesとよばれる特有の心室性不整脈の発生が観察されたが, 安全が確認されている薬剤(Drug B)の場合, 高度のQT延長にもかかわらず不整脈は認められなかった. 同様の検討により12種類の薬剤の安全性を判別することができた[22]. 本シミュレータはヒトの細胞モデルを使用しているため, ヒトに対する安全性を判断すること

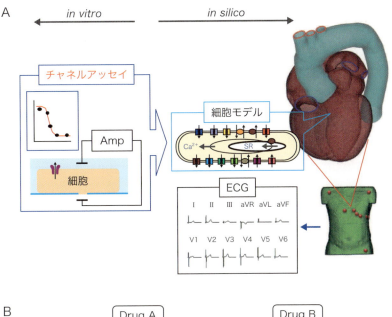

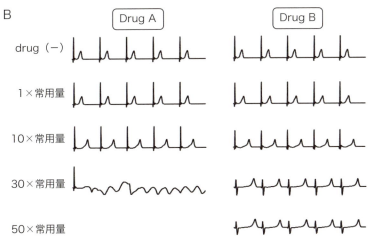

図4 心毒性スクリーニングシステム
A）システムの概要．パッチクランプで得た薬剤の濃度－電流抑制関係に基づき各濃度における心臓の電気現象（心電図）を再現する．B）催不整脈性が報告されている薬剤（Drug A）と安全な薬剤（Drug B）の各濃度における心電図．Drug Aでは常用量の30倍の濃度で不整脈が発生した．文献22より引用．

ができる．個人差を取り入れた複数のモデル（population）を使用すれば臨床試験の代替も可能となると考えられる[23]．

ⅲ）医療機器

倫理的な問題なくヒトでの試験が行えるという利点は医療機器開発においても活用される．すでにいくつかの診断・治療機器開発への応用が行われている．

ⅳ）その先にあるもの

現在のUT-Heartシミュレータでは分子の機能はその平均的挙動を記述した数理モデルが使用されており分子の構造情報を反映したものではない．そこでわれわれは，今後のコンピューターハードウェアの進歩を見据えて分子シミュレーションと連成したさらなるマルチスケールモデルの開発を進めている．これが完成すれば遺伝子情報から分子構造の変化を経て臓器レベルの機能まで一気につなぐことができると期待される．

おわりに

　心臓シミュレータの現状と今後の展開について紹介した．心臓シミュレータはこれまでの電気生理のみ，力学現象のみのシミュレーションから，心臓の働きを支える多様な現象を分子から臓器までの構造，機能を統合して再現するマルチスケール・マルチフィジックスシミュレータへと開発が進んでいる．今後基礎・臨床医学だけでなく創薬，機器開発など幅広い分野への応用がなされていくものと期待される．

文献

1) Noble D：Nature, 188：495-497, 1960
2) Luo CH & Rudy Y：Circ Res, 74：1071-1096, 1994
3) Pandit SV：Ionic Mechanisms of Atrial Action Potentials.「Cardiac Electrophysiology: From Cell to Bedside, 6th edition」(Zipes DP & Jalife J, eds), Elesevier, 2013
4) O'Hara T, et al：PLoS Comput Biol, 7：e1002061, 2011
5) Ashihara T, et al：Circulation, 109：920-925, 2004
6) 「心臓のフィジオーム」(岡本良夫/編著)，森北出版，2003
7) Huxley AF：Prog Biophys Biophys Chem, 7：255-318, 1957
8) Negroni JA & Lascano EC：J Mol Cell Cardiol, 45：300-312, 2008
9) 「心臓力学とエナジェティクス」(日本エム・イー学会/編，菅 弘之，他/編著)，コロナ社，2000
10) Zhang Q & Hisada T：Comput Methods Appl Mech Eng, 190：6341-6357, 2001
11) Watanabe H, et al：Biophys J, 87：2074-2085, 2004
12) Noble D：Science, 295：1678-1682, 2002
13) Hunter PJ & Borg TK：Nat Rev Mol Cell Biol, 4：237-243, 2003
14) Washio T, et al：SIAM Rev, 52：717-743, 2010
15) Washio T, et al：Multiscale Model Simul, 11：965-999, 2013
16) Sugiura S, et al：Prog Biophys Mol Biol, 110：380-389, 2012
17) Okada J, et al：Pacing Clin Electrophysiol, 36：309-321, 2013
18) Omens JH, et al：Am J Physiol, 261：H918-H928, 1991
19) Okada JI, et al：J Mol Cell Cardiol, 108：17-23, 2017
20) Panthee N, et al：Med Image Anal, 31：46-62, 2016
21) Chi KR：Nat Rev Drug Discov, 12：565-567, 2013
22) Okada J, et al：Sci Adv, 1：e1400142, 2015
23) Okada JI, et al：Br J Pharmacol, 175：3435-3452, 2018

＜筆頭著者プロフィール＞
杉浦清了：東京大学工学部，東京大学医学部卒業．1985〜'87年ジョンズホプキンス大学医学部生体医用工学科留学（佐川喜一教授の研究室で心臓力学の研究に従事）．その後東京大学医学部附属病院，大学院新領域創成科学研究科を経て現職．これまで行ってきた分子レベル，細胞レベル，臓器レベルでの心臓学の研究をコンピューター内で統合し，幅広い分野での応用をめざしている．

第2章 心疾患・心不全の分子病態の最先端

1. 興奮収縮連関
—不全心筋ではどこが問題なのか

田中秀央

心臓はカルシウムイオン（Ca^{2+}）を仲立ちとする興奮収縮連関によって収縮・弛緩機能を発揮する血液ポンプである．心不全に陥った心筋では，筋小胞体（SR）のCa^{2+}リークの増強とCa^{2+}再取り込みの低下がSRのCa^{2+}含量低下と細胞内Ca^{2+}過負荷を招来し，収縮・拡張能の低下や不整脈をもたらす．さらに不全心筋ではT管の構造的リモデリングによっても興奮収縮連関が損なわれ，近年その分子機構も解明されつつある．ここでは不全心筋の収縮・拡張機能障害や不整脈の発生機序につき論じる．

はじめに

心臓は個々の心筋細胞が互いに調和して興奮・収縮することによりポンプ機能を発揮する機能的合胞体である．その機能の基本は心筋の電気的興奮を筋収縮に変換する興奮収縮連関（E-C coupling）にあり，カルシウムイオン（Ca^{2+}）が連関の要となる．その詳細な機構の解明は近年の心筋のCa^{2+}動態解析技法の進歩に負うところが大きい．心筋Ca^{2+}の解析は1980年初頭までCa^{2+}感受性発光タンパク質aequorinの発光強度の増減の測定に留まっていたが，その後Fura-2やFluo-3等のCa^{2+}感受性蛍光指示薬が開発され，心筋細胞のCa^{2+}濃度の時空的変化が収縮張力や電気現象と同時に解析できるようになった．さらに1990年初頭に共焦点レーザー顕微鏡が登場し，細胞内Ca^{2+}の濃度変化を高い時間・空間分解能で可視化・解析できるようになった．これにより，特に最近20年の間に心筋の興奮収縮連関や不全心筋の発生機構に関する理解は飛躍的に深まった．本稿では心筋細胞の興奮収縮連関につき基本的過程を概観した後，それが不全心筋でど

[略語]
BIN1：bridging integrator-1（amphiphysin-2）
CaMKⅡ：Ca^{2+}/calmodulin-dependent protein kinase Ⅱ
CICR：Ca^{2+}-induced Ca^{2+} release（カルシウム誘導性カルシウム放出）
E-C coupling：excitation-contraction coupling（興奮収縮連関）
JPH2：junctophilin 2
LTCC：L-type Ca^{2+} channel（L型カルシウムチャネル）
NCX：sodium-calcium exchanger 1（Na^+-Ca^{2+}交換体）
PKA：cyclic AMP-dependent protein kinase
RyR：ryanodine receptor 2（リアノジン受容体）
SR：sarcoplasmic reticulum（筋小胞体）

Alterations in excitation-contraction coupling of the failing cardiomyocytes
Hideo Tanaka：Department of Pathology and Cell Regulation, Kyoto Prefectural University of Medicine, Graduate School of Medical Science（京都府立医科大学大学院医学研究科細胞分子機能病理学）

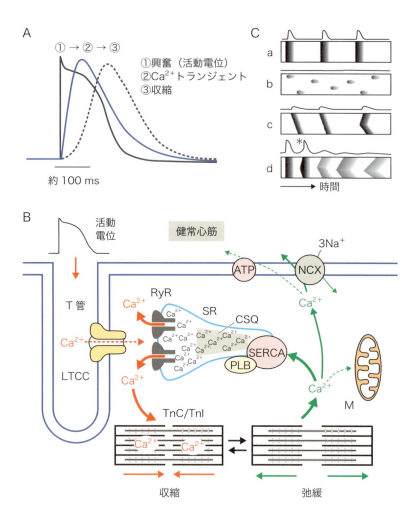

図1 健常心筋の興奮収縮連関
A) 心筋の活動電位，Ca^{2+}トランジェント，収縮張力の模式図．B) 興奮収縮にかかわる心筋のCa^{2+}動態（模式図）．赤のCa^{2+}は収縮期，緑のCa^{2+}は拡張期の状態を示す．PLB：phospholamban，CSQ：calsequestrin，M：ミトコンドリア，ATP：細胞膜Ca^{2+}-ATPase．C) 共焦点顕微鏡による心筋Ca^{2+}動態のラインスキャン（X–t）像とそのプロファイル（模式図）．心室筋の長軸線上（X）のCa^{2+}蛍光強度変化．a：Ca^{2+}トランジェント，b：Ca^{2+} sparks，c：Ca^{2+} waves，d：撃発活動（＊）．

のようにして障害されるかについて，最近の知見を交えて解説するとともに，未解明の課題についても提起したい．

1 健常心筋の興奮収縮連関

心筋の興奮収縮連関の一連の過程は以下の①～⑤の通りである[1]．①電気的興奮（活動電位の発生）に伴うL型Ca^{2+}チャネル（LTCC）の開口によって細胞内に少量のCa^{2+}が流入する．②流入したCa^{2+}が引き金となって直下の筋小胞体（SR）上のryanodine受容体（RyR）が大量のCa^{2+}を放出（CICR）し，心筋細胞は10^{-7} mol/Lから最大10^{-6} mol/Lに至る一過性の急速なCa^{2+}濃度の上昇（Ca^{2+}トランジェント）を示す（**図1C-a**）．③濃度上昇したCa^{2+}はtroponin C（TnC）と結合し，アクチン・ミオシン間の相互作用によって心筋は収縮する．④筋収縮の後，Ca^{2+}は主にCa^{2+}-ATPase（SERCA2a）を介するSRへの再取り込みと細

胞膜上のNa$^+$–Ca^{2+}交換体（NCX）を介する細胞外への排出によって低濃度の状態に戻り，これに伴ってCa^{2+}がTnCから解離されて心筋は弛緩する．⑤SRに取り込まれたCa^{2+}はcalsequestrinとよばれるCa^{2+}結合タンパク質と結合しSR内に貯蔵され，後の放出に備える．こうした一連のCa^{2+}濃度の増減をくり返すことによって心筋は血液ポンプとしての役割を果たす（図1A，B）．

心筋の収縮張力は細胞内Ca^{2+}濃度が高いほど強くなるほか，交感神経刺激によっても増強する．すなわち，心筋がβアドレナリン受容体刺激を受けるとadenylate cyclaseが活性化され，cyclic AMP濃度の上昇からPKAによるLTCCのリン酸化でCa^{2+}流入が増大しCICRが増強，さらにtroponin I（TnI）のリン酸化によりCa^{2+}とTnCとの結合が増強して収縮張力が高まる（陽性変力作用）．またSERCA2aの機能を阻害するphospholamban（PLB）がPKAによってリン酸化されると，SERCA2a機能の抑制が解かれ，Ca^{2+}のSRへの再取り込みが増強して筋弛緩が促進する（陽性変弛緩作用）[1]．

2 Ca^{2+} sparkとCa^{2+} wave

共焦点顕微鏡の登場により，1993年にLedererらのグループによってCa^{2+} sparkが発見され，それまで静止時（拡張期）には均一に低く保たれていると考えられていた細胞内Ca^{2+}濃度が不均一であることが示された[2]．Ca^{2+} sparkはdyadic cleft（LTCCとSRとの約20 nmの間隙）で生じる平均20個程度のRyRの集団（クラスター）からのCa^{2+}の放出現象であり，直径数μm領域の一過性（〜25 ms）で散発性のCa^{2+}濃度上昇（200〜300 nmol/L）である（図1C-b）ため心筋の収縮には影響しない．しかし，興奮時のように心筋内のLTCCが同時に開いて多数のRyRからCa^{2+}が一斉に放出されると，細胞全体にCa^{2+}トランジェントが発生（図1C-a）して心筋は収縮する．Ca^{2+}トランジェントはCa^{2+} sparkの時空的な総計である．

拡張期の細胞内Ca^{2+}濃度が増加してCa^{2+} sparkが発生しやすくなると，局所のCa^{2+} sparkは隣接するRyRのクラスターにCICRを引き起こしてCa^{2+} waveという高Ca^{2+}濃度領域の細胞内波状伝播が観察される（図1C-c）[3]．Ca^{2+} waveは拡張期に発生する自発性のCa^{2+}濃度上昇であり，細胞質またはSR内のCa^{2+}過負荷の増強に伴ってその発生頻度や伝播速度が上昇する．さらにCa^{2+} waveが心臓で同時多発するとNCXによる細胞内外でのCa^{2+}とNa$^+$の交換（交換比1：3）で膜が脱分極し，撃発活動（triggered activity）[※1]という不整脈原性の異常な興奮が惹起される（図1C-d）[4]．

3 不全心筋の興奮収縮連関とCa^{2+}リーク

不全心筋は典型的には収縮張力の低下（収縮障害）と弛緩相の遷延（拡張障害）を特徴とする．これらの変化はおのおのCa^{2+}トランジェントの振幅の減少と減衰相の緩徐化（図2A）に起因し，SRからのCa^{2+}放出の減弱とSRへのCa^{2+}再取り込みの減少によって説明される（図2B）[5]．一般に不全心筋ではLTCCのCa^{2+}流入量やRyRのCa^{2+}放出能は健常心筋と比べて必ずしも低下しないことから，不全心筋におけるCa^{2+}トランジェントのピークの低下は主にSR内のCa^{2+}含量減少の結果生じるCa^{2+}放出量の減少によって説明される．SR内のCa^{2+}含量の減少にはCa^{2+} sparkやCa^{2+} waveといった拡張期のRyRからのCa^{2+}の漏出（リーク）が寄与している[6]．また不全心筋ではSERCA2aの発現低下，βアドレナリン受容体の脱感作，PLBのリン酸化の減弱等によってCa^{2+}の再取り込みが減弱する[7]ため，SR内のCa^{2+}含量はより一層減少する．このようなRyRのCa^{2+}リークの増強とSERCA2a機能の低下は拡張期の細胞内Ca^{2+}濃度上昇を招き，これを受けてNCXを介するCa^{2+}の細胞外排出が増強するためSR内のCa^{2+}含量はさらに減少する．また，拡張期の細胞内Ca^{2+}濃度が高いとCa^{2+}とTnCとの結合が遷延し，拡張期にも収縮張力が高く維持されるため心筋の拡張能は低下する．加えて拡張期のCa^{2+}過負荷はCa^{2+} waveの発生を促進し，これとNCX機能の増強

※1　撃発活動（triggered activity）
活動電位の再分極相またはその直後に生じる後脱分極が発火閾値に達して生じる異常興奮．不整脈の発生機序の1つ．前者は再分極相の延長に伴う早期後脱分極が，後者は拡張期のCa^{2+} wave発生に伴う遅延後脱分極がおのおの引き金になって発生する．

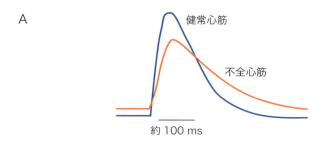

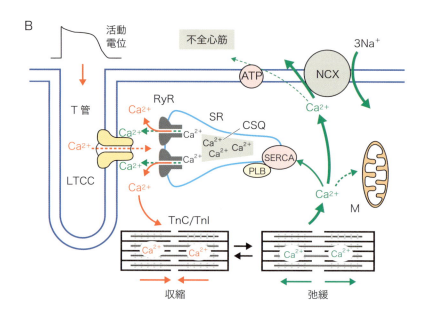

図2　不全心筋の興奮収縮連関
A）健常心筋と不全心筋とのCa^{2+}トランジェント（模式図）．B）興奮収縮にかかわる心筋のCa^{2+}動態（模式図）．赤のCa^{2+}は収縮期，緑のCa^{2+}は拡張期の状態を示す．PLB：phospholamban, CSQ：calsequestrin, M：ミトコンドリア，ATP：細胞膜Ca^{2+}–ATPase．

とが相まって膜の振動性脱分極が生じて撃発活動が発生しやすくなる[8]．

では，なぜ不全心筋ではCa^{2+}リークが起こりやすいのだろうか．その機序の1つがRyRの過リン酸化である．心不全ではポンプ機能の低下に適応するために交感神経系が活性化され，RyRは恒常的にPKAのリン酸化を受ける．Marksらのグループは2000年にRyRがPKAでリン酸化されるとFK結合タンパク質（FKBP12.6）がRyRから解離しCa^{2+}リークが増強するという画期的な機序を提唱した[9]．しかしその後，彼らの学説は他の研究グループによる検証が得られず，現在ではRyRのPKAリン酸化によるCa^{2+}リークへの寄与は否定的となっている[10]．これに関してBersらの

グループは，ウサギの不全心モデルでCaMKⅡの発現が増強していること，CaMKⅡを抑制するとCa^{2+}リークは減少するがPKAの抑制では減少しないこと，CaMKⅡの抑制がSR内のCa^{2+}量を増加させること，CaMKⅡによるRyRのリン酸化がCa^{2+}リークの発生とSR内のCa^{2+}量の減少に寄与していることを明らかにした[11)12)]．さらにCaMKⅡのノックアウトマウスは短期的なβアドレナリン受容体刺激では野生型マウスと同等の陽性変力作用を示す一方，長期（4週間）の同受容体刺激では野生型マウスが心不全に陥りやすいのに対し，ノックアウトマウスでは心不全への進展が抑止されることから，CaMKⅡのリン酸化が心不全の発生に重要な役割を演じているものと示唆される[13]．

以上のように，CaMKⅡによるRyRのリン酸化は不全心におけるCa^{2+}リークの発生に主要な役割を演じていると考えられている[10]．

RyRはPKAやCaMKⅡによるリン酸化の他に酸化やニトロシル化によって直接修飾されCa^{2+}リークを増強させるほか，さらにこれらに加えてグリコシル化（O-GlcNAc化）がCaMKⅡの自己リン酸化を促進してCaMKⅡを持続的に賦活することも知られている．したがって，心不全の病態にかかわるさまざまな因子に共通する細胞内シグナル機構としてCaMKⅡが中心的な役割を演じているものと示唆される[14]．また，RyRのN末端とセントラルドメインとの間に生じる構造上の"unzipping"が不全心のCa^{2+}リークに寄与していること，さらにこれがCaMKⅡのリン酸化によるCa^{2+}リークにかかわっていることも報告されている[15]．一方，CaMKⅡは心筋の活動電位を構成するさまざまなイオンチャネルをも直接修飾することから，CaMKⅡによる電気的リモデリングも不全心の興奮収縮連関の異常に寄与している[14]．

4 T管リモデリング

1997年，Gomezらはラットの高血圧性肥大不全心を用いてCa^{2+}電流とCa^{2+} sparkを解析し，不全心ではLTCCとRyRとの共役が損なわれているとの結論から，両者の間に何らかの構造上の変化があるものと推測した[16]．これを契機に心筋の微細構造に着目した不全心の研究が広く行われるようになり，近年特にT管の構造とLTCCやRyRとの構造連関の詳細が明らかにされてきた．健常な心筋ではT管が規則正しく配列しその膜上にLTCCが高密度に分布しており，またLTCCに近接する接合部のSRではRyRがクラスターを形成している[17]．こうした構造が活動電位を細胞表層から深部に迅速に伝え，細胞全体に均一なCa^{2+}トランジェント筋をもたらして効率よい興奮収縮連関を可能にしている[18]．ところが不全心筋ではT管が途絶や密度の低下，長軸方向成分の増加などの変化を示し，配列が不均一になる（図3A）．このようなT管に異常を有する心筋では，活動電位が細胞深部まで迅速に伝播できず細胞内のCa^{2+}濃度上昇が局所に留まる．また，dyadを形成せずLTCCと機能的にカップリングしていない"orphaned RyR"が増え（図3C），これらがdyadを形成するRyRから放出・拡散されたCa^{2+}によって遅れてCICRを起こし，結果的に心筋は不均一なCa^{2+}トランジェントを示すことになる（図3B）．さらにラット梗塞心モデルでの研究[19]では，不全心の進行に伴ってLTCC自体がT管から細胞表面に再分配され（図3C），その結果Ca^{2+}トランジェントが緩徐な立ち上がりを示してピークが減高するなど，Ca^{2+}動態が不均一化することが示されている．

では，なぜ不全心ではT管の構造が変化するのだろうか．これまでのところT管の形成やリモデリングの機序は十分には解明されていないが，以下のような分子の関与が明らかにされている．BIN1は細胞膜の陥入を担う足場タンパク質であり，併せて微小管を介してLTCCをT管へ輸送する役割をも担っている[20]（図3D）．不全心筋ではBIN1の発現が健常心筋に比べて有意に低下している[21]．マウス心筋のBIN1をノックダウンするとT管の密度が低下し，さらにT管へのLTCCが適切に配置されなくなることから，BIN1がT管やdyadの形成に重要な役割を演じているものと考えられる[21]．また心筋のLTCCsとRyRとをつなぐ足場タンパク質であるJPH2（図3D）[22]を心筋特異的にノックダウンするとT管の構造が乱れることから，JPH2がT管の構造維持に重要な役割を演じていることが示唆される[23]．さらにJPH2のノックダウンによりLTCCとRyRとが乖離してdyadのCICR機能が障害され，Ca^{2+} waveの発生やCa^{2+}トランジェントのピークが一拍ごとに交代性に増減する現象（Ca^{2+}オルタナンス[※2]）が観察される．このことはJPH2が不整脈の発生にもかかわっている可能性を示唆している[23]．さらにヒトの虚血不全心でJPH2のタンパク質発現が低下していること，この不全心モデルにおけるJPH2の消失にカルシウム依存性プロテアーゼであるcalpainによる切断がかかわっていることが示された[24]．最近，calpainによって切断されたJPH2の断片JP2NTが核

※2 Ca^{2+}オルタナンス（Ca^{2+} alternans）

Ca^{2+}トランジェントピークの一拍ごとの交代性増減．活動電位持続時間や収縮張力の交代性増減とも相関する．SRのCa^{2+}含量に対するCa^{2+}の放出量が不安定な状態で起こりやすい．不全心で発生することが多く，心電図T波のオルタナンスから致死性不整脈発生の予知が可能と考えられている．

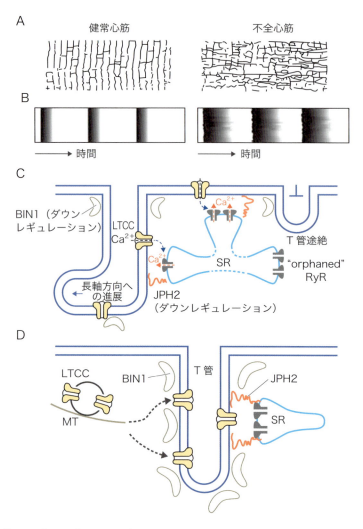

図3　不全心筋のT管リモデリング
A）ラット心筋のT管構造のトレース図．左：健常心筋，右：不全心筋（文献18より引用）．B）Ca²⁺トランジェントのX–t像（模式図）．不全心筋では立ち上がりが不均一になっている．C）T管リモデリングの模式図．BIN1とJPH2のダウンレギュレーション，T管の途絶や長軸方向への伸展，接合部SRのRyR数の減少，dyadの細胞表面への再配置を示している．D）BIN1によるLTCCのT管へのリクルート（模式図）．MT：微小管．

内移行し心不全の進展に対し保護的に転写調節しているという，足場タンパク質に留まらないJPH2の新たな役割が提示された[25]．このようにBIN1とJPH2はT管とdyadの保持に加え不全心の病態に重要な役割を演じていることが示唆される．

おわりに

不全心筋の収縮・拡張異常や不整脈の発生には興奮収縮連関を修飾するさまざまな因子が複雑にかかわっている．ここではそのすべてを論じることはできなかったが，**図4**のフローチャートに示すようにCa²⁺リークとT管リモデリングはともに不全心筋の発生・進展の要をなす異常であり，両者が有望な治療の標的になるものと期待される．ただしCaMKⅡ自体が心筋の生理的な機能にも寄与していること[14]や心筋特異的なCaMKⅡの制御が困難であること等，治療応用には課題は多い．T管リモデリングについてもその形成や維

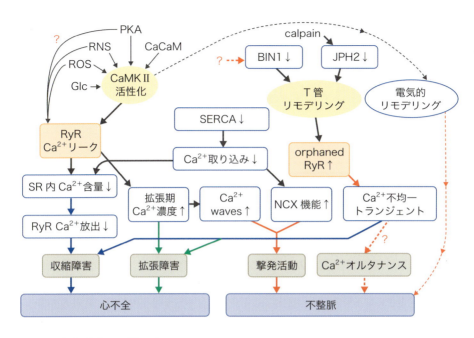

図4　不全心筋の興奮収縮連関異常に関するフローチャート
ROS：reactive oxygen species，RNS：reactive nitrogen species，Glc：*O*-GlcNAc，CaCaM：Ca²⁺/calmodulin．不明あるいは解明すべき事項には？を付記した．

持にかかわるBIN1とJPH2の上流のシグナルやリモデリングのメカニズムなど，解明すべき課題が多く残されている．さらにT管のリモデリングによって生じるCa²⁺動態の異常，特にLTCCとRyRとのuncouplingによる不均一なCa²⁺動態の催不整脈性については不明である．生体位心での不整脈の発生機構の解析など，さらなる解明が待たれる．

文献

1) Bers DM：Nature, 415：198-205, 2002
2) Cheng H, et al：Science, 262：740-744, 1993
3) Cheng H, et al：Am J Physiol, 270：C148-C159, 1996
4) Fujiwara K, et al：Circ Res, 103：509-518, 2008
5) Hasenfuss G：Cardiovasc Res, 37：279-289, 1998
6) Bers DM：Annu Rev Physiol, 76：107-127, 2014
7) Kranias EG & Hajjar RJ：Circ Res, 110：1646-1660, 2012
8) Pogwizd SM & Bers DM：Trends Cardiovasc Med, 14：61-66, 2004
9) Marx SO, et al：Cell, 101：365-376, 2000
10) Bers DM：Circ Res, 110：796-799, 2012
11) Ai X, et al：Circ Res, 97：1314-1322, 2005
12) Guo T, et al：Circ Res, 99：398-406, 2006
13) Grimm M, et al：J Mol Cell Cardiol, 85：282-291, 2015
14) Bussey CT & Erickson JH：Curr Opin Physiol, 1：52-58, 2018
15) Uchinoumi H, et al：J Mol Cell Cardiol, 98：62-72, 2016
16) Gómez AM, et al：Science, 276：800-806, 1997
17) Brette F & Orchard C：Circ Res, 92：1182-1192, 2003
18) Song LS, et al：Proc Natl Acad Sci U S A, 103：4305-4310, 2006
19) Bryant SM, et al：J Mol Cell Cardiol, 86：23-31, 2015
20) Hong TT, et al：PLoS Biol, 8：e1000312, 2010
21) Hong TT, et al：Heart Rhythm, 9：812-820, 2012
22) Takeshima H, et al：Mol Cell, 6：11-22, 2000
23) Chen B, et al：Cardiovasc Res, 100：54-62, 2013
24) Guo A, et al：J Biol Chem, 290：17946-17955, 2015
25) Guo A, et al：Science, 362：doi:10.1126/science.aan3303, 2018

＜著者プロフィール＞
田中秀央：1984年京都府立医科大学卒業．内科研修後，'87年藤田保健衛生大学総合医科学研究所（渡部良夫研究室），'90年京都府立医科大学臨床検査医学，'93～'95年Calgary大学（Wayne Giles研究室）で心筋電気生理の研究に従事．2002年より不整脈等心疾患の統合的な理解をめざして京都府立医科大学第二病理学へ．同大学院細胞分子機能病理学講師，准教授を経て'15年より現職．

第2章 心疾患・心不全の分子病態の最先端

2. 心筋細胞肥大の細胞内シグナル

桑原宏一郎

心筋細胞肥大においては心筋細胞体積の増加，タンパク質合成亢進などとともに，遺伝子発現の変化が起こる．肥大心筋における遺伝子発現変化の分子基盤には心筋特異的，あるいは病態特異的に活性化する転写因子がかかわっており，これら転写因子の活性制御には液性因子による刺激や心筋進展による機械的刺激などより活性化するさまざまな細胞内シグナルが重要な役割を果たす．これら細胞内シグナル経路とそれらにより制御される転写・エピゲノム調節に対する理解とその詳細のさらなる研究が，心肥大・心不全における分子機序の解明，新規治療標的の同定に結びつくことが期待される．

はじめに

心筋に血行力学的負荷やホルモン，サイトカイン刺激など種々の負荷が加わると，基本的には心筋は細胞数を増加させず，心筋細胞の肥大により心筋壁厚を増大させ，壁応力の低下，負荷の軽減を図る．このように心筋肥大は当初，心臓への過負荷に対する補償的な役割を果たすが，こうした心肥大反応の持続は，最終的には心機能低下や不整脈の発生につながる．事実，さまざまな疫学的調査により心肥大と心不全発症リスクの関連が明らかにされている．心筋細胞肥大においては心筋細胞体積の増加，タンパク質合成亢進などとともに，遺伝子発現の変化が起こることが知られており，こうした心筋における遺伝子発現変化が，心筋細

[略語]
CaMK：calcium/calmodulin-dependent protein kinase
CAMTA：calmodulin binding transcription activator
CT-1：cardiotrophin-1
ERK1/2：extracellular-signal regulated kinase 1/2
HDAC：histone deacetylase
　　　　（ヒストン脱アセチル化酵素）
IGF1：insulin-like growth factor-1
LIF：leukemia inhibitory factor
MAPK：mitogen-activated protein kinase
MEF2：myocyte enhancer factor 2
MEK：MAPK/ERK activated kinase
MRTF：myocardin-related transcription factor
NFAT：nuclear factor of activated T-cell
NRSF：neuron-restrictive silencer factor
PI3K：phosphoinositide 3-kinase
PKD：protein kinase D
SRF：serum response factor
TEF-1：transcription enhancer factor-1

Intracellular signaling pathways of cardiac hypertrophy
Koichiro Kuwahara：Department of Cardiovascular Medicine, Shinshu University School of Medicine（信州大学医学部循環器内科）

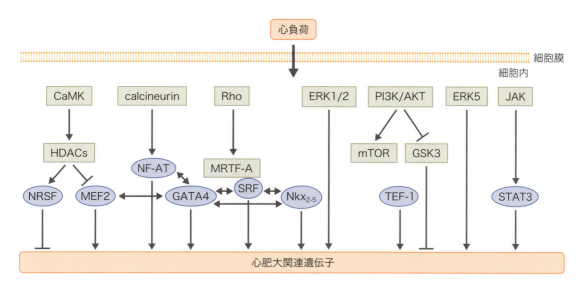

図1　心肥大にかかわるシグナル伝達経路と転写因子

胞機能や形態に影響を及ぼすと考えられる．このような肥大心筋における遺伝子発現変化の分子基盤には心筋特異的，あるいは病態特異的に活性化する転写因子がかかわっており，また，これら転写因子の活性制御には液性因子の活性化や心筋進展刺激などの心負荷により活性化するさまざまな細胞内シグナルが重要な役割を果たす．本稿ではこれら心筋細胞肥大に関与する細胞内シグナルと転写因子に関して主要なものを概説する（図1）．

1 心肥大にかかわる細胞内シグナル経路と転写因子

1）calcineurin-NFAT（nuclear factor of activated T-cell）経路

神経体液性因子の活性化による刺激に引き続いて起こる細胞内へのカルシウム流入により活性化するカルシウム依存性プロテインホスファターゼであるcalcineurinは，転写因子であるNFATの脱リン酸化を引き起こす．脱リン酸化されたNFATは核内に移行し，DNA結合領域であるRel homology domainを介してコンセンサス配列（G/A）GAAAに結合し，後述するGATA4と協調して心筋における遺伝子転写を活性化し，心肥大反応，心筋リモデリングに関与すると考え

られている（図2）[1]．4つのNFAT転写因子（NFATc1-4）のすべてが心筋に発現することが報告されている．NFATc3/c4のダブルノックアウトマウスは心筋の形成不全により胎生期に死亡することよりNFATの心臓発生における重要性が示されている．またNFATc4の構成的活性型変異体の心筋における過剰発現は著明な心肥大とそれに引き続く心不全を示し，calcineurin-NFAT経路が心肥大において重要なシグナル伝達経路であることを示している[1]．このような心肥大におけるcalcineurin-NFAT経路の活性化には，上流において受容体活性化型イオンチャネルであるTRPC3および6の活性化に伴うカルシウム流入がそのトリガーとして重要な役割を果たしていることが，筆者を含む複数の研究者により明らかにされている（図2）[2]．このことは，TRPC3および6の阻害薬が心肥大抑制薬，心不全予防薬になりうる可能性を示している[3]．

2）CaMK，PKD-HADC4,5-MEF2経路

MEF2（myocyte enhancer factor 2）転写因子（MEF2A-D）は筋肉組織に多く発現するMADS box familyに属する転写因子である．ダイマーを形成して標的シークエンスCTA(A/T)$_4$TAGに結合し，さまざまな筋肉特異的遺伝子の発現に関与する．MEF2Cのノックアウトマウスは心筋発生異常により胎生期の早い段

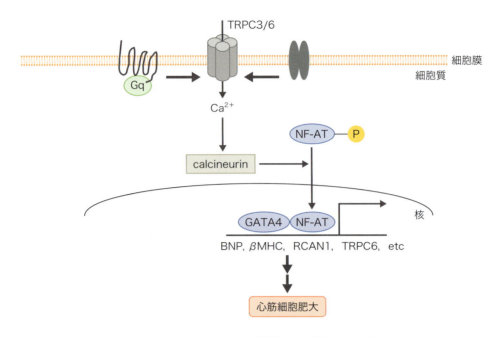

図2　calcineurin-NFAT経路による心肥大シグナル

階で死亡することが知られている．MEF2AあるいはMEF2Cの心筋における過剰発現は心拡大と収縮不全を引き起こすことなどからも，MEF2は心臓発生に加え，心肥大などの心臓病発症において重要な役割を担うと考えられる．MEF2の転写活性はさまざまなシグナルにより制御されていることが報告されているが，なかでもclass IIヒストン脱アセチル化酵素（HDAC）との会合による転写活性制御がよく知られている．すなわち，class II HDACであるHDAC4, 5, 9はMEF2と会合しその転写活性を抑制しているが，液性因子活性化などの心肥大刺激に引き続くCaMK（calcium/calmodulin-dependent protein kinase）やPKD（protein kinase D）などの活性化によりそれぞれHDAC4および5がリン酸化を受けると，核から細胞質へ移動する．その結果MEF2転写活性が亢進し，心肥大反応につながると考えられる[4]．MEF2はまた後述するSRFの共役因子であるmyocardinの心筋特異的アイソフォームや，myocardin同様SAPドメインを有する転写因子で骨格筋に発現するMASTRにより活性化することも知られており，こうした共役因子の組織特異的発現によってもその活性が制御されると考えられる．

一方でHDAC4, 5はMEF2以外の転写因子とも会合すること報告されているが，筆者らは後述する転写抑制因子であるNRSF（neuron-restrictive silencer factor）とHDAC4, 5がmSin3を介して複合体を形成し，NRSFの活性制御に関与している可能性を明らかにしている[5]．

3）MRTF-A-SRF経路

MADS box転写因子群に属する転写因子であるSRF（serum response factor）はCArG boxとよばれるDNA配列CC(A/T)$_6$GGにMADs box domainを介して結合し，細胞骨格関連タンパク質や線維化関連因子などの遺伝子発現を制御している．心血管組織特異的なSRFノックアウトマウスの解析結果から，SRFが正常な心血管系の発生に重要な役割を果たすことが示されている．SRFは一方で心肥大や心筋リモデリングにおいても重要な役割を果たすと考えられており，実際，心筋特異的にSRFを過剰発現するマウスは心肥大を呈する．SRFの転写活性亢進機構には大きく2つのシグナル経路が報告されている．1つはSRFの転写共役因子であるElk familyタンパク質がERK1/2（extracellular-signal regulated kinase 1/2）によりリン酸化されSRFと複合体を形成し標的遺伝子の転写活性を亢進さ

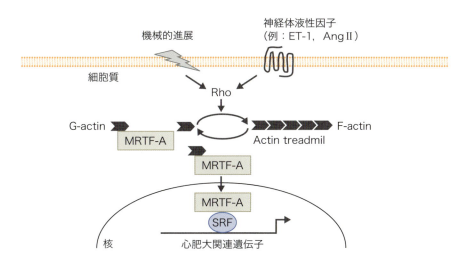

図3　Rho-MRTF-A-SRFシグナル経路

せる機序で，c-fosなどのimmediate-early response gene（前初期遺伝子）の発現はこのメカニズムによる．一方で，細胞骨格や線維化に関連するタンパク質の遺伝子発現のSRFによる転写制御にはsmall GTPaseであるRho familyの活性化，およびその下流のactin dynamicsが重要な役割を果たすことが知られている．この機序においては，SRFの転写共役因子であるMRTF（myocardin-related transcription factor）-AおよびBがRho-actin dynamicシグナル経路によるSRF転写活性制御を仲介することが知られている．すなわち，細胞が静的な状態ではMRTF-A/Bは主に未重合のG-actinと結合し細胞質に存在するが，Rhoおよびactin remodelingを促進する刺激が細胞に加わるとactin重合の亢進に伴いMRTFがactinから解離し核内に移行し，SRFと結合しその転写活性を亢進させる（図3）．筆者らはMRTF-Aノックアウトマウスを用いて，このMRTF-Aを介したSRF活性化経路が心肥大反応に重要な役割を果たすことを示した[6]．またMRTF-Aと同じfamilyに属し，核内に常在する転写共役因子myocardinも強力なSRF活性化因子であり，肥大心での発現亢進が報告されていることから，MRTF-Aとmyocardinが協調して心肥大におけるSRF活性化に関与している可能性も示唆される．SRFはまた，Nkx$_{2-5}$やGATA4などの転写因子と協調して働くことが報告されている（図1）．

4）MEK1-ERK1/2経路

MAPK（mitogen-activated protein kinase）familyに属し，MEK（MAPK/ERK activated kinase）Iにより活性化するERK1/2はG$_{\alpha q}$共役受容体活性化，gp130活性化，受容体型チロシンキナーゼ活性化，進展刺激など種々の刺激により心筋細胞内で活性化し，心筋細胞肥大にかかわることが，in vitroあるいはin vivoモデルを用いた研究により明らかとなっている．またMEK1-ERK1/2経路はcalcineurin-NFAT経路と協調して心肥大に働くことも知られており，心筋細胞肥大におけるMAPK経路とcalcineurin経路とのさまざまなレベルでの相互作用の存在が明らかとなっている．加えてERK1/2の活性化は心筋細胞の生存維持に関与していることも報告されている．

5）PI3K-AKT経路

insulinやIGF1（insulin-like growth factor-1）をはじめさまざまな液性因子により活性化するPI3K（phosphoinositide 3-kinase）-AKTシグナルは，その下流でmTOR活性化を介したタンパク質合成の亢進，心肥大抑制に働くことが知られるGSK3の抑制，FOXOやBadの抑制による細胞死抑制などの作用を通じて心肥大に働くことが知られている[7]．一般に一過性のAKT活性化は生理的な心肥大と関連するとされるが，一方で長期間あるいは過度のAKT活性化は病的心肥大，心不全発症にもつながるとの報告もある．筆者はgp130関連サイトカインであるCT-1（cardiotrophin-1）に

よるAKT活性化とそれによる細胞死関連タンパク質Badのリン酸化が，CT-1による細胞死抑制効果に関与している可能性を報告している[7]．

6）gp130-JAK-STAT, ERK5経路

interleukin-6関連サイトカインの受容体であるgp130はその下流でJAK-STAT3経路，ERK1/2，ERK5，AKTの活性化などを引き起こし，心肥大に働く．特にCT-1やLIF（leukemia inhibitory factor）は in vitro において心筋細胞肥大とその生存維持に働くことが示されている．gp130により活性化するシグナル経路のうちでどの経路が心肥大に関与しているかに関しては諸説あるが，筆者らは培養心筋細胞を用いた研究により，STAT3やERK1/2経路の阻害はCT-1により心筋細胞肥大には大きく影響しないがERK5経路の阻害は心筋細胞肥大を強く抑制したことから，ERK5活性化がgp130による心筋細胞肥大に大きく寄与していると考えている[8]．一方で，CT-1によるERK1/2やAKT経路の活性化はgp130を介した心筋生存維持作用に関与していると考えている[7]．

7）GATA

GATAは保存された2つのzinc-finger領域を有する転写因子群であり，特異的なGATA結合配列（A/T）GATA（A/G）を認識してDNAに結合する．GATA1-6までのGATA転写因子群のうちGATA4，5，6が心臓に発現している．特にGATA4は心臓の発生において重要な役割を果たしていることが，その遺伝子欠損マウスの結果から示されている．複数の心筋細胞に発現する遺伝子〔α-およびβ-myosin heavy chain，心房性および脳性ナトリウム利尿ペプチド（ANP，BNP），NCX1など〕の発現制御領域にGATA結合領域が存在することが示されており，これら遺伝子の心筋細胞における発現に関与しているのみならず，calcineurinにより活性化したNFATと協調して働くなど，さまざまな心肥大刺激に伴う遺伝子の発現亢進にも関与することが報告されている．またGATA4を心筋細胞において過剰発現したマウスは心肥大を引き起こし，逆にGATA4を心筋細胞特異的に欠損したマウスは心肥大が起きにくいことから，GATA4は心筋細胞肥大に重要な役割を示すことが示されている．さらにGATA6も同様に心筋細胞肥大に重要な役割を果たすとの報告もあり，複数のGATA転写因子が心肥大に関与することが考えられている．

8）Nkx$_{2-5}$

NK homeobox転写因子群に属し心筋特異的に発現する転写因子Nkx$_{2-5}$はNK homeobox結合配列（NKE）T(C/T)AAGTGに結合してANP，cardiac α-actin，connexin40など複数の心筋遺伝子の発現を制御している．Nkx$_{2-5}$の心臓発生における重要性はノックアウトマウスが心臓の発生異常により胎生致死となることからも明らかである．Nkx$_{2-5}$はまた肥大心でその発現が亢進していることから心肥大にも関与している可能性が考えられる．Nkx$_{2-5}$はSRF，GATA4といった転写因子やCAMTA（calmodulin binding transcription activator）2といった転写共役因子と会合して働くことが報告されている．Nkx$_{2-5}$の過剰発現マウスでは心肥大は認めないもののANPなどの標的遺伝子の発現亢進は認め，Nkx$_{2-5}$が心肥大における遺伝子発現制御に重要な役割を果たすことが示されている[9]．

9）TEF-1（transcription enhancer factor-1）

TEF-1転写因子群はTEAドメインを介してM-CATとよばれるCATCTTC配列に結合し，β-MHC，skeletal α-actin，BNPなど心筋に発現する遺伝子の発現をコントロールすることが知られている．4つのfamily memberのうち少なくともTEF-1はその遺伝子トラップによるノックアウトマウスの結果から心臓発生に重要な役割を果たすことが知られている．M-CAT配列は病的刺激に対するβ-MHCやskeletal α-actin遺伝子の発現亢進に関与していることが報告されており，TEF-1 family転写因子が心肥大や心筋リモデリングに関与する可能性が考えられるが，TEF-1の心肥大における意義およびその活性制御機構の詳細は不明な点も多い．

10）NRSF

NRSFは9つのzinc fingerドメインを有する転写抑制因子であり，元来神経特異的に発現する遺伝子の転写を抑制する因子として見出された．ANP，BNPやskeletal α-actinといった肥大心などの病的心で発現が亢進する遺伝子の発現制御領域にNRSFの結合配列であるNRSE（TTCAGCACCNNGGACAGCGCC）が見出され，NRSFが心臓の病的プロセスにおける遺伝子発現変化に重要な役割を果たす可能性が示唆された[10]．NRSFの機能を阻害するdominant-negative

NRSFを心筋特異的に発現させるマウスは拡張型心筋症様の心機能低下，心拡大を呈し，不整脈を伴って突然死を示したことからNRSFが正常な心筋の機能維持に重要な役割を果たすことが示された[11]．NRSFはclass IおよびclassⅡHDACと複合体を形成し，転写を抑制的に制御するが，心肥大刺激に伴うclassⅡHDACの核外移行がNRSFの転写抑制機能を低下させ，標的遺伝子の発現変化に関与する機序が考えられる[5]．

おわりに

心筋細胞肥大においては複数の転写因子とその活性を制御するシグナル伝達経路が重要な役割を果たすことが明らかとなっている．今後これら細胞内シグナル経路とそれらにより制御される転写・エピゲノム制御機構のさらなる解明研究から，心肥大・心不全に対する新規治療標的の同定とそれに基づく新規治療法開発がなされることを期待したい．

文献

1) Molkentin JD, et al：Cell, 93：215-228, 1998
2) Kuwahara K, et al：J Clin Invest, 116：3114-3126, 2006
3) Kinoshita H, et al：Circ Res, 106：1849-1860, 2010
4) Olson EN：Nat Med, 10：467-474, 2004
5) Nakagawa Y, et al：J Mol Cell Cardiol, 41：1010-1022, 2006
6) Kuwahara K, et al：Mol Cell Biol, 30：4134-4148, 2010
7) Kuwahara K, et al：J Mol Cell Cardiol, 32：1385-1394, 2000
8) Takahashi N, et al：J Mol Cell Cardiol, 38：185-192, 2005
9) Takimoto E, et al：Biochem Biophys Res Commun, 270：1074-1079, 2000
10) Kuwahara K, et al：Mol Cell Biol, 21：2085-2097, 2001
11) Kuwahara K, et al：EMBO J, 22：6310-6321, 2003

＜著者プロフィール＞

桑原宏一郎：1991年京都大学医学部卒業．関連病院での臨床研修を経て'95年より京都大学大学院医学研究科博士課程に入学し心筋における心房性および脳性ナトリウム利尿ペプチドの産生制御機構の研究を行い，2000年に医学博士号取得．日本学術振興会特別研究員を経て'03年よりテキサス大学サウスウェスタンメディカルセンター分子生物学講座 Eric N. Olson教授の下へ留学し，心筋リモデリングに関連する遺伝子発現の制御機構の研究を行う．'05年より京都大学大学院医学研究科で産学連携講師，講師などを務め，'16年より現職．心血管病の発症・進展にかかわる遺伝子発現制御機構の解明とそれに基づく治療標的の同定，心血管ホルモンの心血管病発症・進展における意義の解明，心不全の病態解明が主な研究テーマ．

第2章 心疾患・心不全の分子病態の最先端

3. 発生および分化における代謝シフトと可塑性

森田唯加，遠山周吾

代謝は，エネルギー産生・核酸合成およびDNA・ヒストン修飾による遺伝子発現制御など，多岐にわたり細胞の生存・増殖・分化・維持とかかわっている．利用する代謝経路は臓器あるいは細胞種ごとに異なり，心臓においても発生および分化過程で代謝は遷移し，複雑な代謝ネットワークを構築する．心臓は個体の一生の間ほぼ生まれ変わることなく動き続けるが，そのためにはやはり絶えずエネルギー産生するための代謝が必須であり，代謝可塑性の破綻は心疾患・心不全の発症と深く関与する．本稿では，心臓発生・分化における代謝シフトと可塑性について最近の知見を交えて概説したい．

はじめに

心疾患と代謝は深く関連があることは古くから研究がされており，代謝の異常が個々の細胞そして臓器の機能を著しく低下させることが明らかにされている．そして，昨今の多能性幹細胞を用いた心筋細胞の分化誘導法の確立が急速に発展し創薬や再生医療への応用へと進む現在，細胞の分化・性質をより理解するうえで遺伝子発現や環境因子，機能解析に加えて代謝研究が再び脚光を浴びている．心疾患を理解するうえで，異常な心筋の性質を理解するには正常な心筋の性質理解が前提であり，発生・分化の過程でどのように代謝が変化し環境に適応していくのか，本稿では心臓発生・分化・成体心筋の代謝および代謝異常と病態発症のつながりについて概説したい．

[略語]
αKG：α ketoglutaric acid（αケトグルタル酸）
ATDL：adipose triglyceride lipase（脂肪組織トリグリセリドリパーゼ）
FDG：fluorodeoxyglucose（フルオロデオキシグルコース）
GLUT：glucose transporter（グルコーストランスポーター）
GSH：glutathione（グルタチオン）
mPTP：mitochondrial permeability transition pore（ミトコンドリア膜透過性遷移孔）
PPAR：peroxisome proliferator activated receptors（ペルオキシソーム増殖因子活性化受容体）
PPP：pentose phosphate pathway（ペントースリン酸経路）
SAM：S-adenosylmethionine（S-アデノシルメチオニン）

Metabolic shift and plasticity during heart development and differentiation
Yuika Morita/Shugo Tohyama：Department of Cardiology, Keio University School of Medicine（慶應義塾大学医学部循環器内科）

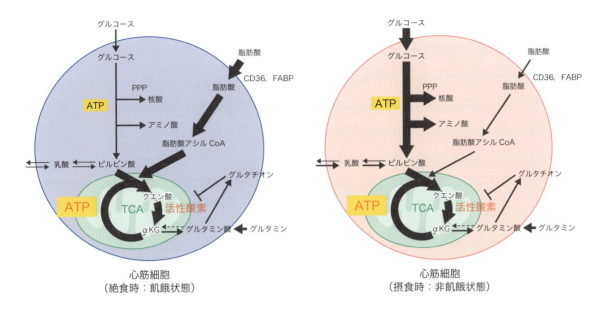

図1 絶食時と摂食時における心筋細胞の代謝
太矢印は亢進する代謝経路を示す．絶食時では，心筋細胞は血中に高濃度で存在する脂肪酸をトランスポーターを介して取り込む．取り込んだ脂肪酸はミトコンドリアにおいてエネルギー源として利用される．摂食時には血中の脂肪酸濃度が低下するため，グルコースを利用した代謝にシフトし，グルコース由来のピルビン酸をエネルギー源として利用するようになる．

1 成人心臓のエネルギー代謝燃料の使い分け

　心臓は1日10万回，一生にすると30億回，絶え間なく収縮と弛緩をくり返すことで，全身に血液を送り続ける特殊な臓器である．1回の拍出量が70 mLとすると，実に一生で2億L以上もの血液が全身に送り出されることになる．心臓が絶えず拍動し血液を全身に送り続けるためには，効率のよいエネルギー代謝システムによりATPを産生し続ける必要がある．心臓は全身に取り込んだ酸素を消費して，毎日自分の体重に匹敵する量のATPを産生しているが，そのおよそ90％がミトコンドリアにおける酸化的リン酸化により供給される．また，その燃料となるのは主に脂肪酸やブドウ糖などの炭水化物である．利用する基質は酸素濃度，基質量（濃度），ホルモン等によって選択され，利用する代謝経路を自在に変化させ恒常性を維持する．ATPの60〜70％は心臓の拍動のために利用され，30〜40％はさまざまなイオンポンプで利用されており，とりわけ筋小胞体のCa^{2+}–ATPaseによってATPが消費されている[1]．そのため，ATPの枯渇は直接収縮不全を引き起こす原因となりうる．

　心臓のエネルギー代謝は，飢餓状態（絶食時）と非飢餓状態（摂食時）で大きく異なるのが特徴である（図1）．絶食時には，血中の脂肪酸濃度が高く，心筋細胞における脂肪酸の取り込みが亢進し，グルコースの酸化は抑制される．その結果，ATPの70〜90％が脂肪酸代謝（β酸化）によって産生され，約10〜30％はグルコース・乳酸・ケトン体・アミノ酸を基質として産生される．この脂肪酸代謝は，心筋の細胞膜に局在するCD36およびFABPを介して取り込まれることで反応が進行する．細胞質に取り込まれた脂肪酸はアセチルCoAに変換された後，ミトコンドリア二重膜に局在するCPT（カルニチンパルミトイル転移酵素）を介してミトコンドリア内に取り込まれ，アセチルCoAに変換された後TCAサイクルによって代謝される．一部はセラミドなどの de novo 合成に利用されるほか，脂肪滴として貯蔵され必要な際にβ酸化により代謝されATP産生が行われる．この脂肪酸代謝は，1モル基質あたりのエネルギー産生効率が最も高く，大量のATP産生が必要となる心臓にとって理にかなっていると捉えることができる．一方，摂食時には血中脂肪酸濃度

は低く，心筋細胞における脂肪酸の取り込みが減少するため，グルコースや乳酸の酸化が増加し，総エネルギーのおよそ50〜75％がブドウ糖や乳酸から得られることになる．グルコースの細胞内への取り込みはグルコーストランスポーター（GLUT）が担っており，成人心臓ではGLUT4がインスリン依存的に細胞膜に局在する[1)2)]．GLUTを介して取り込まれたグルコースは解糖系・TCAサイクルによるATP産生やグリコーゲン合成，さらにはペントースリン酸経路で利用される．ペントースリン酸経路は細胞質で行われ，ATP産生には寄与しない．しかしながら，核酸合成に必要なリボース5リン酸の産生や還元型グルタチオンの合成に寄与し，酸化ストレスから細胞を保護することに役立つ[3)]．また，激しい運動をした際には血中の乳酸濃度が上昇し，心筋細胞は乳酸を取り込んでピルビン酸へと変換し，酸化的リン酸化を行うことにより，総エネルギーのおよそ60％が乳酸から得られるようになる[4)]．このように，心臓はさまざまな状況に応じて，燃料を使い分けながら拍動を続けているといった特徴を有している．

2 心臓発生と代謝変化

心発生過程において，転写因子・エピジェネティック因子・シグナル伝達因子による相互的な時空間的制御のほかに，エネルギー代謝の変化もまた発生・分化・増殖・生存に必須であり臓器の恒常性制御を担っており，劇的に変化することが知られている（図2）．

胎児期には，血中脂肪酸濃度が0.1 mM以下ときわめて低く，一方でグルコースあるいは乳酸濃度が高いため，脂肪酸を燃料とする割合は非常に少なく[5)]，主にグルコースあるいは乳酸をエネルギー源としている[6)]．マウス胎生7日目では馬蹄型の心臓原基が形成され，その後胎生8日目には原始心筒，胎生9.5日目までには左に大きくloopingした心臓が形成される．胎生9.5日目の心筋では，クリステの発達が未熟でかつミトコンドリア膜透過性遷移孔（mPTP）が開口したミトコンドリアが存在するが，胎生13.5日目にはクリステが伸長して分岐し，mPTPが閉口した成熟ミトコンドリアが観察される[7)]．mPTPの開口状態ではミトコンドリアの酸化的リン酸化能が乏しく，そのため解糖系に依存したATP産生を行う．一方，mPTPの閉口はミトコンドリアによるATP産生機能を維持する．すなわち，未熟ミトコンドリアを有する幼若心筋では解糖系に依存した代謝を行うが，ミトコンドリアの成熟に伴い酸化的リン酸化を行うことで効率よくATP産生を行う[8)]．すなわち，出生前においても心筋は解糖系からミトコンドリアに依存した酸化的リン酸化へと徐々に代謝遷移する．

出生後は，酸素が豊富な環境となり，ミトコンドリアの構造も発達する．また，血中脂肪酸濃度が0.2〜0.4 mMへ上昇し，乳酸濃度は0.5 mMへ低下する[9)]．しかし，出生後すぐに脂肪酸をエネルギー源にできるわけではなく，しばらくは乳酸をエネルギー源とし[10)]，解糖系が低下してくると脂肪酸のβ酸化が劇的に亢進するようになる．出生後1日目と7日目のマウス心臓代謝の比較では，7日目には酸化的リン酸化・脂肪酸代謝が優位に活性化する[11)]．酸化的リン酸化の際に同時に産生される活性酸素種は，細胞周期を停止させ増殖を抑制することから，非増殖性の終末分化心筋を誘導し，成熟化の進行にかかわる．哺乳類のなかでも唯一，出生後1週間以内のマウスは心筋の増殖が行われるため心臓再生が可能であるが，生後1週間以降の再生が困難なのは酸化的リン酸化による活性酸素種の産生が細胞増殖を停止させることで増殖が妨げられていることが原因の1つであるとされている[12)]．また，出生直後のウサギでは脂肪酸代謝によるATP産生が心臓全体の20％以下であるが，その後，より脂肪酸代謝に依存するようになり10倍近くATP産生能が増加し，解糖系によるATP産生は低下することが報告されている[13)]．また出生後から成体にかけて脂肪酸代謝にかかわる酵素の発現量も大きく変化する．出生後では，脂肪酸のβ酸化を抑制するマロニルCoAが高濃度で維持されているが，生後6週後には顕著に低下する[14)]．このように発生過程において環境と基質量に応じた最適な代謝を行うことで，正常な心臓発生が進行することが明らかにされている．

3 多能性幹細胞における心筋分化と代謝変化

胚性幹細胞（ES細胞）や人工多能性幹細胞（iPS細

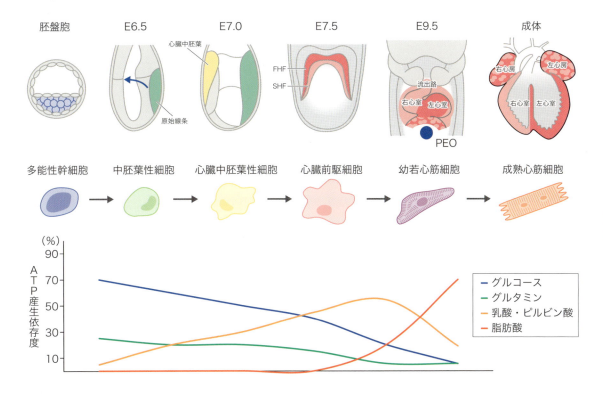

図2　心臓発生および心筋分化過程における代謝遷移
多能性幹細胞では，細胞分裂で必要な核酸やアミノ酸合成のために解糖系に依存した代謝を行う．解糖系によって産生されるアセチルCoAはヒストンのアセチル化や多能性の維持に利用される．中胚葉性細胞への分化過程では，解糖系が低下し酸化的リン酸化が亢進する．分化に伴いミトコンドリアは成熟し，徐々に酸化的リン酸化に依存するようになる．心筋への分化後は，解糖系によって産生された乳酸を利用した乳酸代謝を行い，より成熟した心筋では，脂肪酸トランスポーターの発現が上昇し，脂肪酸代謝（β酸化）によりATP産生が行われる．FHF：一次心臓領域，SHF：二次心臓領域，PEO：前心外膜組織．

胞）等の多能性幹細胞を用いた心筋分化過程では，心臓発生と同様に代謝は遷移する（**図3**）．多能性幹細胞では，急速な細胞分裂および細胞増殖を行うため，核酸・アミノ酸合成およびバイオマスの供給を要する．多能性幹細胞では，がん細胞と同様に酸素が豊富な環境下であってもエネルギー産生をミトコンドリアに依存したTCAサイクル・電子伝達系に依存せず，解糖系を利用する，いわゆるワールブルグ効果を示すことが筆者らも含め複数報告されている．また，多能性維持には複数の代謝経路および代謝産物が寄与していることが明らかになっている．多能性幹細胞においてグルタミン代謝が亢進しており還元型グルタチオンの産生に寄与しているが[15]，その還元型グルタチオンは未分化マーカータンパク質であるOCT4の安定化にかかわっていることが報告されている[16]．また，グルタミン代謝産物のαケトグルタル酸（αKG）はヒストン脱メチル化を誘導し，未分化マーカータンパク質であるNANOGの発現を亢進させることで多能性維持に関与している[17]．他のアミノ酸のなかでは，メチオニン代謝が活発であることが知られている．メチオニン代謝の代謝産物であるS-アデノシルメチオニン（SAM）は，ヒストンおよびDNAなどへメチル基転移を行うメチル基供与体であり，クロマチンの構造を変化させエピジェネティクスによる遺伝子発現を制御する．メチオニン代謝の阻害は，NANOGの発現低下と細胞増殖の顕著な低下を引き起こす[18]．さらに，多能性幹細胞から3胚葉への分化運命の決定にはMYC/MYCNが関与しており，解糖系酵素の転写を直接正に制御している．多能性幹細胞ではMYC/MYCNの発現が高く維持され，解糖系が活性化している一方で，中内胚葉への分

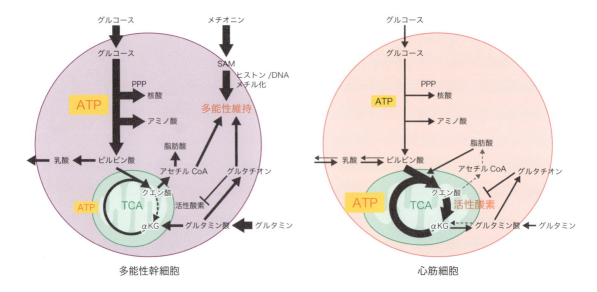

図3　多能性幹細胞と心筋細胞の代謝相違
太矢印は亢進する代謝経路を示す．多能性幹細胞では，ヒストン/DNAメチル化にかかわるメチオニン代謝が活性化し，多能性を維持する．また，グルコーストランスポーターを介してグルコースを取り込み，ATP・核酸・アミノ酸合成を行う．細胞外から取り込まれたグルタミンはグルタミン酸に代謝された後，グルタチオン合成に寄与し，多能性維持に寄与する．また，αケトグルタル酸へと代謝された後，TCAサイクルに取り込まれエネルギー源として利用される．一方，心筋細胞はグルコースの他に乳酸を細胞外から取り込み，ミトコンドリアで酸化的リン酸化によりATP産生を行う．多能性幹細胞とは異なる点として，乳酸をピルビン酸へと変換し，ATP産生に利用できる．そのため，無グルコース，無グルタミン乳酸添加培地では多能性幹細胞は死滅するのに対し，心筋細胞は生存することができる．

化にはMYC/MYCNの発現低下による解糖系から酸化的リン酸化への代謝変化が必要であることが報告されている[19]．

心筋分化に伴いミトコンドリアの成熟と数の増加が進行し[20]，ミトコンドリアに依存したエネルギー代謝であるTCAサイクル，電子伝達系，β酸化関連酵素遺伝子の発現が亢進する．それによりエネルギー産生は増加し，サルコメア構造の発達や心筋の成熟化が進行する[21]．一方で，分化誘導後も未分化幹細胞が残存することが知られているが，細胞移植に未分化幹細胞が混入することが腫瘍化に寄与することが報告されており，心臓領域に限らずすべての領域において安全に再生医療を行う際の大きなハードルとなっている．筆者らは，多能性幹細胞におけるエネルギー代謝が解糖系のみならずグルタミン酸化にも依存していること，分化心筋細胞が乳酸を効率よくエネルギーに変えられることを明らかにし，分化心筋細胞や未分化幹細胞を含む細胞集団を無グルコース無グルタミン乳酸添加培養条件に曝露させることにより，分化心筋細胞のみを効率よく選別する手法を開発した[10)15]．これは，解糖系に依存した未熟な心筋細胞の代謝をミトコンドリアにおける乳酸酸化に依存させることを意味しており，心臓発生における胎児期から新生児期への代謝シフトとの共通した側面がある[22]．発生過程での成熟化と一致して，無グルコース乳酸添加条件により選別された分化心筋細胞ではより成熟型の活動電位を示すことが報告されている[23]．また，無グルコース条件で培養した分化心筋細胞では，電子伝達系・酸化的リン酸化を行い，細胞周期が停止する結果として成熟化が促進される一方，高濃度グルコース培養した分化心筋細胞では成熟化が抑制されることも報告されている[24]．さらに脂肪酸代謝の亢進は，イオンチャネルの発現を亢進させ，サルコメア構造の発達を伴う成熟化を誘導することが明らかにされている[23)25]．このように，心臓発生と多能性幹細胞における心筋分化は密接に関連しているといえる．

4 心筋代謝からみた心臓の病態とその応用

　虚血や圧負荷などのストレス負荷時には，ATP産生のエネルギー源は脂肪酸からグルコースへと変化することが知られている．虚血時には交感神経系の活性化により血中の脂肪酸濃度が上昇する[26]．脂肪酸濃度の上昇により，脂肪酸の取り込みも亢進し，β酸化を介した脂肪酸酸化が行われるが，徐々にミトコンドリアにおける機能低下により脂肪酸取り込みと酸化的リン酸化の間に不均衡が生じてくる．その結果，脂肪酸が細胞内に蓄積し，心筋細胞に障害をきたすことにつながる．また，脂肪酸のβ酸化により生じるアセチルCoAによりピルビン酸脱水素酵素が阻害されるため，グルコース由来のピルビン酸は酸化されず，解糖系代謝によりピルビン酸から乳酸脱水素酵素により乳酸へと変換される．解糖系代謝ではグルコース1分子から2個のATPを産生するが，この反応はきわめて効率が悪く，ATPの枯渇により収縮不全をきたす．

　PPARαは脂肪酸の取り込みと脂肪酸代謝に必要な酵素群の発現を誘導する核内受容体であり，PPARαの発現量の変化は代謝リモデリングに関与することが知られている．心筋特異的PPARα過剰発現マウスの心臓では，PPARαにより制御される脂肪酸代謝酵素遺伝子群の発現が増加し，血中の脂肪酸やトリグリセリドを利用して脂肪酸のβ酸化が亢進することが知られている[27]．病的心では，PPARαの発現が低下することが報告されており，最終的にβ酸化の低下をきたすため，PPARαの活性化が重要であると考えられる．パルミチン酸負荷時と比較し，オレイン酸負荷時においてPPARαがより活性化することが報告されている[28]．興味深いことに，PPARαの活性化にはATGLによる中性脂肪分解が重要であることが報告されていることから[28]，パルミチン酸とオレイン酸負荷時における中性脂肪の分解の程度が異なることが示唆される．不飽和脂肪酸による心血管イベントリスクの抑制効果に関しては議論が分かれるところであるが，さらなる分子機序の解明により新たな治療法の発展につながる可能性が高いと考えられる．

　また，虚血などのストレスに曝露した際に脂肪酸代謝が抑制されグルコース代謝が優位になることを利用した検査が^{123}I-BMIPPを用いた脂肪酸シンチグラフィである．^{123}I-BMIPPは，生体内にある脂肪酸と同様に細胞内へ取り込まれるが，β酸化を受けにくいように工夫されており，心筋細胞内に長時間留まることができるため，心筋局所の脂肪酸代謝障害を視覚的に知ることができる．心筋の血流を評価することができる^{201}Tlなどのアイソトープと組合わせることで，血流と脂肪酸代謝のミスマッチ部位を同定することが可能であり，血流トレーサーに比べて^{123}I-BMIPP集積が低下している心筋細胞ではバイアビリティがあると考えられるため，血行再建を施行するか否かの判断に有用である．また最近では，虚血心筋における糖代謝に注目し，フルオロデオキシグルコース（FDG）を用いたPET検査が用いられるようになってきている．

おわりに

　心臓は体の中で最もATPの産生・消費の活発な臓器の1つである一方で，ATPの貯蓄はわずかである．それゆえ環境に応じた基質の選択による代謝の可塑性を有しており，ATPを絶えず産生するしくみが備わっている．しかしその分子機構に関しては，いまだに多くの不明な点が残されており，断片的な理解に過ぎない．今後さらなる代謝理解が深まることにより，心臓における代謝の可塑性と遺伝子ネットワーク，エピジェネティクスによる環境変化のつながりがより明らかになっていくであろう．心臓の代謝機構を深く理解することにより，多能性幹細胞由来の心筋細胞の作製や心不全に対する新たな治療法に結び付くことが期待される．

文献

1) Doenst T, et al：Circ Res, 113：709-724, 2013
2) Aerni-Flessner L, et al：Cardiovasc Diabetol, 11：63, 2012
3) Ussher JR, et al：Circ Res, 111：628-641, 2012
4) Allard MF, et al：Am J Physiol, 267：H742-H750, 1994
5) Lopaschuk GD, et al：Am J Physiol, 261：H1698-H1705, 1991
6) Werner JC & Sicard RE：Pediatr Res, 22：552-556, 1987
7) Hom JR, et al：Dev Cell, 21：469-478, 2011
8) Folmes CD, et al：Circ Res, 110：526-529, 2012
9) Medina JM：Biol Neonate, 48：237-244, 1985

10) Tohyama S, et al : Cell Stem Cell, 12 : 127-137, 2013
11) Lalowski MM, et al : Front Physiol, 9 : 365, 2018
12) Puente BN, et al : Cell, 157 : 565-579, 2014
13) Itoi T & Lopaschuk GD : Pediatr Res, 34 : 735-741, 1993
14) Lopaschuk GD, et al : J Biol Chem, 269 : 25871-25878, 1994
15) Tohyama S, et al : Cell Metab, 23 : 663-674, 2016
16) Marsboom G, et al : Cell Rep, 16 : 323-332, 2016
17) Carey BW, et al : Nature, 518 : 413-416, 2015
18) Shiraki N, et al : Cell Metab, 19 : 780-794, 2014
19) Cliff TS, et al : Cell Stem Cell, 21 : 502-516.e9, 2017
20) Hattori F, et al : Nat Methods, 7 : 61-66, 2010
21) Chung S, et al : Nat Clin Pract Cardiovasc Med, 4 Suppl 1 : S60-67, 2007
22) Tohyama S & Fukuda K : Circ Res, 120 : 1558-1560, 2017
23) Lin B, et al : Front Endocrinol (Lausanne), 8 : 253, 2017
24) Nakano H, et al : Elife, 6 : pii: e29330, 2017
25) Correia C, et al : Sci Rep, 7 : 8590, 2017
26) Opie LH & Knuuti J : J Am Coll Cardiol, 54 : 1637-1646, 2009
27) Finck BN, et al : J Clin Invest, 109 : 121-130, 2002
28) Lahey R, et al : Circulation, 130 : 1790-1799, 2014

＜著者プロフィール＞

森田唯加：2011年，東京農工大学工学部生命工学科卒業，'16年，東京大学大学院理学系研究科生物科学専攻博士課程修了．'16年～現在，慶應義塾大学医学部循環器内科研究員．心臓発生過程における代謝変化と遺伝子発現制御のメカニズムの解明をめざしている．

遠山周吾：慶應義塾大学医学部循環器内科（臓器再生医学）特任講師．専門は，心筋代謝と多能性幹細胞を用いた心臓再生医療．

第2章 心疾患・心不全の分子病態の最先端

4. 心臓リモデリングにおけるオートファジーの役割

村川智一,大津欣也

大隅良典博士のノーベル生理学医学賞受賞によりオートファジー研究はますます注目を集めている.われわれは,いち早く心臓におけるオートファジーの重要性について明らかにしてきた.近年,選択的オートファジーが報告され,心臓領域ではミトコンドリア選択的オートファジー(マイトファジー)に関連する分子がさかんに研究されている.本稿では,心臓におけるオートファジーおよびマイトファジーの役割につき概説し,それらを標的とした治療の可能性について述べる.

はじめに

心臓の形態および機能は圧負荷や容量負荷などの外的ストレスにより変化する.一方,これらのストレスが解除されるとこういった変化は元に戻ろうとする.これらが心臓リモデリングおよび逆リモデリングとよばれる現象である.心筋細胞の恒常性はタンパク質の合成と分解により維持されており,これらのバランスの不均衡により心筋細胞の機能障害が惹起される.心筋細胞は終末分化細胞であるため,変性タンパク質や障害を受けた細胞小器官を細胞分裂により希釈することができない.したがって,心筋細胞内でのタンパク質分解機構は心機能を保つうえで非常に重要であると考えられる.心臓では大きく3つの分解系が報告されている.すなわち,カルパイン系,ユビキチン-プロテアソーム系,そしてオートファジーである.本稿ではこのうち心臓におけるオートファジーの役割とオートファジーを標的とした治療の展望について概説する.

1 オートファジーとは

オートファジーという単語はギリシア語の「auto(自らを)」および「phagy(食べる)」に由来する.オートファジーはオートファゴソームとよばれる脂質二重膜の小胞により細胞質内の変性タンパク質や細胞小器官などが隔離され,最終的にリソソームとの融合により内容物が分解される機構であり,酵母から人に至るまで高度に保存されている.オートファジーは生存に必要な栄養素を分解・再利用することだけでなく細胞質内のタンパク質や細胞小器官の品質を保つ役割も

[略語]
ATG:autophagy related gene(オートファジー関連遺伝子群)
LC3:microtubule-associated proteins 1A/1B light chain 3
LIR:LC3 interacting region

Role of autophagy in cardiac remodeling
Tomokazu Murakawa/Kinya Otsu:The School of Cardiovascular Medicine and Sciences, King's College London British Heart Foundation Centre of Excellence(キングス・カレッジ・ロンドン循環器内科)

担っている．オートファジーは1950年代に発見され，当初は電子顕微鏡による形態学的手法や生化学的手法により研究されたが，1990年代に大隅良典博士により遺伝学的アプローチを用いてオートファジー関連遺伝子群（autophagy related gene：ATG）が同定されたのを契機にオートファジーの分子制御機構の研究は飛躍的に発展を遂げ，現在では40種類以上のATG遺伝子が報告されている．オートファゴソームはコアAtgタンパク質[※1]の機能単位が協調的かつ連続的に作用することにより形成される．オートファジー関連遺伝子欠損モデルの解析により，オートファジーが細胞の飢餓応答およびその他のストレス，恒常性の維持，細胞の分化等に重要な役割を果たしていることが明らかになってきた．また，オートファジーは非選択的な分解システムと考えられていたが，近年，ミトコンドリアやペルオキシソームなどの特定の細胞小器官や細菌，ユビキチン化タンパク質を選択的に分解する選択的オートファジーが報告されるようになった．

2 オートファジー（非選択的オートファジー）

1）心筋細胞の恒常性の維持および老化におけるオートファジー

われわれはオートファジーに必須であるAtg5の心筋特異的ノックアウトマウスを作製し，心筋での役割を検討した[1]．薬剤誘導性心筋特異的Atg5ノックアウトマウスでは，Atg5のノックアウト誘導後すぐに急速な左室拡大と左室収縮不全および肺うっ血を伴う心不全を認めた．ノックアウトマウスの心筋では，ミトコンドリアやZ帯などの微細構造の異常とともに心筋細胞アポトーシスの増加や小胞体ストレスの増加がみられた．したがって，定常状態におけるオートファジーは心臓の形態および心機能，心筋細胞内の微細構造などの恒常性の維持に重要であることがわかった．

また，野生型マウスの心臓においてオートファジー活性の分子マーカーであるLC3[※2]の発現を継時的に評価したところ，加齢に伴いオートファジー活性は低下していた．さらに，胎生期からの心筋特異的ノックアウトマウスは生後3カ月までは心機能低下を示さないが，10カ月齢になると左室径の著明な増大および左室内径短縮率の低下を認めるようになり，電子顕微鏡による観察ではミトコンドリアの配列異常，大小不同やクリステの崩壊が認められた[2]．また，ごく最近ではオートファジー必須分子であるBeclin1（酵母ATG6の哺乳類ホモログ）とその抑制因子であるBCL2との結合部位に変異を導入することにより恒常的にオートファジー活性を上昇させた$Becn1^{F121A/F121A}$ノックインマウスにおいて，20カ月齢での心線維化や心筋細胞横断面積の上昇などの老化に関する指標が軽減されることが報告された[3]．これらの結果から，オートファジーはタンパク質やミトコンドリアの品質管理により心筋細胞の老化に関与していることが示唆された．

2）代償性心肥大および左室逆リモデリングにおけるオートファジー

心筋細胞では細胞増殖はほぼみられないため，圧負荷に対しては個々の細胞が肥大することにより適応しようとする．細胞容積はタンパク質合成と分解のバランスにより決定されるため，肥大心ではタンパク質合成が相対的に亢進していると考えられる．われわれは心肥大におけるオートファジーの役割を検討するために横行大動脈縮窄術（TAC）によるマウス圧負荷モデルを用いた．TACにより中等度の圧負荷を野生型マウス心に与えると，術後1週間で心機能低下を伴わない左室肥大を認める．これは高血圧や大動脈弁狭窄などにおける代償期の心肥大の病態を模したモデルといえ

※1　コアAtgタンパク質
オートファゴソーム形成に必須な18種類のAtgタンパク質群．個々のAtgタンパク質は複合体を形成しており，4つの機能グループに大別することができる．

※2　LC3（microtubule-associated proteins 1A/1B light chain 3）
酵母におけるオートファジー必須タンパク質であるAtg8の哺乳類ホモログ．細胞質にあるLC3-Ⅰがユビキチン様修飾によりLC3-Ⅱとなることでオートファゴソーム膜に安定に局在化する．このため，オートファジーの活性評価やオートファゴソームのマーカーに利用される．

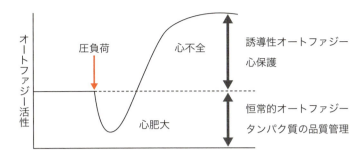

図1 心臓リモデリングにおけるオートファジーの役割と活性の変化

る.オートファジーレポーターマウス（GFP-LC3トランスジェニックマウス）を用いてTAC手術後のオートファジー活性を評価したところ，TAC手術群は偽手術群に比しオートファジー活性は有意に低下していた.ラットの圧負荷モデルやβ受容体刺激薬による心肥大モデルにおいてもオートファジー活性の低下が報告されている[4]ことから，代償性心肥大期にはオートファジーが抑制されることによりタンパク質分解が低下し心肥大を促進していると考えられる（図1）.ただ，Atg5ノックアウトマウスにおいても圧負荷後の心肥大の程度の野生型マウスと同等であることから，オートファジーの心臓肥大における役割は限定的といえる.

一方で，左室逆リモデリングは心肥大患者の治療過程において重要な現象であり，心重量の低下はタンパク質合成の低下またはタンパク質分解の亢進によると考えられる.われわれは，アンジオテンシンIIの持続的投与開始後2週間またはTAC手術後10日間で圧負荷を解除する左室逆リモデリングのモデルを用いてオートファジーの関与を検討した[5].Atg5ノックアウトマウスは野生型マウスに比し圧負荷解除7日後の心肥大の退縮が有意に抑制されていた.また，野生型マウスでは圧負荷解除後にオートファジーが亢進しており，オートファジーが左室逆リモデリングに重要であると考えられた.

3）心肥大から心不全への移行期におけるオートファジー

心肥大は心疾患発症および心臓関連死の独立した危険因子になっている.心臓が負荷を持続的に受けた場合，代償機構が破綻しやがては適応不全を起こす.変性タンパク質や障害ミトコンドリアの蓄積から活性酸素の産生が増加し，細胞傷害が惹起されることに加えて炎症細胞の活性化を伴う線維化が増加することにより心不全へとつながっていく.前節で述べた中等度のTAC手術モデルマウスは，術節4週間になると心機能低下を生じ，その時期にはオートファジーは活性化されている.すなわち，オートファジーは心肥大から心不全への移行期に活性化される.同程度の圧負荷を心筋特異的Atg5ノックアウトマウスに与えたところ，対照群は術後1週間で心肥大を呈するのみであるのに対し，ノックアウトマウスでは心不全状態に陥った.ノックアウトマウスの心筋では，ユビキチン化タンパク質の蓄積や小胞体ストレスの増加，心筋細胞アポトーシスの増加がみられた.以上より，オートファジーは心肥大から心不全の移行期に活性化されることで変性タンパク質や障害ミトコンドリアを分解し，心保護的に作用していることが示唆された[1].一方，Beclin1トランスジェニックマウスやBeclin1ノックアウトマウスを用いた検討ではオートファジーが心臓リモデリングを促進したことが報告されている[6].これらの表現型はBeclin1がアポトーシスへの関与を含め多くの機能をもつことが影響している可能性があるが，過剰なオートファジーが生体にどのような影響を与えるのかという問題とともにオートファジーの心臓での役割について注意深く検討していく必要がある.

このように，オートファジーは定常状態において心筋細胞の恒常性維持に重要な働きをしているのみならず，心不全への進展過程において増加し，心不全に対する代償機構の1つとして重要であると考えられる（図1）.

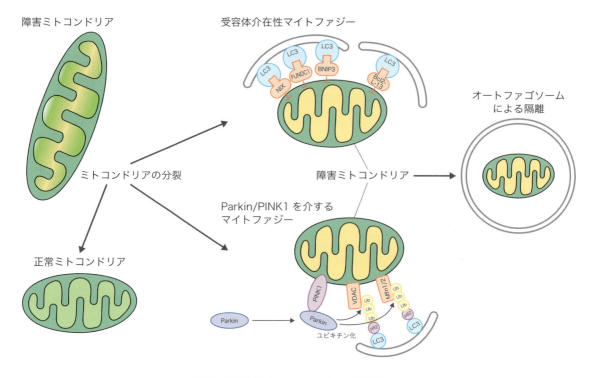

図2 選択的オートファジーの分子機序

3 マイトファジー（選択的オートファジー）

心筋細胞は大量のATPを消費するためミトコンドリアを豊富に含んでおり，障害ミトコンドリアでのATP産生低下や活性酸素の産生増加は心機能低下の原因となる．したがって，心筋細胞の恒常性を維持するためには障害ミトコンドリアを選択的・効率的に除去するシステムが不可欠であると考えられる．ミトコンドリアは一般的に分裂と融合（合わせてミトコンドリアダイナミクスと称する）をくり返しており，障害ミトコンドリアや老化ミトコンドリアは分裂の結果，オートファジーで処理可能なサイズになった後に分解されることが知られている．ミトコンドリア選択的オートファジーはマイトファジーとよばれ，マイトファジーの分子機序はE3ユビキチンリガーゼParkin（PARK2）およびPTEN-induced putative kinase protein 1（PINK1）を介する系とミトコンドリア外膜に局在するマイトファジー関連タンパク質を介する受容体介在性マイトファジーに大別される（図2）．

1）Parkin/PINK1によるマイトファジー

ParkinおよびPINK1は遺伝性パーキンソン症候群の原因遺伝子として知られる．これらを介するマイトファジーはミトコンドリアの障害による膜電位の低下により惹起される．正常なミトコンドリアではPINK1はミトコンドリア内膜に輸送された後すみやかに分解されるが，障害ミトコンドリアではPINK1のミトコンドリア内膜への輸送および分解が阻害され，VDAC1（voltage dependent anion-selective channel protein 1），Mfn1，Mfn2などミトコンドリア中のさまざまなタンパク質がユビキチン化される結果，ユビキチン結合型アダプターp62を介したLC3との結合により障害ミトコンドリアは選択的にオートファゴソームに取り込まれる．

PINK1ノックアウトマウスは病的心肥大と左室収縮能の低下を示すことが報告されているが，ParkinはPINK1の下流であるにもかかわらずParkinノックアウトマウスは心臓における明らかな表現型を呈しない．一方，マウス心筋梗塞モデルではParkinノックアウトマウスは野生型マウスに比して梗塞領域の拡大および

生存率の低下がみられ，心筋虚血時のストレス応答において重要であることが示唆されている[7]．

2) 受容体介在性マイトファジー

受容体介在性マイトファジーでは，ミトコンドリア外膜に局在するマイトファジー関連タンパク質がオートファゴソーム上のLC3と直接結合することで障害ミトコンドリアが選択的に除去される．マイトファジー関連タンパク質としては赤芽球におけるマイトファジーにかかわるNIP3-like protein X (NIX/BNIP3L)[8]，低酸素により誘導されるマイトファジーに関連するBNIP3[9]，FUNDC1[10]などがある．これらの分子はLIR (LC3 interacting region) とよばれるモチーフによりLC3と結合する．心筋特異的NIXノックアウトマウスおよび心筋特異的NIX/BNIP3ダブルノックアウトマウスはそれぞれ生後60週，30週で著明な心機能低下を示し，異常ミトコンドリアの蓄積を認めた．しかし，若年の心筋特異的NIXノックアウトマウスでは冠動脈結紮術後およびTAC術後の心室リモデリングはむしろ抑制される[11]．これらは，BNIP3とNIXがアポトーシス促進分子としての機能も併せもつことが要因と考えられる．FUNDC1の心筋特異的ノックアウトマウスは10週齢で著明な左室収縮能の低下を示すほか，心筋梗塞モデルにおいて梗塞領域の拡大を認める[12]．FUNDC1ノックアウトマウスでは心筋におけるミトコンドリアサイズの増大がみられ，ミトコンドリアの分裂とそれに続くマイトファジーの障害による表現型であることが示唆された．

冒頭で述べたように，オートファジーは酵母から哺乳類まで高度に保存されており，酵母におけるオートファジー関連遺伝子群の多くで哺乳類ホモログが同定されている．Atg32は酵母におけるマイトファジー特異的遺伝子であり，酵母のマイトファジーに必須であるが，哺乳類ホモログは同定されていなかった．われわれは，Atg32の構造および機能（①ミトコンドリア外膜に局在，②膜1回貫通タンパク質，③LIRモチーフによるLC3ファミリータンパク質との結合，④酸性アミノ酸のクラスター配列）が哺乳類ホモログにおいても保存されているであろうとの仮説のもとスクリーニングを行い，新規のマイトファジー関連タンパク質としてBcl2-L-13を同定した[13]．Atg32は酵母のマイトファジーに必須であるため，Atg32欠失酵母ではマイトファジーは全く誘導されない．このAtg32欠失酵母にBcl2-L-13を発現させたところ，マイトファジーが誘導されたことからBcl2-L-13はAtg32の機能的ホモログと考えられた．哺乳類細胞では，Bcl2-L-13は過剰発現によりミトコンドリアの分裂およびマイトファジーを誘導可能で，われわれはBcl2-L-13がミトコンドリアダイナミクスとマイトファジーの両方にかかわる分子であると考えている．Bcl2-L-13は心臓，骨格筋，脳，膵臓などで発現が多くみられる．現在，われわれはBcl2-L-13の*in vivo*での役割について解析を進めているところである．

4 治療標的としてのオートファジー

オートファジーの活性化により有害タンパク質や障害ミトコンドリアをより効率的に除去することは心臓リモデリングの抑制に有効であると考えられ，オートファジーを標的とした薬剤治療の可能性が検討されている．オートファジーを活性化させる薬剤としては，mTOR阻害薬であるラパマイシン，AMPKを活性化するメトホルミンなどの既存の薬剤においてマウス虚血再灌流モデルや圧負荷モデルで心保護作用が認められており，また，オートファジーの分子機序を標的とした薬剤も報告されている．Tat-Beclin1はBeclin1の一領域を細胞への導入を容易にするためにHIV-1 Tatタンパク質に連結させたもので，オートファジーの抑制因子であるGAPR-1と相互作用することにより上記薬剤よりも特異的にオートファジーを誘導する[14]．Tat-Beclin1の投与はTACモデルマウスでオートファジーを有意に活性化し心機能を改善することが報告されている[14]．また，最近では副作用の観点からオートファジー活性化能をもつ天然化合物も注目されている．きのこ類や酵母に多く含まれる二糖類であるトレハロースがマウス心筋梗塞モデルやmTOR系の亢進によりオートファジー活性が抑制されているTSC2ノックアウトマウスにおいて心機能低下を抑制したことや[15][16]，麦芽や納豆に多く含まれるポリアミンであるスペルミジンが高齢マウス心での拡張能や肥大を改善するなどの効果を示し，さらにヒトの疫学研究でもスペルミジン摂取量が心臓病および心臓関連死の発生と逆相関したことが報告されている[17]．

おわりに

オートファジーおよびマイトファジーは細胞内タンパク質やミトコンドリアの品質管理により心筋の恒常性を維持し，ストレスから心臓を保護している．この機構を活性化することは心疾患治療の新しい戦略となりうる．オートファジーと心疾患のかかわりがさらに解明され，オートファジーを標的とした治療が早期に臨床応用されることが期待される．

文献

1) Nakai A, et al：Nat Med, 13：619-624, 2007
2) Taneike M, et al：Autophagy, 6：600-606, 2010
3) Fernández ÁF, et al：Nature, 558：136-140, 2018
4) Pfeifer U, et al：J Mol Cell Cardiol, 19：1179-1184, 1987
5) Oyabu J, et al：Biochem Biophys Res Commun, 441：787-792, 2013
6) Zhu H, et al：J Clin Invest, 117：1782-1793, 2007
7) Dorn GW 2nd：J Mol Cell Cardiol, 95：42-49, 2016
8) Novak I, et al：EMBO Rep, 11：45-51, 2010
9) Zhang J & Ney PA：Cell Death Differ, 16：939-946, 2009
10) Liu L, et al：Nat Cell Biol, 14：177-185, 2012
11) Dorn GW 2nd：J Cardiovasc Transl Res, 3：374-383, 2010
12) Wu S, et al：Circulation, 136：2248-2266, 2017
13) Murakawa T, et al：Nat Commun, 6：7527, 2015
14) Shoji-Kawata S, et al：Nature, 494：201-206, 2013
15) Sciarretta S, et al：J Am Coll Cardiol, 71：1999-2010, 2018
16) Taneike M, et al：PLoS One, 11：e0152628, 2016
17) Madeo F, et al：Science, 359：pii: eaan2788, 2018

＜筆頭著者プロフィール＞

村川智一：2003年，大阪大学医学部医学科卒業，'15年，大阪大学大学院医学系研究科博士課程修了，博士（医学）．'16年よりKing's College London留学中，Research Fellow．研究テーマは心臓におけるミトコンドリアダイナミクスおよびマイトファジーの役割の解明．

第2章 心疾患・心不全の分子病態の最先端

5. 心不全と炎症

真鍋一郎

近年の研究成果は慢性炎症が生活習慣病全般に共通して寄与する基盤病態であることを明らかにした．心疾患においても，心筋梗塞や心筋炎における炎症の重要性は従来からよく知られていたが，最近では原因の如何にかかわらず心不全の進展に寄与していることが示唆されている．また心臓の炎症は，内臓脂肪組織をはじめとする他臓器における炎症や，神経内分泌系を含む全身的な変化の影響も強く受ける．特に高齢者心不全では臓器連関も介して進行する慢性炎症が，線維化をはじめとする心臓リモデリングを進める可能性が高く，炎症の制御機構や，炎症がどのように組織の構造変化をもたらすかの理解が求められている．

はじめに

心不全の発症には多彩な機序が寄与していることが提唱されてきたが，いまだにその分子機序の理解は不十分である．近年の急速な心不全患者数の増加は，新たな視点での心不全の理解と治療標的の同定を求めている．近年の研究により，生活習慣病とがんに広く慢性炎症が寄与していること，また，臓器連関によって炎症の拡大も生じることがわかってきた．心不全においても炎症が関係していることは，心不全患者でTNF-α，IL-6，IL-1，IL-18等の血中炎症性サイトカインレベルが上昇し，重症度と関連することの発見から1990年代に提唱された[1]．

炎症は本質的に保護的な生物の応答であり，傷害や感染から体を守る．心臓においても，急性心筋梗塞に際して損傷した組織を掃除し，瘢痕組織による修復をもたらすのも炎症である．急性心筋梗塞への保護的な応答としての炎症の重要性は，急性炎症の障害により，心筋梗塞後の修復が破綻することからも明らかである[2]．一方で，急性心筋梗塞の瘢痕による治癒は，残存した心筋の肥大やリモデリングを進め，心臓全体の機能障害を引き起こす．このリモデリングには，非梗塞領域での慢性的な炎症が寄与することが示されている[3]．このように炎症には正と負の側面が複雑に絡み合う．

これまでの心臓研究は心筋細胞が中心に進められて

[略語]
CHIP：clonal hematopoiesis of indeterminate potential（未確定の潜在能をもつクローン性造血）
DAMPs：damage-associated molecular patterns（傷害関連分子パターン）
HFpEF：heart failure with preserved ejection fraction（駆出率が保たれた心不全）
SASP：senescence-associated secretory phenotype（細胞老化に伴う細胞老化関連分泌形質）

Inflammation in heart failure
Ichiro Manabe：Department of Disease Biology and Molecular Medicine, Graduate School of Medicine, Chiba University（千葉大学大学院医学研究院長寿医学）

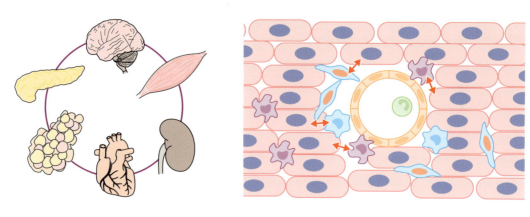

図1 心不全における個体レベル・組織レベルでの相互作用
心筋内では心筋細胞と間質に存在する多様な非心筋細胞が常にコミュニケーションして組織恒常性を維持している．炎症は心臓内の免疫細胞，血管細胞，線維芽細胞，心筋細胞等の間の複雑でダイナミックな細胞間相互作用によって進行する．また，心筋組織内のプロセスも全身や他臓器からの相互作用に大きく影響される．特に炎症には心臓外の要素が強い影響を及ぼす．炎症に典型的なように，心不全のメカニズムを解明するためには，細胞間，臓器間，システム間の相互作用の理解が必要となる．

きた．しかし，炎症が間質に入り込んできた免疫細胞や血管が主体になって進行することに典型的なように，心臓ストレスへの応答は心筋細胞の反応だけでは理解できない（図1）．本稿では，比較的研究が進んでいる急性心筋梗塞に関して，急性炎症の意義と慢性炎症・心不全への進展メカニズムを概説した後，心不全における炎症の多面的な役割を検討したい．

1 急性心筋梗塞と急性炎症

心臓では心筋細胞の再生が起きないため，急性虚血によって生じた壊死巣は瘢痕によって修復される．急性心筋梗塞後の急性炎症は梗塞組織を処理し，瘢痕による修復を準備・推進する適応的な生物応答といえる．一方で，心筋梗塞慢性期には，炎症や線維化による修復機転はむしろ心機能を悪化させる面ももつ．

急性心筋梗塞では壊死細胞や細胞外基質由来のDAMPs（damage-associated molecular patterns）や，補体系の活性化，活性酸素種等によって炎症応答が誘導される[4]．DAMPsは心筋細胞，線維芽細胞，内皮細胞，マクロファージ等を刺激し，ケモカイン・サイトカイン分泌を誘導する．これらに応じて免疫細胞がリクルートされる．好中球の集積に引き続き，血中の単球がリクルートされ，単球から分化したマクロファージが集積する．これらの細胞では表面マーカー

Ly6Cの発現レベルが高いため，$Ly6C^{hi}$単球／マクロファージ，あるいはM1マクロファージと表現される．当初，多数を占める$Ly6C^{hi}$単球／マクロファージは時間の経過とともに漸減し，マウスでは心筋梗塞5日目頃から$Ly6C^{lo}$マクロファージが主体となる．

当初集まる好中球や$Ly6C^{hi}$マクロファージは，細胞残滓を処理する．実際，初期の単球・マクロファージ集積を抑制すると，壊死巣の拡大と左室機能の悪化を招く．一方で$Ly6C^{lo}$マクロファージは，線維化や血管新生を誘導する機能をもつ．これらのマクロファージの集積阻害は，左室の再内皮化も抑制することから，壊死組織の修復にも必須であることがわかる．

このように，炎症は，壊死組織を処理し，瘢痕の形成，再内皮化や血管新生を進め，常に拍動を続けなければならない心臓を迅速に修復するために必須の機構である．一方で，マウスの急性心筋梗塞1週間後に単球の集積を阻害すると，左室収縮能の改善と非梗塞部位の線維化が抑制された[5]．非梗塞部位でもマクロファージは増加し，線維化を進めると考えられ，この働きはむしろ心機能に負に働く．このように，線維化による瘢痕形成は，心破裂を防ぐために必須であるが，心筋梗塞後に梗塞の辺縁部や非梗塞領域で活性化される慢性炎症や線維化は心室リモデリングを進め，心機能を障害してしまう[6]．急性心筋梗塞を例にとっても，炎症プロセスは保護的な作用とともに，負の作用もも

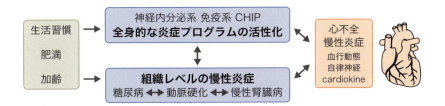

図2　慢性炎症性疾患の連関
心不全は慢性腎臓病や糖尿病をはじめとするさまざまな生活習慣病の影響を受ける．これら疾患の発症には慢性炎症が共通してかかわっており，互いに影響を与え合う．肥満や加齢，運動不足等の生活習慣は全身的な変化も介して炎症プログラムの活性化をもたらす．

たらす場合があることがわかる．心不全でみられる慢性的な炎症プロセスやシグナルの活性化にも，ストレスへの適応的な応答の側面と，心機能を障害する負の側面とが複雑に絡み合っていると考えられる[2)7)]．

2 炎症と心不全の多層的な連関

心不全患者ではTNF-αやIL-1βのような炎症性サイトカインの血中レベルの増加や，心臓での発現増加が認められるが，炎症性サイトカインはさまざまな動物モデルで心機能の低下や心臓リモデリングをもたらすことが報告されており，その機序も心筋細胞でのカルシウムハンドリングの異常や，線維芽細胞の活性化による線維化促進等，多岐にわたることが報告されている[8)]．上記のように慢性炎症は，マクロファージの活性化等を介して線維芽細胞による線維化を促進する．線維化は心機能を障害する[9)]．高齢者の心不全では線維化をはじめとするリモデリングが認められるが，マクロファージが拡張傷害モデルで線維化を促進することも報告されている[10)]．

慢性炎症は，心不全のリスクとなる疾患，例えば動脈硬化性疾患や糖尿病の発症・進展にも寄与する．例えば，冠動脈硬化を増悪させ，虚血を惹起することは心不全の原因となる．インスリン抵抗性も心不全に寄与する[11)]．このように，慢性炎症はこれらの疾患の増悪を介して心不全に寄与する（**図2**）．

各臓器の炎症は個別に進行するのではなく，相互に作用し合う．例えば，肥満は内臓脂肪組織に慢性炎症を誘導するが，脂肪組織炎症は遠隔組織の炎症やインスリン抵抗性を促進する[12)]．この脂肪組織にはじまった炎症の波及・拡大は，動脈硬化性疾患や糖尿病の発症に寄与すると考えられる．詳細なメカニズムはまだよくわかっていないが，全身あるいは遠隔組織の炎症が，炎症性サイトカインや自律神経を介して心臓における炎症や心不全に影響する可能性も高い．また，老化も全身的に慢性炎症の起こりやすい状態をもたらす（炎症老化）ことが知られており，高齢者心不全に寄与している可能性もある．

逆に心不全が全身あるいは他臓器の炎症を誘導することも示唆されている．急性心不全患者では血中のCRPやTNF-α等の炎症バイオマーカーが上昇していた[13)]．BNPが臨床症状の改善とともに急速に低下したのに比して，これら炎症バイオマーカーは退院1カ月後でも増加したままだったことから，急性心不全が持続する全身的な炎症を誘導することが示唆される．動物モデルでも，例えばマウスの心臓圧負荷モデルで，内臓脂肪組織に炎症が誘導されることが報告されている[14)]．

心不全が全身や遠隔組織の炎症を誘導する機序はよくわかっていないが，血行動態や自律神経活性化を介する可能性や，心臓から分泌される生理活性物質（cardiokine）の寄与が示唆されている[15)16)]．心不全では筋量低下を伴うカヘキシー[※1]が認められるが，骨格筋における炎症が背景のメカニズムとして重要と考えら

> **※1　カヘキシー**
> 慢性疾患を背景に生じる骨格筋量の減少を特徴とする複雑な代謝症候群であり，脂肪量の減少を伴うこともある．心不全，慢性呼吸器疾患，がん等で認められ，インスリン抵抗性，炎症，骨格筋タンパク質の異化亢進等多様な要因が寄与すると考えられている．

れている[17]．また心不全による腸管還流の悪化は，腸管の透過性を亢進させる[18]．因果関係は不明確なところが残されているが，これらの変化が腸内細菌由来の血中エンドトキシンレベルを上昇させ，炎症を促進する可能性がある[19]．

3 心不全における全身的な炎症応答

　心不全における炎症の意義は，心臓だけを見ることでは理解できない．全身あるいは他臓器との相互関係を理解することが重要である．急性心不全や心筋梗塞を含む心臓への傷害は，全身的な応答を引き起こす．例えば，Dutta らは*Apoe*ノックアウトマウスに心筋梗塞をつくると，その後に動脈硬化プラークの進展が促進されることを見出した[20]．動脈硬化巣で炎症が惹起されるだけでなく，末梢血中および脾臓の単球数も増加していた．心筋梗塞によって交感神経系が活性化されるが，その結果として造血幹細胞を脾臓に動員していることが示された．つまり，心臓（循環系）における傷害は神経系を介して，造血幹細胞や単球（免疫系）の動員をもたらし，血管（循環系）における動脈硬化巣の形成を促進する．心筋梗塞後の再梗塞では，このような機序によって動脈硬化が増悪している可能性がある．筆者らは最近心臓－脳－腎臓の連携が心臓のストレス応答に重要であり，この応答に心臓マクロファージが鍵となることを見出した（第2章-10参照）[7]．

　心疾患における全身的な炎症の重要性を示す非常に興味深い知見が最近報告された．ゲノム解析により，健常人でも加齢とともに血球細胞に遺伝子変異が認められることがわかってきた．造血幹細胞の増殖と生存に有利な変異は，変異造血幹細胞のクローナルな増加をもたらし，その結果として変異血球細胞の増加（クローン性の造血）が起こる．65歳以上の少なくとも10〜20％に，白血球の体細胞変異が認められた[21]．このようなクローナルな変異血球細胞の増加は造血腫瘍リスクを増加させるが，がん化にはさらに複数の遺伝子変異が重なって生じることが必要なことから，クローン性造血が認められる場合でも造血腫瘍の発症は比較的稀である．このような変異幹細胞による造血は，未確定の潜在能をもつクローン性造血（clonal hematopoiesis of indeterminate potential：CHIP）とよばれる．興味深いことに，造血に関連する遺伝子変異が血球にみられたがんをもたないヒトでは，全死亡が約40％も増加していた[22]．造血腫瘍だけではこの増加は説明できず，実際には心筋梗塞や脳卒中による死亡が大きく寄与していることがわかった．心血管疾患リスクが2倍以上に増加することから，クローン性造血が動脈硬化性疾患の進展に寄与することが示唆される．

　CHIPと動脈硬化に関する実験的な解析も進められている．CHIPでは*DNMT3A*，*TET2*，*ASXL1*遺伝子に最も頻繁に変異が認められる．動脈硬化モデルマウスであるLDL受容体ノックアウトマウスに*Tet2*遺伝子を欠損する骨髄を移植すると，動脈硬化巣が増悪することが報告された[23]．*Tet2*欠損マクロファージは炎症活性化を示したことから，CHIPが単球・マクロファージの機能を修飾して炎症性疾患を促進する可能性が示唆された．さらに，*Tet2*欠損造血は慢性心筋梗塞モデルや圧負荷モデルでも心不全を増悪させた[24]．1つの分子機序として，*Tet2*欠損により単球・マクロファージのNLRP3インフラマソームの活性化とIL-1β分泌能が亢進することが示されている．

4 心不全における炎症誘導機序

　前述したように，急性心筋梗塞では細胞死がDAMPsや補体系の活性化を誘導し急性炎症が誘導される．一方で，急速な細胞死を伴わない圧負荷のようなストレスがどのように炎症を誘導するかは必ずしも明らかではないが，機械刺激，細胞外基質の変化やDAMPsの蓄積，低酸素等の寄与が指摘されている．例えば，機械刺激により心筋細胞や心臓線維芽細胞が炎症性サイトカインを発現することが報告されている[8]．内皮細胞やマクロファージも機械刺激に反応することが知られている．心臓組織マクロファージが機械刺激に応じて増殖することも報告されている[5]．心筋梗塞では，梗塞部位の壁運動異常によって生じる非梗塞部位への機械的ストレスが，同部位の炎症とリモデリングを促進する可能性もある．

　長期的な心臓へのストレスでは，細胞外基質の分解産物や細胞死によって生じるDAMPsが心臓内に蓄積することが提唱されているが，ヒトでの直接的なデータは乏しい．例えば，DAMPsの1つであるHMGB1の

血中レベルが心不全重症度と関連することが報告されているが[25]，HMGB1の起源や心臓での作用ははっきりしない．他にも，細胞老化に伴う細胞老化関連分泌形質（senescence-associated secretory phenotype：SASP）因子が炎症を誘導する可能性もあるが，まだほとんど検討されていない．虚血は心不全の主要なメカニズムの1つと考えられている．低酸素応答のシグナル経路は炎症制御機序とも密接に関連していることがわかっており，慢性炎症を制御して心不全に寄与する可能性がある[26]．

前記したように，肥満や他の生活習慣病に伴う全身的な炎症や，神経内分泌系の変調が心臓の炎症を誘導・促進する可能性もある[13]．心不全が多様な臓器との連関や全身性の変化とともに進行することから，炎症の誘導・慢性化についても，心臓外のシステムとの双方向性の相互作用メカニズムのさらなる理解が望まれる．

5 炎症を標的とした治療

慢性炎症は新たな心不全治療の標的としても注目を集めている．心不全患者で血中サイトカイン上昇が認められることは1990年代から知られており，すでにいくつかのサイトカインについては阻害薬の臨床試験が行われ，一部は予想に反する結果が報告されている．例えば，心不全患者への抗TNF-α抗体医薬はランダム化比較試験でむしろ死亡と入院数を増やした[27]．

一方で，AnakinraによるIL-1シグナルの阻害は小規模の試験で心機能改善効果を示した．2017年に報告され話題を集めたCANTOS研究では，心筋梗塞の既往がありCRPが上昇している患者で，IL-1β阻害抗体（Canakinumab）が主要心血管アウトカムを改善した[28]．Canakinumabの心不全への作用を検討するCANTOSのサブスタディーでは，プラセボに比較して3カ月後の最高酸素摂取量（peak VO2）と12カ月後の左室駆出率の改善を認めた[29]．しかし，患者数が15人と非常に小規模であり，より大規模な検討が求められる．他にも小規模ながら，免疫吸着法，免疫グロブリン等がこれまでに検討されている．

これらの先駆的な臨床研究は，炎症が心不全の進行に寄与していること，また炎症への介入が心不全への新たな治療戦略になりうることを示している．一方で，炎症には適応的な作用と病的な作用の両方があり，心不全の原因や病期によっても，その役割は大きく変わる．TNF-α阻害が失敗したことが示唆するように，適応すべき患者の選別や，より特異的な炎症プロセス・シグナルへの介入が求められる．

おわりに

本稿で見てきたように，心不全の発症・進展には全身・心臓外の多くの要素が寄与する．ことに慢性炎症は全身的な神経内分泌系の作用や臓器間連関のなかで進んでいくものであり，心不全における慢性炎症の理解には，このような複雑なシステム間相互作用の理解が求められる．特に高齢者に多いHFpEF[※2]では，他臓器の障害との連関を考慮することが心不全診療のうえでも非常に重要である．

また，慢性炎症を悪者と単純化することはできない．特に初期には，心臓ストレスへの適応的な応答として誘導されている可能性が高い．心臓において，慢性炎症がどのように誘導され，なぜうまく収束されずに遷延するのか，また，どのようにして，いつから保護的な作用より病的な作用が前面に出てくるのかを理解することは，心不全における慢性炎症の意義を理解するために必須だけでなく，炎症を標的とする治療法開発の鍵になるだろう．

文献

1) Hedayat M, et al : Heart Fail Rev, 15 : 543-562, 2010
2) Oishi Y & Manabe I : Int Immunol, 30 : 511-528, 2018
3) Jiang B & Liao R : J Cardiovasc Transl Res, 3 : 410-416, 2010
4) Ong SB, et al : Pharmacol Ther, 186 : 73-87, 2018
5) Sager HB, et al : Circ Res, 119 : 853-864, 2016
6) Talman V & Ruskoaho H : Cell Tissue Res, 365 : 563-581, 2016
7) Fujiu K, et al : Nat Med, 23 : 611-622, 2017
8) Van Linthout S & Tschöpe C : Curr Heart Fail Rep, 14 : 251-265, 2017

※2 HFpEF

左室収縮能が低下した心不全（heart failure with reduced ejection fraction：HFrEF）に対して収縮能が保持された心不全．高齢者に多く，予後はHFrEFと同程度に悪い．発症メカニズムはよくわかっておらず，治療法も確立していない．

9) Manabe I, et al : Circ Res, 91 : 1103-1113, 2002
10) Hulsmans M, et al : J Exp Med, 215 : 423-440, 2018
11) Riehle C & Abel ED : Circ Res, 118 : 1151-1169, 2016
12) 大石由美子, 真鍋一郎：実験医学, 34：297-301, 2016
13) Paulus WJ & Tschöpe C : J Am Coll Cardiol, 62 : 263-271, 2013
14) Shimizu I, et al : Cell Metab, 15 : 51-64, 2012
15) Shimano M, et al : Circulation, 126 : e327-e332, 2012
16) Jahng JW, et al : Exp Mol Med, 48 : e217, 2016
17) Lavine KJ & Sierra OL : Heart Fail Rev, 22 : 179-189, 2017
18) Sandek A, et al : J Am Coll Cardiol, 50 : 1561-1569, 2007
19) Nagatomo Y & Tang WH : J Card Fail, 21 : 973-980, 2015
20) Dutta P, et al : Nature, 487 : 325-329, 2012
21) Fuster JJ & Walsh K : Circ Res, 122 : 523-532, 2018
22) Jaiswal S, et al : N Engl J Med, 371 : 2488-2498, 2014
23) Fuster JJ, et al : Science, 355 : 842-847, 2017
24) Sano S, et al : J Am Coll Cardiol, 71 : 875-886, 2018
25) Marsh AM, et al : Can J Physiol Pharmacol, 95 : 253-259, 2017
26) Abe H, et al : J Atheroscler Thromb, 24 : 884-894, 2017
27) Alvarez P & Briasoulis A : Curr Treat Options Cardiovasc Med, 20 : 26, 2018
28) Ridker PM, et al : N Engl J Med, 377 : 1119-1131, 2017
29) Trankle CR, et al : Am J Cardiol, 122 : 1366-1370, 2018

＜著者プロフィール＞
真鍋一郎：生活習慣病・加齢関連疾患について，慢性炎症，臓器連関，代謝，エピジェネティクスの観点から研究を行っている．シングルセル解析等多様な技術を活用している．大学院生，ポスドク募集中．詳細は，http://plaza.umin.ac.jp/manabe

第2章 心疾患・心不全の分子病態の最先端

6. 心筋炎と免疫の関与

塙 晴雄

ウイルスなどの感染や自己免疫により心筋炎は発症する．さまざまな動物モデルが開発，研究されて多くの知見が得られたが，両者のかかわりも検討されている．抗原を提示する樹状細胞などは，TLRなどPRRを介してウイルスなどのPAMPsを認識するが，死細胞から放出されるDAMPsも認識し，さまざまな局面で心筋炎にかかわってくることがわかってきた．また，がん治療におけるCPIの投与により劇症型心筋炎を発症する症例が報告され，心筋炎と免疫のかかわりに新たな展開がもたらされた．本稿では，今までに解明されてきた心筋炎の機序を説明するとともに，PRRを介した心筋炎の誘導や増悪の機序，CPI投与による心筋炎，制御性T細胞のかかわりなど，最近の知見について紹介する．

はじめに

以前から，コクサッキーウイルス，アデノウイルス，インフルエンザウイルスなど多くのウイルスが心筋炎を引き起こすことが知られており[1]，ウイルスを接種したマウスモデルが作製され，研究されてきた．また自己免疫性心筋炎に関しては，主に心筋ミオシンを免疫して発症するマウスやラットのモデルが作製され[2][3]，多くの知見が報告されてきた[3]．これらは，遺伝子改変動物を用いた研究も相まって，さらに詳しい機序や両者の心筋炎のかかわりについても明らかにされつつある[4]．正常な心臓は，実際には非心筋細胞が心筋細胞よりも多くを占めており，樹状細胞，在住マクロファージなども存在する[5]．心筋炎において，これら

[略語]
- **ADCC**：antibody dependent cellular cytotoxicity（抗体依存性細胞傷害）
- **CDR**：complementarity determining region（相補性決定領域）
- **CPI**：immune checkpoint inhibitor（免疫チェックポイント阻害薬）
- **DAMPs**：damage-associated molecular patterns（ダメージ関連分子パターン）
- **MHC**：major histocompatibility complex（主要組織適合抗原複合体）
- **NLRs**：NOD-like receptors（NOD様受容体）
- **PAMPs**：pathogen-associated molecular patterns（病原体関連分子パターン）
- **PRR**：pattern-recognition receptor（パターン認識受容体）
- **RLRs**：retinoic-acid inducible gene I-like receptors（RIG-I様受容体）
- **TCR**：T cell receptor（T細胞受容体）
- **TLR**：Toll-like receptor（Toll様受容体）

Immunity in myocarditis
Haruo Hanawa[1][2]：Department of Health and Sports, Niigata University of Health and Welfare[1] /Division of Cardiovascular Medicine, Niigata University Medical and Dental Hospital[2]（新潟医療福祉大学健康スポーツ学科[1] / 新潟大学医歯学総合病院循環器内科[2]）

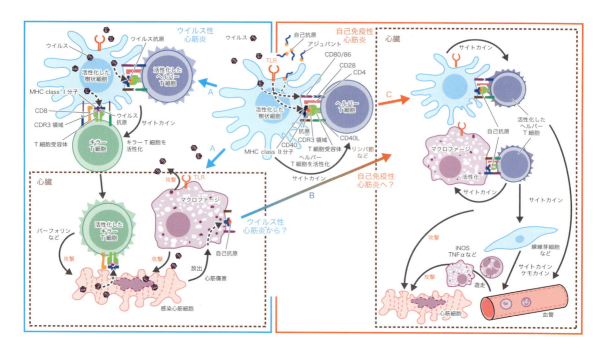

図1　心筋炎の想定される機序
A) ウイルス性心筋炎．ウイルスをTLRで認識して樹状細胞やマクロファージが活性化する．活性化した樹状細胞はウイルス抗原をMHC class II分子に提示し，それに反応した特異的ヘルパーT細胞が活性化する．またこれによって樹状細胞のMHC class I分子上に提示されたウイルス抗原に反応したキラーT細胞が活性化される．活性化したキラーT細胞やマクロファージは感染した心筋細胞を攻撃する．**B)** ウイルス性心筋炎から自己免疫性心筋炎．TLRからの刺激で活性化した心臓のマクロファージや樹状細胞は，破壊された心筋細胞から放出された自己抗原を提示し，それに反応するT細胞を活性化し，自己免疫性心筋炎に進展する可能性がある．**C)** 自己免疫性心筋炎．TLRがアジュバントで活性化された樹状細胞やマクロファージが心筋ミオシンなどの自己抗原をMHC class II分子に提示し，それに反応した特異的ヘルパーT細胞が活性化する．活性化した特異的ヘルパーT細胞は心臓で自己抗原を提示する樹状細胞に接して再び活性化する．それらはサイトカインを分泌し，さらに線維芽細胞からサイトカインやケモカインを分泌させ，血管から白血球を浸潤させiNOSやTNFαなどで心筋細胞を攻撃する．

の細胞は自然免疫として働くだけでなく，抗原提示細胞としてT細胞と連携し，炎症のさまざまな場面で重要な役割をもつ細胞である[6]．また，TLRなどのPRRが発見され，ウイルスなどの病原体から放出されるPAMPsと心筋炎発症のかかわりが解明され，さらに，死細胞から放出されるDAMPsもPRRを介して認識されることが判明し，心筋炎の発症，進展の機序解明に新たな展開がもたらされている[7]．また最近，がん治療に用いられてきたCPIの投与により劇症型心筋炎を発症する症例が報告され[8]，その発症機序の解明はがん患者以外の原因不明の心筋炎の機序解明にもつながる可能性があり，注目されている．本稿では，心筋炎と免疫のかかわりについてこれまで解明されたことと最近の知見を紹介し，今後の課題について私見を述べてみたい．

1 ウイルス性心筋炎

1) ウイルスによる心筋傷害と炎症反応（図1A）

心筋炎の原因ウイルスとして，コクサッキーウイルスB群，パルボウイルス，エコーウイルス，アデノウイルス，インフルエンザウイルス，EBウイルス，HIVウイルス，C型肝炎ウイルスなどが報告されているが，特にコクサッキーウイルスB3がヒトおよびマウスで最も広く研究されている．ウイルス性心筋炎の心筋傷害には，ⓐウイルスタンパク質によるジストロフィンの切断，ⓑ細胞内アポトーシス経路の活性化，ⓒウイルスに対する炎症反応の誘導がある[9]．ウイルスに対

する炎症反応の誘導で，初期に中心的な役割を演じるのは自然免疫であり，マクロファージと樹状細胞などがある．これらの細胞は，ウイルス核酸などをPAMPsとしてTLRやRLRsなどのPRRを介して認識する[4]．これによって，炎症性サイトカインを分泌し，成熟，活性化してウイルスを攻撃する．また，抗原提示細胞である樹状細胞はMHC class II分子上に提示されたウイルス抗原に対して特異的に反応するTCRを有するCD4 T細胞と結合することによってIL-12などを分泌し，同じ樹状細胞のMHC class I分子上に提示されたウイルス抗原に対して特異的に反応するTCRを有するCD8 T細胞のエフェクター機能を増強する[10]．このとき，T細胞の活性化には共刺激シグナルであるCD28とCD80/86の結合[11]，CD40とCD40Lの結合も重要である[12]．エフェクター機能の増強されたCD8 T細胞は，ウイルス感染した心筋細胞のMHC class I分子上に提示されたウイルス抗原に反応し，パーフォリンなどを分泌して感染細胞を攻撃する[13]．このような獲得免疫によりウイルスの排除は増強されるが，CD8 T細胞を除去した場合，ウイルス力価は上昇するものの心筋炎は改善することから[14]，過剰な免疫反応は心筋傷害を増悪させる可能性が考えられている．

2）ウイルス性心筋炎から自己免疫性心筋炎への移行（図1B）

コクサッキーウイルスによるマウス心筋炎では，接種後15日までにウイルスは検出できなくなることからウイルスは排除されたと推測されるが，その後も免疫細胞浸潤を伴う組織傷害，瘢痕，線維化が起こる[4]．これらは，ウイルス性心筋炎から自己免疫性心筋炎に変化した可能性が考えられている．従来，これはウイルス抗原と心筋ミオシンなど自己抗原との類似性から生じる自己免疫的機序による炎症が想定されていた[15]．しかし，Erikssonらは，TLRと共刺激シグナルから刺激された自己抗原を提示する樹状細胞の存在のみによって自己免疫性心筋炎が発症しうることを報告し[16]，ウイルス抗原と自己抗原の類似性がなくとも，自己免疫に感受性のある個体に自然免疫の活性化と組織傷害により自己抗原を提示する樹状細胞が出現さえすれば，自己免疫性心筋炎が生じうるのではないかと推論している．

2 自己免疫性心筋炎（図1C）

1）T細胞と抗原提示細胞の役割

これまでに自己免疫的機序によって発症する心筋炎モデルはいくつか報告されている．そのなかでも，心筋ミオシンと完全フロイントアジュバントの混和物を免疫したトランスジェニック動物ではないマウスやラットの心筋炎モデルが作製されたことによって，今までに多くの知見が得られている[2)3)]．この心筋炎は，正常動物に活性化した病的CD4 T細胞を養子移入することによって発症することから，T細胞依存性の自己免疫性心筋炎モデルであることが知られており，Th1細胞，特にTh17細胞が心筋炎発症には重要であることが明らかになっている[3]．心筋病変部位にTCRの抗原と接するCDR3領域が限られた配列をもつT細胞クローンが浸潤していることは，病的T細胞が特異的な抗原を認識し，心臓の炎症に深くかかわっていることを示唆している[17]．また，TLRとCD40などの共刺激シグナルから刺激を受けた心筋ミオシンペプチドを抗原提示した樹状細胞を養子移入することでも心筋炎は発症する[16]．以上のことから，この心筋炎は，ⓐ心筋ミオシンペプチドを認識する活性化した病的CD4 T細胞，ⓑ心筋ミオシンペプチドを抗原提示した活性化樹状細胞，のいずれかが個体のなかに多数存在する場合に末梢の免疫寛容が崩れ，心筋炎が発症することが明らかになった．

2）エピトープ

心筋ミオシンのエピトープ部位については，マウスではα-心筋ミオシン（aa 334-352, aa 614-629），ラットではα-心筋ミオシン（aa 1539-1555），β-心筋ミオシン（aa 1052-1076, aa 1070-1165）が報告されている．これらのペプチドと完全フロイントアジュバントの免疫で心筋炎が発症することが明らかになっており，抗原提示細胞のMHC class II上にこれらが提示され，病的CD4 T細胞が反応することが，心筋炎発症の契機になると考えられる．

3）心臓特異的な炎症が起こる機序

病的T細胞の養子移入によって臓器特異的な心筋炎が発症する機序は，他の臓器の抗原提示細胞と異なり，正常心臓の抗原提示細胞だけが心筋ミオシンペプチドを抗原として提示しているためと考えられる[5]．体内

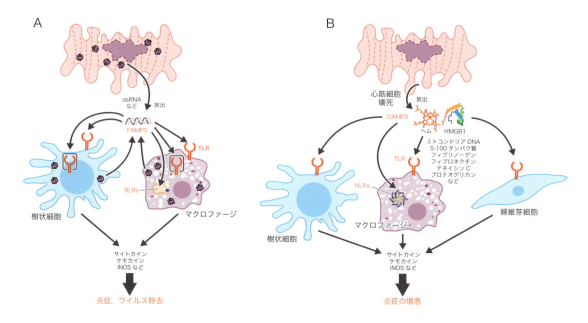

図2　パターン認識受容体による認識と反応
　A）PAMPsの認識．樹状細胞，マクロファージなどは，病原体から放出されたdsRNAなどをTLRやRLRsなどで認識して活性化し，サイトカイン，ケモカインなどを産生し，ウイルスを除去し，炎症を引き起こす．B）DAMPsの認識．樹状細胞，マクロファージ，線維芽細胞などは，自己細胞傷害で放出されたHMGB1，ヘム，テネイシンCなどをTLRやNLRsなどで認識して活性化し，サイトカイン，ケモカインなどを産生し，炎症を増悪させる．

を循環する病的T細胞が心臓で心筋ミオシンペプチドを抗原提示している樹状細胞と接することで，互いにIL-12やIL-2などを産生して活性化するとともに炎症性サイトカインを分泌し，血管からさらなる多数の炎症細胞を浸潤させてiNOS，TNF-αなどが産生され心筋細胞傷害を引き起こすと考えられる．この際，線維芽細胞なども積極的に炎症を誘導するサイトカインやケモカインを産生し重要な役割を演じるとされている[18]．また，心筋ミオシンは正常胸腺で発現がみられないために胸腺での寛容が不完全となり，心筋ミオシンに反応するCD4 T細胞が循環していることから，あるMHCをもつ感受性のある個体に心筋炎が生じやすいのではないかとも考えられている[3]．一方，近年，心筋ミオシンを提示した免疫寛容誘導性樹状細胞が，それを認識する制御性T細胞を誘導して自己免疫性心筋炎を改善させるとの報告もあり[19]，今後，自己免疫性心筋炎の発症，回復過程とこれら炎症を制御する細胞のかかわりについて検討が待たれる．

3　心筋炎におけるPRRの役割（図2）

1）PAMPs

　ウイルス性心筋炎では樹状細胞やマクロファージがPRRであるTLRやRLRsを介してウイルスの核酸などを認識し（図1，図2）[4]，自己免疫性心筋炎では結核死菌を含むアジュバントを同様にTLRで認識し（図1），それらの細胞は活性化する．自己免疫性心筋炎の発症において完全フロイントアジュバントが必須であり，さらに心筋ミオシンペプチドを抗原提示した樹状細胞の養子移入で心筋炎が発症するためにはLPSなどのTLR刺激とCD40刺激が必要であることからも，TLRなどのPRRを介したPAMPsによる刺激はウイルス性心筋炎に限らず自己免疫性心筋炎でも初期反応でとても重要である．またこの研究で心筋炎が回復した後にもLPSでTLRを刺激すると再燃が起こることから[16]，慢性期にもPRR刺激が炎症に深くかかわっていることが示されている．

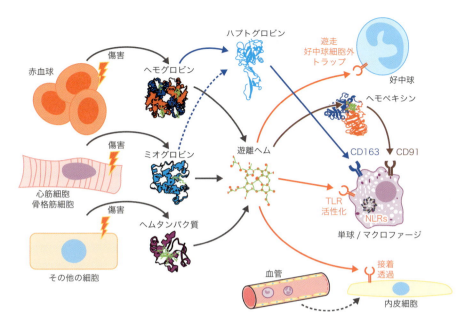

図3　DAMPsとしてのヘムとヘムタンパク質
細胞傷害によって，赤血球からはヘモグロビン，心筋細胞や骨格筋細胞からはミオグロビン，その他の細胞からもヘムタンパク質が放出される．好中球，マクロファージ，内皮細胞などは，それらから遊離されたヘムをTLR，NLRsなどで認識して活性化する．それによって，白血球の遊走，接着，血管透過性亢進などが起こり，炎症を増悪させる．一方，ヘモグロビンやミオグロビンはハプトグロビンと，ヘムはヘモペキシンと結合し，それぞれCD163とCD91を介してマクロファージなどに取り込まれる．このような機序から，これらのタンパク質は組織傷害や炎症を抑制する可能性がある．

2）DAMPs

ⅰ）心臓におけるDAMPs

DAMPsがTLRやNLRsなどのPRRを刺激することが示され，心筋炎におけるDAMPsの影響に関する研究もされている．ミトコンドリアDNAはTLR9やNLRs，HMGB1やプロテオグリカンはTLR2/4，テネイシンCはTLR4，ヘムはTLR4やNLRsを刺激するが，これらは心筋炎の発症や増悪にかかわっていると報告されている[7) 20)]．HMGB1は樹状細胞のリンパ節への移動および成熟を促進するためにアジュバント効果をもつとされ，テネイシンCは樹状細胞を活性化し，Th17細胞の分化にかかわって自己免疫性心筋炎を増悪させることが示されている．しかし，PAMPsとDAMPsが同様にTLRを刺激するのであれば，心筋梗塞などの心筋傷害のときにも自己免疫性心筋炎が発症する可能性が想定されるが，そうならない理由はいまだ不明で，今後の検討が待たれる．

ⅱ）DAMPsとしてのヘム（図3）

心臓におけるDAMPsには前述したようにさまざまなものが報告されているが[7)]，われわれはヘムによる心臓の炎症への関与に注目している[21)]．心臓で傷害が生じた場合，心筋細胞からはミオグロビン，出血すれば赤血球からヘモグロビンなどが放出されるため大量のヘムが組織中に遊離されると考えられる．遊離ヘムは，TLR4を介して心臓の培養細胞に作用し，さまざまなサイトカインやケモカインなどを誘導する[21)]．ヘモグロビンとミオグロビンに結合したハプトグロビンはCD163を介して，またヘムに結合したヘモペキシンはCD91を介してマクロファージなどに取り込まれると考えられているが，これらは組織傷害や炎症を抑制するタンパク質として多くの報告があり，ヘムオキシゲナーゼの心筋保護作用などの報告[20)]と併せて今後この分野の検討が待たれる．

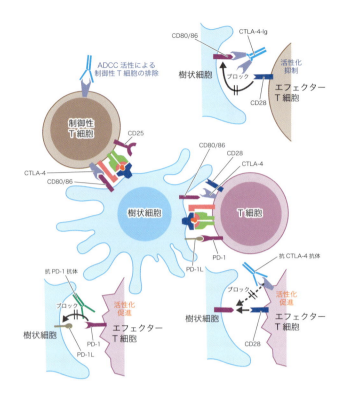

図4 免疫チェックポイント阻害薬（抗PD-1抗体，抗CTLA-4抗体）とCTLA-4-Igの作用機序
抗PD-1抗体はPD-1と結合することによってPD-1LとPD-1の結合を阻害し，エフェクターT細胞の活性化を促進する．抗CTLA-4抗体はCTLA-4と結合することによって，CD28とCD80/86の結合を促進し，エフェクターT細胞の活性化を促進する．一方，抗CTLA-4抗体は制御性T細胞のCTLA-4と結合することにより，ADCC活性によって制御性T細胞を排除する．CTLA-4-Igは，エフェクターT細胞のCD28とCD80/86の結合を阻害し，エフェクターT細胞の活性化を抑制する．

4 CPI関連心筋炎（図4，図5）

1）ヒトのCPI関連心筋炎

がん治療にCPIが使われてから，劇症型心筋炎を発症する症例が報告された[8]．CPI治療を行って重症心筋炎が発症した101例の報告では，抗PD-1抗体と抗CTLA-4抗体治療のコンビネーション治療を行ったときに多く，投与してから平均27日後に発症し，筋炎などの合併が多いと報告している[22]．この心筋炎は，病変部位にはT細胞，特にCD8 T細胞とマクロファージの浸潤がみられ，T細胞のCDR3領域の検討では，腫瘍，筋炎，心筋炎の部位に同様なT細胞クローンの浸潤がみられることから同じ抗原を認識していると考えられている．

2）CPIの作用と心筋炎との関係

CTLA-4とPD-1は負の副刺激受容体である．抗CTLA-4抗体は，CTLA-4とCD80/86との結合を阻害することで，共刺激シグナルであるCD28とCD80/86の結合を可能にし，T細胞を再活性化する．また制御性T細胞のCTLA-4に結合することにより，ADCC活性によって制御性T細胞を排除するといわれている[23]．抗PD-1抗体は，T細胞上のPD-1に結合してPD-1とPD-1Lの結合を阻害することによって抑制シグナルの伝達をブロックしてT細胞の活性化を維持する．がん細胞がPD-1Lを発現して免疫逃避するのを阻害するため，抗PD-1抗体投与によって抗腫瘍効果は回復されるが，逆に自己免疫的な炎症を引き起こすと考えられている．自己免疫性心筋炎では，PD-1はT細胞に，PD-1Lは樹状細胞やマクロファージに多く発現しているが[18]，これらの結合を修飾した場合，心筋炎の重症度が変化することからも，これらの結合が心筋炎に重要な役割をしていることが示されている[23,24]．Tarrio

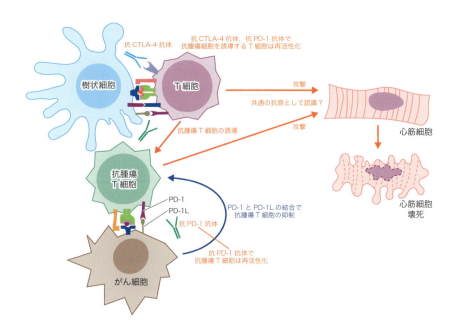

図5　CPI投与後心筋炎の想定される機序
抗PD-1抗体や抗CTLA-4抗体で抗腫瘍T細胞やそれを誘導するT細胞は活性化され，がん抗原を認識してがん細胞を攻撃する．しかし，それらのT細胞は心筋細胞のある抗原を共通の抗原と認識して攻撃し，心筋炎を起こす．

らは，前述したCD4 T細胞依存性自己免疫性心筋炎だけでなく，ovalbuminを心筋細胞膜だけに発現させて作製したCD8 T細胞依存性トランスジェニックマウスでもPD-1が欠損すると心筋炎が重症化することを報告している[25]．

おわりに

ヒトにおいて急性心筋炎は致死的となりうる重症な疾患であり，臨床的にもその機序を解明することは重要な課題である．しかし，拡張型心筋症の機序の1つにウイルス性あるいは自己免疫性心筋炎が考えられてきたことからも，長年にわたって心筋炎については多くの研究がなされてきた．これらの研究から，正常でも心臓には樹状細胞，マクロファージが存在し，免疫に深くかかわっていることが明らかになった．樹状細胞などの抗原提示細胞はTLRなどのPRRを介してウイルスや組織傷害に敏感に反応し，さらにウイルスや自己の抗原を提示して特異的なT細胞や周りの細胞と連携しながらそれらを排除し，修復していると考えられる．しかし，その反応が過剰になり免疫寛容とのバランスが崩れると，不要な炎症を引き起こし，さらなる組織傷害が生じてしまう可能性が推定される．今回抗体の役割については言及しなかったが，おそらく心臓に対する自己抗体もそれらの疾患の進展機序の1つになっていると考えられる．また，がん治療で明らかになったCPI関連心筋炎の存在は，心臓が免疫と深くかかわっている臓器であることをわれわれに改めて実感させる．今後は，心筋疾患を考える場合に，心筋細胞だけでなく，線維芽細胞を含めた免疫を担当するさまざまな非心筋細胞にも注目し，検討していく必要があると思う．

文献

1) Rose NR：Curr Opin Rheumatol, 28：383-389, 2016
2) Kodama M, et al：Clin Immunol Immunopathol, 57：250-262, 1990
3) Griffin GK & Lichtman AH：Circulation, 127：2257-2260, 2013
4) Richer MJ & Horwitz MS：J Innate Immun, 1：421-434, 2009
5) Smith SC & Allen PM：Proc Natl Acad Sci U S A, 89：9131-9135, 1992
6) Ganguly D, et al：Nat Rev Immunol, 13：566-577, 2013
7) Van Linthout S & Tschöpe C：Curr Heart Fail Rep,

14 : 251-265, 2017
8) Johnson DB, et al : N Engl J Med, 375 : 1749-1755, 2016
9) Frustaci A : Eur Heart J, 31 : 637-639, 2010
10) Ridge JP, et al : Nature, 393 : 474-478, 1998
11) Kay MA, et al : Nat Genet, 11 : 191-197, 1995
12) Bo H, et al : Cardiovasc Pathol, 19 : 371-376, 2010
13) Seko Y, et al : Circulation, 84 : 788-795, 1991
14) Henke A, et al : J Virol, 69 : 6720-6728, 1995
15) Gauntt CJ, et al : Eur Heart J, 16 : 56-58, 1995
16) Eriksson U, et al : Nat Med, 9 : 1484-1490, 2003
17) Hanawa H, et al : Circ Res, 83 : 133-140, 1998
18) Yoshida T, et al : Cardiovasc Res, 68 : 278-288, 2005
19) Lee JH, et al : Cardiovasc Res, 101 : 203-210, 2014
20) Soares MP & Bozza MT : Curr Opin Immunol, 38 : 94-100, 2016
21) Hao K, et al : Mol Immunol, 48 : 1191-1202, 2011
22) Moslehi JJ, et al : Lancet, 391 : 933, 2018
23) Brüstle K & Heidecker B : Oncotarget, 8 : 106165-106166, 2017
24) Abe S, et al : J Card Fail, 11 : 557-564, 2005
25) Tarrio ML, et al : J Immunol, 188 : 4876-4884, 2012

<著者プロフィール>

塙　晴雄：新潟医療福祉大学健康スポーツ学科教授・新潟大学医歯学総合病院特任教授，医学博士．1985年，新潟大学医学部医学科卒業．'96年，新潟大学医学部第一内科助手，2003年，新潟大学大学院医歯学総合研究科第一内科講師，'13年，新潟大学大学院医歯学総合研究科循環器内科准教授を経て'16年より現職．ラットの自己免疫性心筋炎を用いて心筋疾患と免疫とのかかわりを研究．最近は循環器疾患における鉄代謝にも興味をもっている．

第2章 心疾患・心不全の分子病態の最先端

7. microRNAの病態・診断・治療における意義

尾野 亘

マイクロRNA（microRNA：miRNA）は内在性のRNAサイレンシング機構を担う代表的な短いnon-coding RNAである．最近のmiRNA研究の進展から，循環器疾患における詳細な働きが明らかにされつつある．また，血中や体液中にもmiRNAが存在することから，循環器領域においても疾患のバイオマーカーとして応用可能である．さらに，合成核酸を用いたmiRNA制御法の発展により，従来の小分子薬物では不可能な治療法の開発に対する期待も高まっている．

はじめに

多くの治療薬やデバイスの開発により，循環器疾患の予後は大幅に改善してきた．しかしながら，依然として心血管疾患は死因の上位を占めているため，より深い病態の理解と新規の治療法の開発が望まれる．

細胞内には，タンパク質へと翻訳されないRNA（non-coding RNA：ncRNA[※1]）が大量に存在する．ncRNA群はその機能，長さなどの観点からさまざまなカテゴリーに分類されるが，これらのncRNAのなかで低分子RNAの代表の1つであるmicroRNA（miRNA：miR）は，遺伝子発現の制御において重要な役割を果たしている．miRNAによる遺伝子発現の調節という概念は1993年にすでに報告されているが，今日のmiRNA研究は，1998年のFire, Melloらによ

> ※1 ncRNA
> ヒトのゲノムにおいてタンパク質をコードする領域は非常に限られる一方，潜在的にタンパク質をコードしない大きな領域がある．そうした領域からの転写産物の総称．

[略語]
AGO：argonaute
ANP：atrial natriuretic peptide
ECM：extracellular matrix
LNA：locked nucleic acid
miRNA：microRNA
ncRNA：non-coding RNA
pre-miRNA：precursor miRNA
pri-miRNA：primary miRNA
RISC：RNA induced silencing complex
SREBP-2：sterol regulatory element binding protein-2
UTR：untranslated region

Roles of microRNAs in the pathogenesis of cardiovascular diseases and their importance in diagnosis and targeted therapies
Koh Ono：Department of Cardiovascular Medicine, Kyoto University Graduate School of Medicine（京都大学大学院医学研究科循環器内科学）

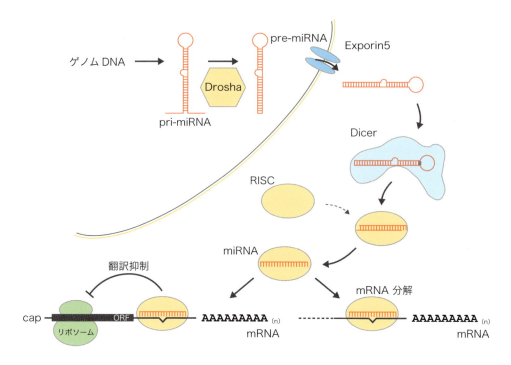

図1　miRNAの生合成過程

るRNA干渉の報告を起点として再発見が促され飛躍的に進んだといえる．

近年の研究の進展から，miRNAが心血管疾患において重要な働きをしていることが明らかになり，かつ有力な治療標的の1つと考えられている．miRNAは血中および体液中にも存在し，心臓や血管の異常の際に特徴的な発現変化を示すことから，これらの病気のバイオマーカーとしても利用できる可能性がある．

1　miRNAの働き

miRNAは21～25塩基のncRNAであり，進化の過程を遡ると，カイメン（sponge）からその存在が知られている．miRNAの数は生物の複雑さとともに増加し，ヒトゲノムには約2,700個のmiRNAが存在するとみられている（miRBase；http://www.mirbase.org/cgi-bin/browse.pl）．

miRNAは2つの連続したプロセスを経て生合成される．primary miRNA転写物（pri-miRNA）はステム-ループのヘアピン構造を1つまたは複数もち，その多くはPol IIを介した転写により産生される．典型的な miRNAの成熟経路における最初のステップでは，pri-miRNAはマイクロプロセッサ複合体により切断される．RNase III系酵素であるDroshaにより，ヘアピン形態をとり，かつ70塩基程度の中間前駆体であるpre-miRNA（precursor miRNA）がつくられる．その後，pre-miRNAはExportin5を介して核より細胞質へと移送される．細胞質では別のRNase III酵素であるDicerによりmiRNA生合成の2段階目のプロセシングが触媒され，二本鎖mature miRNAが産生される．二本鎖miRNAはAGO（argonaute）を含むRISC（RNA induced silencing complex）に認識され取り込まれ，特定標的mRNAの転写後遺伝子発現抑制調節に関与する（**図1**）．

動物細胞におけるmiRNAによる標的mRNAの認識は，主にseed配列とよばれる5′末端のわずか7～8塩基と標的mRNAの主に3′非翻訳領域（3′UTR）の相補的塩基配列との間における塩基対形成によって行われる．したがって，個々のmiRNAには数十～数百の標的遺伝子があると考えられ，一方，1つの遺伝子は複数のmiRNAによって制御されるという関係がある．種々の研究報告より，miRNAはタンパク質をコード

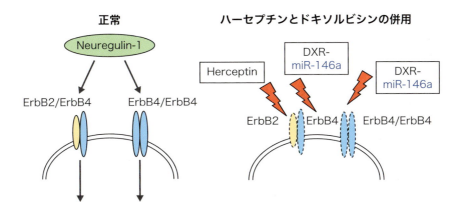

図2　ドキソルビシン（DXR）とハーセプチン（Herceptin）の作用
DXRによりmiR-146が上昇し，これがErbB4発現を低下させる．ハーセプチンはErbB2を抑制することから，これらの同時投与はNeuregulin-ErbB経路を強く抑制する．

する遺伝子のうち30％以上のものに対してその発現調節を行うことが予想されている．

2 miRNAと心疾患

これまでに，miRNAが心不全，心肥大，心臓リモデリング，動脈硬化，不整脈などの心血管疾患に関与しているとの報告がある．

生理的心肥大においてはmiR-1とmiR-133が減少することが知られている[1]．病的心肥大では，さまざまなモデルにおいて，miRNAの発現プロファイル解析が行われている．例えば，miR-21，-23a，-24，-125，-129，-195，-199，-208，-212は病的心肥大で多くの場合に発現が上昇しており，miR-1，-29，-30，-133，-150は減少している．また，心筋細胞の生存にかかわるmiR-15ファミリー（同じシード配列をもつmiR-15a，-15b，-16，-195，-497）を抑制することで心筋梗塞巣を減少させ，生存心筋を増加させ，心機能が改善することが報告されている[2]．また，miR-29は線維化にかかわる多くのコラーゲンやECM（extracellular matrix）タンパク質を制御している．miR-29のファミリーはさまざまな線維化にかかわる疾患で発現が低下し，結果的に多くの過剰なECM産生につながる．miR-29を増加させる方法が線維化の抑制につながると考えられ，反対にmiR-29を抑制することが動脈瘤の治療につながると予測されている．

心肥大，虚血性心疾患，線維化などはすべて心不全を惹起しうるため，以上のmiRNAは心不全の発症にもかかわる可能性がある．また，その他，心筋細胞のエネルギー代謝にかかわる因子も心不全の病態と密接にかかわると考えられる．われわれは，ラット心不全モデル，ラット初代培養心筋細胞を用いて解析した結果，シード配列が同じである4つのmiRNA（miR-15b，-16，-195，-424）がArl2遺伝子を制御してミトコンドリアのATP産生を低下させることを示した[3]．また，高脂肪食負荷において心臓で増加するmiR-451が心臓の脂肪毒性を悪化させ，心機能を悪化させることも明らかとした[4]．

さらに，がんと循環器疾患をつなぐデータも得られている．抗がん剤のドキソルビシンとハーセプチンを同時投与すると心機能が低下するため併用は禁忌となっているが，その理由は明らかではない．われわれはドキソルビシンの投与によってmiR-146が上昇し，これがErbB4を低下させることを示した．ハーセプチンはErbB2を抑制することから，これらの同時投与はNeuregulin-ErbB経路を強く抑制するため，心機能の悪化を生じる可能性がある（図2）[5]．

3 miRNAと動脈硬化

2010年，われわれを含む複数の研究グループによって，miR-33a/bがコレステロール代謝に重要な働きを

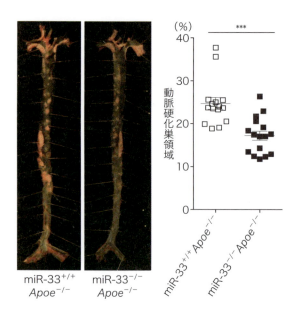

図3 miR-33$^{-/-}$ Apoe$^{-/-}$マウスとmiR-33$^{+/+}$ Apoe$^{-/-}$マウスの動脈硬化病変の比較
マウス大動脈をズダンIV染色し、面積を測定した。
***$P<0.001$. 文献9より引用.

することが報告された[6)〜8)]．miR-33aはSREBP-2の遺伝子のイントロン16に存在し，これはショウジョウバエからヒトまで種を超えて保存されている．ABCA1の3′-UTRにmiR-33a/b結合配列が3カ所，種を超えて保存されており，miR-33aの上昇によりABCA1が低下し，細胞外へのコレステロールの引き抜きが抑制される．ABCA1はHDLの形成に必須であり，その異常はタンジール病を引き起こす．われわれの作製したmiR-33a欠損マウスにおいてはABCA1のタンパク質発現は上昇し，HDLコレステロールが著明に上昇した．さらに，miR-33欠損マウスとマウスの動脈硬化モデルであるApoe欠損マウスを交配し，6週齢から0.15％のコレステロール含有食を16週間摂取させたところ，コレステロール含有食負荷miR-33 Apoeダブルノックアウトマウス（miR-33$^{-/-}$ Apoe$^{-/-}$）においてはプラークのサイズ（図3）と脂質蓄積量，CD68陽性細胞数，CD3陽性細胞数，VCAM-1発現面積，iNOS陽性面積が低下した[9)]．マウスにはなく，ヒトを含む大型の哺乳類に存在するmiR-33bの役割についても，miR-33bのSrebf1のイントロン16へのノックインマウスの作製を通じて明らかとしつつある[10)]．実際，

Apoe欠損マウスとの交配では，動脈硬化が悪化するだけでなく，プラークの不安定化に関与することが明らかとなった（図4）[11)]．

4 血中miRNAと循環器疾患

血中および体液中では，miRNAはAGOタンパク質とともにnuclease-resistant複合体を形成するか，あるいはエクソソーム[※2]とよばれる小胞に含まれる形で安定的に存在している．さらにHDL-CやLDL-Cに含まれるmiRNA，細胞死に伴うapoptotic bodyに含まれるmiRNAも報告されている．分泌されたmiRNAは循環して遠隔臓器に運ばれることが想定されている．標的遺伝子を抑制するために十分な量のmiRNAが遠隔の細胞に取り込まれうるのかは不明であるが，近傍の細胞に対して作用しうるというデータは報告されつつある．具体的には，動脈硬化の際には，血管内皮細胞は動脈硬化を軽減させる目的でapoptotic bodyを放出して血中の前駆細胞を呼び寄せる可能性があり，また，このときに含まれるmiR-126は平滑筋細胞にも取り込まれ，そこでCXCL12を抑制することで動脈硬化を抑制する方向に働く[12)]．

一方，こうした血中や体液中のmiRNAは，疾患のバイオマーカーとして役立つと考えられてきた．特に，動脈硬化，心筋梗塞，心不全，心筋炎，高血圧，2型糖尿病において，特有な血中miRNAプロファイルが報告されている．われわれは急性冠症候群においてmiR-133の診断的有用性を報告している．血中miR-133aは胸痛発症後早期にピークを示し，急性期には心筋トロポニンT陰性のサンプルでもその上昇が検出できる[13)]．また，急性心不全病態を説明できるmiRNAを高速シークエンス法と定量的PCR法を併用して網羅的にスクリーニングしたところ，急性心不全患者の入院時にはmiR-122-5pが上昇し，治療に反応して低下することがわかった．miR-122-5pは肝細胞に最も多いmiRNAである．これは，心不全の増悪によっても

> **※2 エクソソーム**
> 直径20〜100 nmの脂質二重膜で覆われた膜小胞であり，血液，尿，唾液などの体液に存在し，miRNA等を内包することで，RNA分解酵素によりmiRNAが分解されるのを防ぎつつ，受け手側の細胞にmiRNAを届ける役目を担う．

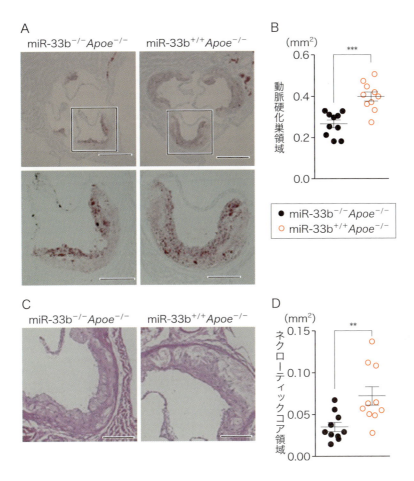

図4 miR-33bは不安定な動脈硬化プラークを形成する
A) miR-33b$^{-/-}$Apoe$^{-/-}$とmiR-33b$^{+/+}$Apoe$^{-/-}$マウスにおける動脈硬化組織．下図は上図の□内の拡大．スケールバー：500 μm（上図），200 μm（下図）．B) Aの定量（n＝10）．C) 動脈硬化巣におけるネクローティックコアとコレステロールクリスタル．スケールバー：200 μm．D) Cの定量（n＝10）．**p＜0.01，***p＜0.001．文献11より引用．

5 miRNAを標的とした治療法

miRNAの働きがantimiRとよばれる核酸製剤で抑制できることから，この治療法への応用への関心が急速に広まってきた．こうしたオリゴヌクレオチドは皮下注射や血管内への投与によって，目標とする組織でmiRNAと標的遺伝子の結合を阻害できることが示されている．さらにantimiRに対する化学修飾によって，細胞の取り込みと安定性を向上させることができる．

たらされた肝障害と治療による軽快を反映している可能性が考えられた[14]（図5）．

例えば，3′端へのコレステロールの結合により細胞への取り込みを上昇させることが可能で，また，ヌクレオチドのリボース部分における2′の酸素と4′の炭素を共有結合させるLNA（locked nucleic acid）修飾によって，miRNAに対するオリゴヌクレオチドの結合が促進されることが示されている[15]．こうした高度の結合力を応用して，miRNAのシード配列に特異的な短いオリゴヌクレオチドを設計することも可能となっている．しかしながら，細胞内での挙動についてはまだ不明であるため，今後も詳細な検討を続ける必要がある．古典的な薬剤に比較して，antimiRが効果を発揮するには数日間かかるが，その効果は数週間以上持

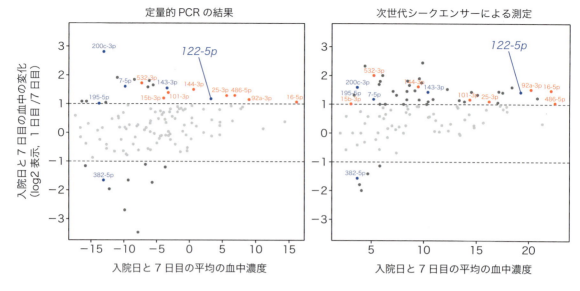

図5 急性心不全患者血中miRNAの入院時と入院後7日目の変動
文献14より引用.

続するため,従来の薬剤とは違った役割を果たせる可能性があり,特に慢性疾患への応用が考えられている.また,miRNAには多くの標的遺伝子があるため,局所に選択的にantimiRを作用させるDDSの開発によって,使用するantimiR量を減少させ,かつオフターゲット効果を減らせる可能性がある.

おわりに

miRNAが心血管および他の疾患において果たす役割が次々に明らかになり,治療標的としても大きな注目を集めている.ヒトの複雑な病態において,各臓器でmiRNAが果たす詳細なメカニズムを明らかにするためには,まだ多くの検討が必要である.しかし,現在の研究開発のスピードから考えると,こうした懸念が払拭され,バイオマーカーや治療標的として治療応用される日は近いと考えられる.

文献

1) Carè A, et al：Nat Med, 13：613-618, 2007
2) Hullinger TG, et al：Circ Res, 110：71-81, 2012
3) Nishi H, et al：J Biol Chem, 285：4920-4930, 2010
4) Kuwabara Y, et al：Circ Res, 116：279-288, 2015
5) Horie T, et al：Cardiovasc Res, 87：656-664, 2010
6) Najafi-Shoushtari SH, et al：Science, 328：1566-1569, 2010
7) Horie T, et al：Proc Natl Acad Sci U S A, 107：17321-17326, 2010
8) Marquart TJ, et al：Proc Natl Acad Sci U S A, 107：12228-12232, 2010
9) Horie T, et al：J Am Heart Assoc, 1：e003376, 2012
10) Horie T, et al：Sci Rep, 4：5312, 2014
11) Nishino T, et al：Arterioscler Thromb Vasc Biol, 38：2460-2473, 2018
12) Schober A, et al：Nat Med, 20：368-376, 2014
13) Kuwabara Y, et al：Circ Cardiovasc Genet, 4：446-454, 2011
14) Koyama S, et al：ESC Heart Fail, 4：112-121, 2017
15) Rupaimoole R & Slack FJ：Nat Rev Drug Discov, 16：203-222, 2017

＜著者プロフィール＞
尾野 亘：京都大学医学部卒業,同大学院,日本学術振興会特別研究員を経て,米国Scripps研究所免疫部門(p38MAPKの発見者のJ. Han教授)に留学.現在は,京都大学大学院医学研究科循環器内科准教授.non-coding RNAが司る生命現象に興味をもって研究を続けている.

第2章 心疾患・心不全の分子病態の最先端

8. 心臓線維化と心臓線維芽細胞

岡 亨

心臓線維芽細胞は臓器形成過程から心筋内に存在し，細胞外マトリクスをコントロールして生理的状態を維持している．成体では，急性心筋梗塞後，あるいは，心筋間質の線維化や心室リモデリングを特徴とする慢性心臓病の創傷治癒反応において活性化された心臓線維芽細胞が関与している．しかし，この心臓線維芽細胞の特徴や可塑性，起源についてはまだ研究中の領域である．最近，遺伝子改変モデルマウスが開発され，心臓線維芽細胞の起源や，心疾患や左室リモデリングでの反応について特異的に迫ることが可能となってきた．今後，われわれの心臓線維芽細胞についての理解がさらに深まることによって，有害な心筋線維化や左室リモデリングをコントロールする新たな治療戦略の開発が可能となってくるかもしれない．

はじめに

心筋梗塞による急激な心筋細胞の壊死は修復性の線維性瘢痕によって置換され，短期的には心破裂を防ぐ．そして，長期的な心不全という視点から見ると，心筋間質の線維化とスティッフネスの増加による心筋リモデリングをもたらし，しだいに心機能を悪化させる[1]．心筋梗塞急性期の線維性置換および慢性期に進行する間質線維化は，いずれも線維芽細胞の活性化とその機能によってもたらされる[2]．心臓線維芽細胞は豊富に心筋に存在し，コラーゲン1など一連の細胞外マトリクスを産生する細胞であるが，心疾患などによって活性化された線維芽細胞は古くから筋線維芽細胞とよばれ，収縮タンパク質であるαSMAを発現し，同時にコラーゲン線維やmatricellular proteinを特異的に産生する細胞とされた[1,2]．しかし，これらの線維芽細胞の機能的特徴の多くは培養細胞によって明らかになったものであり[3]，in vivo での活性化された線維芽細胞のふるまいについてはいまだに研究が必要な領域となっている．心臓線維芽細胞の in vivo での研究が進まない原因の1つは，心臓線維芽細胞の明確な定義が難しいことが考えられる[2]．活性化される線維芽細胞の由来についても，全く別の細胞から分化転換している可能

[略語]
DDR2：discoidin domain-containing receptor 2
EMT：epithelial-to-mesenchymal transition（上皮間葉転換）
EndoMT：endothelial-to-mesenchymal transition（内皮間葉転換）
FSP1：fibroblast-specific protein 1
Pdgfr-α：platelet-derived growth factor receptor-α
Tbx18：T-box transcription factor 18
Tcf21：transcription factor 21
Wt1：Wilms tumor protein 1

Cardiac fibrosis and cardiac fibroblasts
Toru Oka：Department of Medical Checkup, Osaka International Cancer Institute, Osaka Prefectural Hospital Organization（大阪府立病院機構大阪国際がんセンター成人病ドック科）

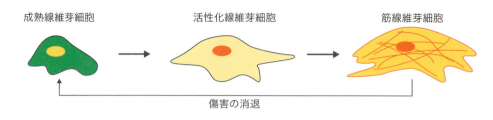

図1　線維芽細胞の変化
文献10より引用.

性も示唆されてきたが，最近の研究は，傷害によって活性化しマトリクスを産生する多くの細胞は心筋組織に既存する線維芽細胞が反応して増えたものである可能性を示している[4)〜7)]．線維芽細胞に特異的な，あるいは，活性化された線維芽細胞に特異的にCreリコンビナーゼを発現するマウスモデルを作製して特徴を明らかにすることで，心臓線維芽細胞をもっと明確に定義することができるであろう．

1 常在心臓線維芽細胞

成獣マウスの心臓において線維芽細胞の占める割合は総細胞の約10％であることがわかってきた[8)]．この常在する心臓線維芽細胞は心臓の構造や機能を維持し，コラーゲンネットワークの産生，再構築を調整して，電気信号の伝達性や調律に重要な役割を果たしていると考えられている一方で[1) 9)]，線維芽細胞の基本的な役割である細胞外マトリクスの調節機序や心臓の構造を維持する機序について断定的な結果は得られていない．

図1のように，活性化された線維芽細胞あるいは筋線維芽細胞がコラーゲン（typeⅠ，Ⅱ，Ⅲ，Ⅴ，およびⅥ）の主な産生源とされているが，コラーゲンは上皮細胞や内皮細胞[11)]，骨格筋細胞[12) 13)]，心筋細胞[14)]からも産生されることが知られており，in vivoでの機能的な評価が必要である．つまり，線維芽細胞や活性化線維芽細胞のすべての機能を明らかにするためには，これらの細胞あるいは細胞の機能をタイミングよく欠失させなければならない．

もう1つ線維芽細胞の研究で難しい点はマーカーの問題である．DDR2（discoidin domain-containing receptor 2），fibroblast-specific protein 1（FSP1/S100-A4），Thy-1 membrane glycoprotein（CD90），vimentinなどはこれまでの研究で心臓線維芽細胞のマーカーとして用いられてきたが，最近これらが心臓の他の細胞でも発現していることが確認されている[15)〜19)]．心筋の常在線維芽細胞の前駆細胞は胎生E13.5日に心外膜から心筋に侵入し，E17.5〜18.5日に心筋全体に広がる（図2）．この最初の心外膜由来の線維芽細胞にはTcf21（transcription factor 21）[20)]やWt1（Wilms tumor protein 1）[21)]，Tbx18（T-box transcription factor 18）[22)]が発現している．一方，心室中隔や右室壁の一部には心内膜由来の常在線維芽細胞が存在するが，全体の10〜20％程度であり[4) 7)]，これらは胎生早期に生じるが，成熟した内皮細胞の形質転換によって生じるものではない（図2）．Tcf21，Wt1，Tbx18は心外膜由来の胎生早期の線維芽細胞のマーカーであるが，Pdgfr-α（platelet-derived growth factor receptor-α）[23)]もこれらの細胞で発現が確認されている．ただ，成体の心臓において成熟した常在線維芽細胞にはTcf21とPdgfr-αのみが発現して，線維芽細胞の特異的マーカーとしての可能性を示している（表）[6) 20) 23)]．

2 活性化心臓線維芽細胞の起源

活性化された線維芽細胞を検出するのはマトリクス再構築に関連したコラーゲンやその生成過程に生じるタンパク質，間葉系細胞が発現するα-SMAやfibronectin，vimentinなどの遺伝子発現を指標とするのが一般的であるが，技術的な問題もあり結論はバラバラであった．これまでフローサイトメトリーによって単離された培養細胞や組織免疫染色などによって活性化線維芽細胞の由来として報告されたのは血管内皮

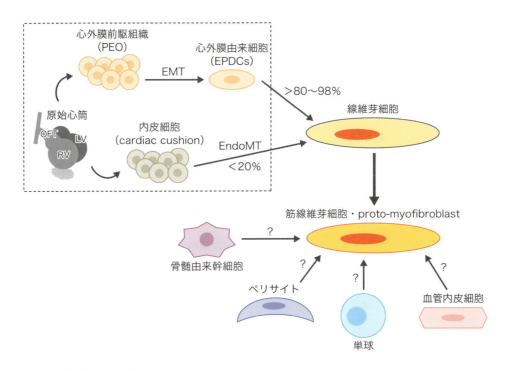

図2　線維芽細胞の起源
LV：左心室，RV：右心室，OFT：流出路，EMT：上皮間葉転換，EndoMT：内皮間葉転換．

表　心臓線維芽細胞の分類と発現タンパク質

発現タンパク質	成熟線維芽細胞	活性化線維芽細胞	筋線維芽細胞
Tcf21	＋＋＋	＋＋	reduced
Pdgf-α	＋＋＋	＋＋＋	reduced
Periostin	－	＋＋＋	?
Collagens	＋	＋	＋＋＋
α-SMA	－	－/＋	＋＋＋
Ddr2	＋	＋	?
Vimentin	＋	＋	?
Cell cycle proteins	?	＋＋	?

文献10より引用．

細胞[24]，骨髄由来fibrocyteや免疫細胞[25]，間葉系血管周囲幹細胞[26]，心外膜[27]などであるが（**図2**），常在線維芽細胞が心筋リモデリングに関与する報告は限られていた[8)28)]．

最近，心筋外由来あるいは内皮間葉転換からの細胞が心筋線維化に寄与するという仮説は，量的に説明が難しいことが示された[4)6)7)]．つまり，骨髄キメラやパラビオーシス，骨髄細胞特異的LysM-Cre，Kit-Creマウスを用いた研究により，骨髄由来細胞が線維化巣で傷害反応性の活性化線維芽細胞になることがほぼないことが示された[4)6)7)29)30)]．内皮間葉転換（endothelial-to-mesenchymal transition：EndoMT）が心筋梗塞における線維芽細胞の増殖に関与しているという報告が，内皮細胞特異的Tie1-CreやTie2-Creを用

いた系統トレーシングを使った実験で示された[4)15)]．しかし，FSP1は*in vivo*において線維芽細胞特異的マーカーではないだけでなく，Tie1-CreやTie2-Creも免疫細胞でも発現が確認されている[4)15)]．他にもCdh5-Cre，VE-Catherine-CreERT2を用いて血管内皮細胞をラベルした研究でも，圧負荷モデルと心筋梗塞モデルのいずれにおいてもラベル陽性の線維芽細胞は確認されなかった[4)6)7)]．そして，単細胞RNA-seqを用いた内皮細胞，平滑筋細胞，造血幹細胞の解析は，いずれもα-SMAやperiostin，vimentinといった活性化線維芽細胞のマーカーを発現していないことを示した[6)]．これらの研究より，傷害によって活性化され，マトリクスを産生しながら内皮細胞や平滑筋細胞，骨髄，血球から形質転換する線維芽細胞は，これまで考えられていたよりずっと少ないと考えられる．

3 傷害によって誘導される線維芽細胞

心臓に常在する線維芽細胞が線維化や心筋リモデリングに関与していることを示した研究がある[4)7)31)]．1つは，タモキシフェンによって活性化が誘導されるMerCreMerをperiostinの遺伝子座に挿入したマウスを用いた実験である．このPostn^{mCrem}はperiostinプロモーターによって心臓の活性化線維芽細胞に非常に特異的に発現することを可能にしている．Periostinは発生過程あるいは他の臓器でも発現し，活性化線維芽細胞に特異的なものではないが，成獣マウスの負荷を受けた心室において活性化線維芽細胞に特異的に発現する[6)]．ROSA26^{DTA}（殺細胞性のdiphtheria toxin fragment Aを発現する[32)]）とPostn^{mCrem}を掛け合わせ心筋梗塞を作製すると，活性化線維芽細胞が心筋梗塞後の治癒や瘢痕形成に不可欠な細胞であることが明らかになった[6)]．また，periostinの代わりにTcf21の遺伝子座にmCremを挿入したマウスを作製したところ，心臓の常在線維芽細胞の大多数が発生時の心外膜由来であり，このCreを発現するノックインアレルが心臓線維芽細胞特異的であることが示された[6)20)]．Wt1やTbx18は胎生期の線維芽細胞の前駆細胞に発現し，成体の心臓における成熟した線維芽細胞には発現しない[33)34)]．一方で，Tcf21は成体の心臓線維芽細胞においても持続して発現していることが示されている（表）[10)]．

4 線維芽細胞，筋線維芽細胞とマトリファイブロサイト

心筋梗塞による心筋傷害では，心筋細胞は増殖・分化した線維芽細胞が分泌する細胞外マトリクスによって置換される（図3）．Fuらは，心筋梗塞傷害から安定した瘢痕が形成されるまでの心臓線維芽細胞を形態学的に解析するために，3種類の異なったCreマウス（Tcf21^{MCM}，Acta^{CreERT2}，Postn^{MCR}）を用いて系統トレーシングを行い，ステージ特異的な遺伝子プロファイリングを行った[35)]．心筋傷害後，心筋梗塞巣において線維芽細胞は活性化されて活発に増殖し，その増殖スピードは2〜4日後に最大に達する．その時点でその数は3〜5倍に増加し，長期間維持された．3〜7日後までにはα-SMAを発現する筋線維芽細胞に分化し大量の細胞外マトリクスタンパク質を分泌して壊死組織の構造を支持する．さらに，7〜10日後までにコラーゲンを含んだ細胞外マトリクスと瘢痕は完全に成熟し，筋線維芽細胞は増殖能とα-SMA発現を喪失する．さらに，常在線維芽細胞の一部は瘢痕組織に残存し，安定した分子発現状態を維持した新しい特徴を示す細胞matrifibrocyteとなっており（図3），これはヒト心臓の瘢痕組織においても確認された[35)]．この細胞は共通した，あるいは，独特の細胞外マトリクスや腱の発現遺伝子パターンを示し，特異的に安定した瘢痕組織を支えていると考えられた．

5 ヒト心臓線維芽細胞と線維化

心臓線維芽細胞についての多くの知見は実験モデル動物によるものであり，ヒト心臓線維芽細胞の生態についての知見は少ない．ヒト心臓線維芽細胞の研究もほとんどが*in vitro*の初期培養細胞を増やして操作したものであったり[3)]，死亡後の心臓においてα-SMAを指標に筋線維芽細胞を組織学的に同定したものである[36)]．形態学的な解析方法を用いた研究では，線維芽細胞やペリサイト（血管周囲細胞，周皮細胞）を含む間葉系細胞は健康なヒト心臓の細胞の50％を占めていることが示された[37)]．この研究では細胞の^{14}C放射性炭素年代測定を用いて健康な死後の心臓の細胞を分析し，線維芽細胞の寿命を計算している．間葉系細胞は

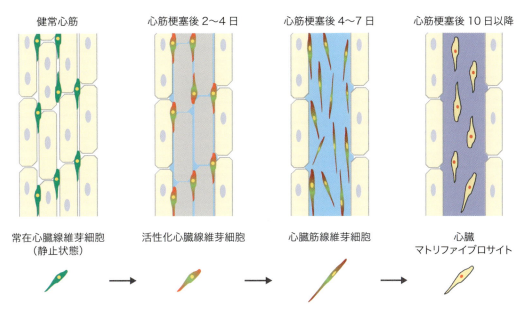

図3　心筋梗塞における線維芽細胞の変化と線維化モデル
文献35をもとに作成.

ヒトの平均的な寿命の間に約2回分裂（renew）し，その数は30代にピークとなり漸減すると見積もられた[37]．

死亡後の心臓の分析から線維芽細胞の重要な情報や数を知ることができるが，ヒト心臓線維芽細胞を同定する決定的な方法がないことはいまだに大きな問題である．代わりの方法として，イメージングや生化学的分析によって線維芽細胞活性化の産物を評価することができる．非侵襲的に線維化された瘢痕組織を可視化するMRIが普及し，瘢痕のパターンが傷害の重症度やタイプによるものであることが示唆されている[38]．線維化をモニターする2つ目の方法として循環するマトリクスの代謝産物を測定する方法が考案されているが[39]，これらのバイオマーカーが心臓の線維芽細胞の含有量と相関しているかどうか確認されていない[40]．細胞外マトリクスやリモデリングが線維芽細胞の活性化の特徴とするならば，細胞外マトリクス，リモデリング，matricellular proteinのそれぞれが線維化のマーカーといえる．type Ⅰコラーゲンのcrosslinking（type Ⅰ コラーゲンとMMP1の比）やdeposition（プロコラーゲン type Ⅰ ペプチド）のバイオマーカーの組合わせが解析されてきた．高血圧と心不全患者においてtype Ⅰ コラーゲンcrosslinking低値とtype Ⅰ コラーゲンdeposition高値が予後不良因子であることを示した研究もあるが[41]，心筋の線維芽細胞と循環するコラーゲン構成要素の間には信頼できる相関が示されていない[38) 39) 42]．他の問題点として，線維化を示すとされるマーカータンパク質が炎症性細胞や心筋梗塞巣あるいは慢性的な線維化疾患に存在する細胞からも分泌されることがあげられる．例えば，血管線維化や炎症のメディエーターであるgalectin 3は線維化に関連した心不全のバイオマーカーでもある[43) 44]．線維化に関連したmicroRNA，miR-21，miR-19bは心臓線維化と心不全との関連性が示唆されてきたが[45) 46]，現時点でのヒト心臓の線維芽細胞の数や活性化，線維化量との確実な相関は示されていない．

おわりに

心不全に大きな影響を及ぼし予後規定因子となる心臓線維化および筋線維芽細胞の起源について，最近の報告をもとに概説した．線維芽細胞の特異的分子マーカーの不足により，最新のfate-mapping技術でも完全にすべての筋線維芽細胞の動態を追跡することは困難であると考えられるが，心不全治療の標的として機

序解明が急務であり，新たな分子マーカーの同定とともに，疾患モデルや線維化を誘導する刺激の違い（種類・期間等）による筋線維芽細胞の動態変化，筋線維芽細胞に存在するとされる不均一性の意義とその機序（確率論モデル・ノイズ，幹細胞モデルに適合するか）を明らかにすることにより，心臓線維化の治療開発が期待される．

今後，動物モデルを用いた心臓線維芽細胞の分子生物学的分析をさらに進めることにより，ヒト心臓の線維化評価を改善し，線維化を追跡可能とする新たなマーカーの発見や線維化疾患の治療開発の発展に寄与すると考えられる．

文献

1) Gourdie RG, et al：Nat Rev Drug Discov, 15：620-638, 2016
2) Davis J & Molkentin JD：J Mol Cell Cardiol, 70：9-18, 2014
3) Porter KE & Turner NA：Pharmacol Ther, 123：255-278, 2009
4) Moore-Morris T, et al：J Clin Invest, 124：2921-2934, 2014
5) Moore-Morris T, et al：J Mol Med (Berl), 93：823-830, 2015
6) Kanisicak O, et al：Nat Commun, 7：12260, 2016
7) Ali SR, et al：Circ Res, 115：625-635, 2014
8) Pinto AR, et al：Circ Res, 118：400-409, 2016
9) Camelliti P, et al：Cardiovasc Res, 65：40-51, 2005
10) Tallquist MD & Molkentin JD：Nat Rev Cardiol, 14：484-491, 2017
11) Hayashi M, et al：Development, 103：27-36, 1988
12) Alexakis C, et al：Am J Physiol Cell Physiol, 293：C661-C669, 2007
13) Zanotti S, et al：Matrix Biol, 26：615-624, 2007
14) Fisher SA & Periasamy M：J Mol Cell Cardiol, 26：721-731, 1994
15) Kong P, et al：Am J Physiol Heart Circ Physiol, 305：H1363-H1372, 2013
16) Hudon-David F, et al：J Mol Cell Cardiol, 42：991-1000, 2007
17) Pérez-Pomares JM, et al：Dev Dyn, 210：96-105, 1997
18) Zhang S, et al：J Pathol, 232：436-448, 2014
19) Goldsmith EC, et al：Anat Rec (Hoboken), 293：762-769, 2010
20) Acharya A, et al：Development, 139：2139-2149, 2012
21) Zhou B, et al：Nature, 454：109-113, 2008
22) Cai CL, et al：Nature, 454：104-108, 2008
23) Smith CL, et al：Circ Res, 108：e15-e26, 2011
24) Zeisberg EM, et al：Nat Med, 13：952-961, 2007
25) Haudek SB, et al：Proc Natl Acad Sci U S A, 103：18284-18289, 2006
26) Kramann R, et al：Cell Stem Cell, 16：51-66, 2015
27) Zhou B, et al：J Clin Invest, 121：1894-1904, 2011
28) Banerjee I, et al：Am J Physiol Heart Circ Physiol, 293：H1883-H1891, 2007
29) Clausen BE, et al：Transgenic Res, 8：265-277, 1999
30) van Berlo JH, et al：Nature, 509：337-341, 2014
31) Ruiz-Villalba A, et al：J Am Coll Cardiol, 65：2057-2066, 2015
32) Ivanova A, et al：Genesis, 43：129-135, 2005
33) Duim SN, et al：J Mol Cell Cardiol, 81：127-135, 2015
34) Guimarães-Camboa N, et al：Cell Stem Cell, 20：345-359.e5, 2017
35) Fu X, et al：J Clin Invest, 128：2127-2143, 2018
36) Willems IE, et al：Am J Pathol, 145：868-875, 1994
37) Bergmann O, et al：Cell, 161：1566-1575, 2015
38) Mewton N, et al：J Am Coll Cardiol, 57：891-903, 2011
39) Tziakas DN, et al：Eur J Prev Cardiol, 19：62-71, 2012
40) Weber KT & Díez J：Circ Heart Fail, 9：pii: e003315, 2016
41) Ravassa S, et al：J Hypertens, 35：853-861, 2017
42) Ellims AH, et al：Circ Heart Fail, 7：271-278, 2014
43) Ho JE, et al：J Am Coll Cardiol, 60：1249-1256, 2012
44) Lopez-Andrès N, et al：Eur J Heart Fail, 14：74-81, 2012
45) Villar AV, et al：Int J Cardiol, 167：2875-2881, 2013
46) Beaumont J, et al：Sci Rep, 7：40696, 2017

＜著者プロフィール＞

岡 亨：1992年，信州大学医学部卒業．'96年，東京大学医学部第三内科に国内留学し心臓の基礎研究を学ぶ．2000年，信州大学大学院修了．医学博士．'02年から米国シンシナティ小児医療センター研究所（Jeffery D. Molkentin教授）に留学．'07年千葉大学医学部循環器内科，'10年大阪大学医学部循環器内科特任講師を経て，'15年から現職．研究テーマは循環器学（心肥大，心不全の機序），腫瘍循環器学（がん治療における心毒性）．

第2章 心疾患・心不全の分子病態の最先端

9. 心筋—内皮細胞間クロストークによる心臓の発生・恒常性維持の制御機構
― Neuregulin-1/ErbB シグナルを中心に

中岡良和

> NRG-1（Neuregulin-1）は心筋細胞の増殖，分化，生存を制御する増殖因子で，心臓では心内膜と心臓内の毛細血管の内皮細胞に限局して発現する．NRG-1は，近傍の心筋細胞や心内膜床間葉系細胞に発現する受容体型チロシンキナーゼErbB（erythroblastic leukemia viral oncogene homolog）受容体のホモ二量体化またはヘテロ二量体化を誘導することで，心臓発生や成体の心臓恒常性維持に重要な役割を担う．本稿は，心臓でのNRG-1/ErbBシグナルを介した心筋—内皮間クロストークの役割を概説する．

はじめに

NRG-1（Neuregulin-1）は，EGF（epidermal growth factor）ファミリーに所属する増殖因子の1つであり，心筋細胞，乳腺上皮細胞，グリア細胞，神経細胞などのさまざまな細胞種で細胞増殖，分化，生存などを活性化する作用が知られる[1]．NRG-1は受容体型チロシンキナーゼのErbB（erythroblastic leukemia viral oncogene homolog）3およびErbB4と結合して，受容体のホモ二量体化またはヘテロ二量体化を誘導する．ErbB2は直接NRG-1と結合できないが，ErbB3やErbB4とヘテロ二量体化してNRG-1シグナルにかかわる（図1）[1]~[3]．受容体が二量体化すると互いのチロシンキナーゼ活性化が誘導されて特異的チロシン残基のリン酸化が生じて，細胞内のシグナル伝達が活性化される．ErbB3のチロシンキナーゼ活性は

[略語]
Ang1：angiopoietin-1（アンジオポイエチン-1）
EGF：epidermal growth factor（上皮増殖因子）
eNOS：endothelial nitric oxide synthase（内皮一酸化窒素合成酵素）
ErbB：erythroblastic leukemia viral oncogene homolog
ES細胞：embryonic stem cell（胚性幹細胞）
FAK：focal adhesion kinase
Gab：Grb2-associated binder
NRG-1：Neuregulin-1（ニューレギュリン-1）
VEGF-A：vascular endothelial growth factor-A（血管内皮増殖因子A）
VEGFR2：vascular endothelial growth factor receptor 2（血管内皮増殖因子受容体2型）
α-MHC-Cre-TG：α-*Myosin Heavy Chain-Cre*-Transgenic（αミオシン重鎖Creトランスジェニックマウス）

The crosstalk between myocardium and endothelium via neuregulin-1/ErbB-signaling for cardiovascular development and homeostasis
Yoshikazu Nakaoka：Department of Vascular Physiology, National Cerebral and Cardiovascular Center Research Institute（国立循環器病研究センター研究所血管生理学部）

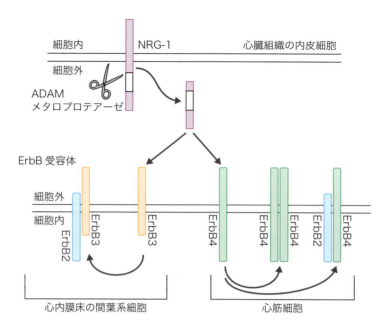

図1　NRG-1とErbB受容体
心臓組織ではNRG-1は心内膜や毛細血管の内皮細胞において合成され，ADAMファミリーメタロプロテアーゼによるプロセシングを受けてシェディングされて，近傍の受容体チロシンキナーゼErbB3およびErbB4と結合して，受容体のホモ二量体化（ErbB4/4）またはヘテロ二量体化（ErbB2/3またはErbB2/4）を誘導する．ErbB2は直接NRG-1と結合できないが，ErbB3やErbB4とヘテロ二量体化してNRG-1シグナルにかかわる．

欠損しているために，他のErbB分子との会合がシグナル伝達の活性化には必要である（図1）．

NRG-1は心臓においては心内膜と心臓組織内の毛細血管の内皮細胞に限局して発現し，ADAMファミリーメタロプロテアーゼの作用により内皮細胞から細胞外ドメインが切断されて，近傍の心筋細胞や心内膜床間葉系細胞などに発現するErbB受容体へとパラクライン作用を発揮する[3) 4)]．NRG-1/ErbBシグナルは心臓や神経の発生に必須であることがノックアウトマウスの解析から明らかにされているが[1) 2)]，一方で統合失調症や発がんにもかかわる[2) 5)]．

ErbB2はHER（human epidermal growth factor receptor）-2/neuとも呼称されるがん遺伝子産物で，乳がんや卵巣がんをはじめとするさまざまながんで，遺伝子増幅がこれまで報告されている．ErbB2を標的にしたヒト化モノクローナル抗体trastuzumab（Herceptin）はHER2陽性の乳がん治療で著明な効果を発揮する[6)]．trastuzumabをアドリアマイシン系薬剤と併用した際にはヒトで薬剤性心毒性を背景とした心機能障害を起こすことが報告されたこと[7)]，心筋特異的にErbB2やErbB4を欠損させたノックアウトマウスが拡張型心筋症様の心不全を自然発症することから[8)〜10)]，NRG-1/ErbB受容体シグナルは心臓の恒常性維持にきわめて重要な役割を担うことが明らかになってきている．

1 NRG-1/ErbBシグナルと心臓発生

胎生期においてNRG-1は心内膜内皮細胞に，ErbB2とErbB4は心筋細胞に，ErbB3は心内膜床の間葉系細胞に発現がみられる[4) 11)]．ノックアウトマウスの解析から，NRG-1/ErbBシグナルの心臓発生での重要性が明らかとなってきた（表）．ErbB2とErbB4のノックアウトマウスの表現型は類似しており，ともに心室肉柱形成不全により胎仔（E）10.5日で致死を呈するが[12)13)]，ErbB3ノックアウトマウスでは肉柱形成は正常であるものの心内膜床の発生異常による弁形成不全によりE13.5で致死となる（図2）[14)]．一方でNRG-1ノックアウトマウスは肉柱形成と心内膜床の発生の両方に異常を呈して，E10.5で致死を呈する[15)]．よって，

表 NRG-1/ErbB受容体シグナルの心臓発生での役割

役割	受容体
胎生期	
心室の肉柱形成	ErbB2/4
弁形成	ErbB3
刺激伝導系の発生	NA
心筋の分化	ErbB4
成体（in vitro）	
心筋細胞の肥大	ErbB2/4
心筋細胞の生存	NA
心筋の収縮制御	NA
ムスカリン受容体シグナルの制御	NA
心筋細胞間の電気・機械的カップリング	NA
成体（in vitro）	
薬剤による心筋毒性に対する保護作用	ErbB2
心筋症に対する保護作用	ErbB2/4

NA：検討されていない．

NRG-1/ErbB2/ErbB4シグナルは肉柱形成に必須で，NRG-1/ErbB2/ErbB3シグナルは心内膜床の発生に必須であることが示唆される[1)2)]．ErbB4はホモ二量体を形成するが，それのみでは肉柱形成には不十分で，ErbB2ヘテロ二量体を介したシグナルも必要であると考えられている（図2）．

NRG-1/ErbBシグナルはES（embryonic stem）細胞の心筋細胞系列への分化を促進することが報告されている（図2）[16)]．また，マウス組織培養，胎仔培養の実験系で，E8.5～10.5ではNRG-1の添加により固有心筋細胞から刺激伝導系の特殊心筋への分化が誘導され，NRG-1/ErbBシグナルは刺激伝導系の発生にも重要である（図2）[17)]．

2 心筋細胞の肥大と生存にかかわるNRG-1/ErbBシグナルの下流因子

成体の心臓では，NRG-1は心臓組織では内皮細胞に発現がみられるが[4)]，一方で心筋細胞にはErbB2とErbB4は発現しているのに対してErbB3の発現はみられない[11)]．新生仔あるいは成体の培養心筋細胞を用いた実験で，NRG-1が心筋細胞の肥大や生存，収縮性，細胞間接着等の制御に重要な役割を果たすことがこれまで明らかにされている（表）[1)]．

NRG-1により活性化されたErbB受容体は，主にMEK/ERK1/2シグナル，PI3キナーゼ/AKTシグナル，Src/FAK（focal adhesion kinase）シグナルを介してシグナル伝達されて，さまざまな細胞応答を誘導する[1)]．MEK/ERK1/2シグナルは，主にタンパク質合成の促進，胎児型遺伝子の発現誘導により心肥大反応の誘導にかかわる[18)]．一方で，PI3キナーゼ/AKTシグナルの活性化は，NRG-1による心筋細胞の生存維持の促進にかかわる．血清除去，β-アドレナリン刺激，ドキソルビシン投与などによる障害からのNRG-1の心筋細胞に対する保護効果は，優性抑圧変異体AKTの過剰発現でキャンセルされ，それは主にBcl-2ファミリータンパク質の発現制御とeNOS（endothelial nitric oxide synthase）の活性化を介する[19)]．また，Src/FAKシグナルは心筋細胞間接着の制御にかかわり，NRG-1依存性の電気的または機械的カップリングの維持に機能する[20)]．

3 NRG-1/ErbBシグナルと心不全

心筋細胞特異的にCre/loxPシステムでErbB2もしくはErbB4を欠損させたコンディショナルノックアウトマウスは，いずれも出生するものの心機能低下，左室拡大，心室壁の菲薄化を呈する[8)～10)]．ErbB2コンディショナルノックアウトマウスでは心筋細胞のアポトーシスが増加していて，大動脈縮窄術で後負荷を増加させると高率に死亡して，ErbB2コンディショナルノックアウトマウス由来の単離心筋細胞はアドリアマイシン系薬剤への感受性が亢進していた[8)]．また，NRG-1ノックアウトマウスのヘテロ接合体ではドキソルビシンによる心毒性が増悪する[21)]．以上より，ErbB2は生後の心臓において生理的・病理的ストレスからの心筋保護に重要な機能を有すると考えられる．

また，NRG-1の薬剤誘導性内皮細胞特異的ノックアウトマウスが作製されて，ランゲンドルフ灌流心での虚血/再灌流負荷時にノックアウトマウスは心機能回復が野生型より増悪することが近年報告されて，成体の心臓虚血時にもNRG-1は心筋保護的に働くことが示唆されている[22)]．

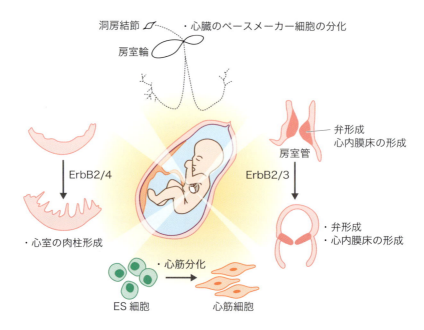

図2 心臓発生におけるNRG-1/ErbBシグナルの役割
NRG-1/ErbBシグナルは心臓の発生で多面的な役割をもつ（詳細は本文を参照）．文献3より引用．

4 NRG-1/ErbBシグナルの心不全治療としての可能性

上記のようにNRG-1/ErbBシグナルは心筋保護的に働くことから，ヒト組換え体（recombinant human：rh）NRG-1βの心不全治療での可能性が探索されている．ラット心筋梗塞モデルや心筋炎マウスモデル，アドリアマイシン心筋症のマウスモデル，心室ペーシングによる高頻拍心不全イヌモデルなどのさまざまな心不全モデル動物に対して，EGFドメインのみからなるフラグメントでできたrhNRG-1βを静脈内投与すると心機能と生存率の改善がみられた[23]．これらの動物実験の結果を踏まえて，rhNRG-1βを用いた二重盲検プラセボ対照試験での第2相臨床試験が慢性心不全患者（New York Heart Association機能分類のクラスⅡまたはⅢ）を対象に行われた[24]．0.3，0.6，または1.2μg/kg/dayのドースでrhNRG-1βは1日あたり8時間で10日間連続して投与されて，コントロール群に比較して0.6μg/kg/day群は30日目，90日目でのMRIで計測した駆出率（ejection fraction：EF）の有意な改善と拡張末期容積，収縮末期容積の有意な減少が観察された[24]．また，別の第2相臨床試験では慢性心不全患者でのrhNRG-1β投与を11日間連続で1.2μg/kg/dayのドースで行うと，急性期（投与から6時間後）に心拍出量を有意に増加させて，12週後の慢性期にもEFを12％増加させた[25]．現在，さらに規模の大きいスケールでの第3相臨床試験が中国と米国で進行中である．

一方，細胞実験や動物実験での知見からNRG-1はがん細胞の増殖を促進する可能性が以前より指摘されていたが，これらの懸念を解消して心筋保護作用を発揮するErbB受容体との二価結合能を有する改変型（二価型）NRG-1が開発されている[26]．この二価型NRG-1はドキソルビシンによる心筋細胞毒性に対して保護作用を発揮しつつ，一方ではがん細胞の増殖・遊走を抑制してアポトーシスをも誘導することが報告されており期待されている[27]．

5 NRG-1/ErbBシグナルと心筋細胞の増殖

NRG-1により成体の分化した心筋細胞の増殖が促進されることが報告されて，注目を集めている[28]．ラット成体の培養心筋細胞を用いた実験で，NRG-1はPI3

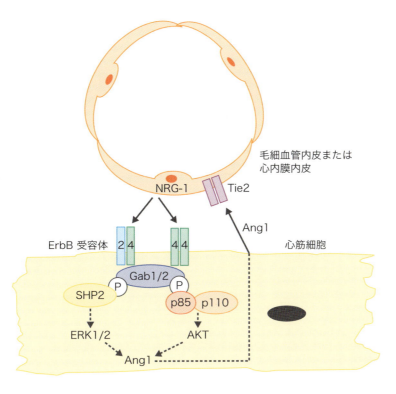

図3 内皮細胞−心筋細胞間のNRG-1とAng1を介した双方向性シグナルは胎生期の心室肉柱形成と成体での心臓の恒常性維持に必須である
心臓の内皮細胞からNRG-1が分泌されて，近傍の心筋細胞上に発現するErbB2/ErbB4ヘテロ受容体またはErbB4ホモ受容体に作用して，胎生期では心室肉柱形成の促進，成体では心機能維持に機能する．心筋細胞内ではNRG-1刺激依存性にGabタンパク質（Gab1とGab2）とチロシンホスファターゼSHP2，PI-3キナーゼ調節サブユニットp85が会合して，下流のERK1/2やAKTの活性化に働く．一方，心筋細胞からはAng1（angiopoietin-1）が分泌されて，周囲の内皮細胞上に発現するTie2受容体に作用してクロストークする．文献33より引用．

キナーゼ依存性に3±1.4％の分化した心筋細胞の核分裂を誘導して，0.6±0.3％の心筋細胞での細胞質分裂を誘導した．NRG-1による心筋細胞の増殖誘導作用は単核の心筋細胞に限られていて，2核の心筋細胞ではほとんど認められなかった[28]．成体のマウス心臓では単核心筋細胞は10％以下であり，rhNRG-1を3カ月齢のマウスに投与した場合には，細胞質分裂が認められた心筋細胞は0.3±0.1％であった．分裂した細胞の起源を明らかにするため，分化した心筋細胞を遺伝学的にラベリングしたところ，幹細胞や前駆細胞から心筋細胞への分化が誘導されたのではなく，分化した心筋細胞の分裂増殖が原因であると示唆された．さらに2カ月齢のマウスで心筋梗塞を作製して，1週間後からrhNRG-1を投与したところ，心筋細胞のアポトーシスには変化がみられなかったが，心筋細胞のDNA合成や細胞質分裂が増加して，心機能の改善がみられた[28]．心不全モデル動物やヒト心不全症例でrhNRG-1の投与が心機能を改善する報告が前述のようにされているが[23) 24)]，NRG-1の心機能改善作用は心筋細胞の増殖を介する可能性も示唆された．

最近，マウス胎仔の心臓では心筋障害後に心筋細胞は有意に増殖できるが，この再生能力は生後1週間で著明に減弱すると報告されている[29]．この生後1週間での心筋増殖能の著明な減少は，生後1週間で心筋細胞上のErbB2の発現量が著減することに起因するとされた[29]．この報告によると，恒常活性型ErbB2（caErbB2）を胎児期，若年期，成年期の心臓において発現させると，ERK，ATK，GSK3β/β-cateninシグナル経路を介した心筋の脱分化から増殖，肥大を誘導しうることがドキソルビシン心筋症モデル，心筋梗塞

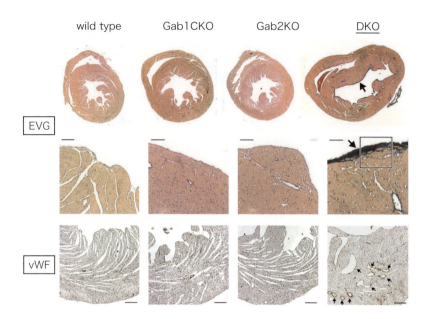

図4 心筋特異的Gab1/Gab2ダブルノックアウトマウス（DKO）マウスはNRG-1依存性シグナルが遮断されているために心不全を自然発症し，心内膜線維弾性化と異常拡張血管像を呈する
上図）全体像ではDKOマウスは心拡大を呈する．EVG（Elastica van Gieson）染色でDKOマウスでは心内膜特異的に弾性線維（黒色）の蓄積がみられる．下図）内皮細胞を染めるvWF（von Willebrand Factor）に対する免疫染色で異常拡張血管像（矢印）がDKOでは観察される．wild type：野生型，Gab1CKO：Gab1心筋特異的欠損マウス，Gab2KO：Gab2コンベンショナルノックアウトマウス．文献34より引用．

モデルなどで示された[29]．最近のヒト心筋を用いた検討でも，rhNRG-1の投与は成人より新生児由来の心筋に対してより増殖誘導能がみられたと報告されて[30]，小児期の心不全症例に対してrhNRG-1の臨床応用は期待される状況となりつつある．

6 心臓におけるNRG-1/ErbBシグナルとangiopoietin-1/Tie2シグナルのクロストーク

多量体型分泌糖タンパク質であるAng1（angiopoietin-1）と主に血管内皮細胞に発現するその受容体Tie2は新生血管の成熟安定化に強くかかわり，血管構築の静止状態の維持に必須のシグナルである[31]．コンベンショナルなAng1ノックアウトマウスとTie2ノックアウトマウスは，ともに心室の肉柱形成不全による胎生致死を呈して，NRG-1，ErbB2，ErbB4のノックアウトマウスの表現型にきわめて類似する[31,32]．Ang1はE10.5前後で心臓（特に心筋）に限局した強い発現がみられるのに対して，Tie2は心内膜をはじめとする内皮細胞に限局して発現がみられ，NRG-1/ErbBシグナルとAng1/Tie2シグナルは互いにアゴニストと受容体の発現パターンが心筋細胞—内皮細胞間で鏡像対称にあり（図3），これらのノックアウトマウスは肉柱形成不全の表現型を共有するため，この2つのシグナルにはクロストークが予想されていた[33]．

筆者らは受容体型チロシンキナーゼから細胞内へのシグナル伝達で重要な役割をもつGab（Grb2-associated binder）ファミリードッキングタンパク質を心筋特異的に欠損するマウスを作製・解析して，心筋でのGabタンパク質（Gab1とGab2）の欠損によりNRG-1/ErbBシグナルが特異的に遮断されて心不全を自然発症することを見出した（図4）[33,34]．心筋特異的Gab1/Gab2二重欠損マウス（DKOマウス）は，心筋細胞でのNRG-1依存性の細胞内シグナル経路（ERKとAKT）の活性化が障害されて，NRG-1依存性の心筋由来Ang1分泌に障害がみられた．DKOマウスはAng1分泌動態の異常によって，心不全のみならず心内膜線維弾性化と心臓組織内での多数の異常に拡張した血管像を伴う病理所見を呈していた[34]．DKOマウス

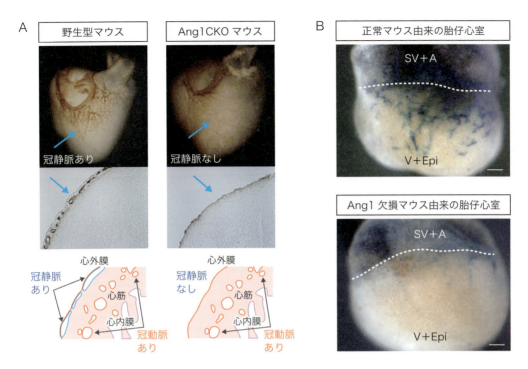

図5 心筋由来Ang1は静脈洞由来内皮細胞に作用して，心臓内へ遊走させて静脈分化を誘導することで，胎生期の冠静脈形成で必須の役割を担う

A）心筋特異的Ang1欠損（Ang1CKO）マウスは冠静脈形成不全を呈する．静脈マーカーのAPJに対するホールマウント免疫染色で，野生型でみられるAPJ陽性像（冠静脈内皮）はAng1CKOで欠損していた．B）心筋由来Ang1は静脈洞内皮を心臓内に遊走させる．Tie2-lacZノックインマウス由来の静脈洞（SV）と心房（A）をE10.5で取り出して，E10.5の心室と外膜（V＋Epi）を野生型またはAng1CKOマウスから取り出して結合して器官培養すると，野生型マウスの心室にはTie2陽性内皮の進入がみられたが（上：点線より下部の青いシグナル），Ang1CKOマウスの心室には進入はみられなかった．文献36より引用．

の表現型から，心臓でのAng1とNRG-1のシグナルクロストークは胎生期の心室肉柱発生のみならず，成体の心臓の恒常性の維持でも重要と示唆される．臨床的にも糖尿病と不安定狭心症の患者でNRG-1とAng1の血清濃度が相関すると報告されて，ヒトの心臓でもAng1とNRG-1のシグナルクロストークの存在は示唆されている[35]．

最近，筆者らは心筋が分泌するAng1の機能解明を目的としてαミオシン重鎖プロモーター下でCre遺伝子を発現するα-MHC-Creトランスジェニック（TG）マウスとAng1floxマウスを交配してAng1心筋特異的ノックアウトマウスを作製したところ，このマウスはE12.5～14.5で胎生致死を呈して，冠動脈形成には異常を認めず冠静脈のみが欠損するという興味深い表現型を示した（図5）[36]．冠動脈形成には心筋細胞の分泌するVEGF-Aと心内膜内皮細胞のVEGFR2受容体が必要との報告がなされ[37]，心臓での冠動脈，冠静脈の発生はVEGF-AとAng1シグナルによりそれぞれ制御される可能性が考えられており，心筋─内皮細胞間のクロストークは冠血管の発生にも重要だと考えられる．一方，α-MHC-Cre-TGマウスより早い胎生期にCreを発現するNkx2.5-Cre-TGマウスとAng1floxマウスを交配すると，心臓ゼリーの異常沈着を伴って心房の発生異常による胎生致死を呈することを筆者らは最近見出しており[38]，Ang1は心房発生にも重要な役割を有する可能性が示唆される．

おわりに

NRG-1/ErbB受容体シグナルは胎生期の心臓発生から成体の心筋の恒常性維持まで重要な機能を担う．また，心臓組織の内皮細胞から分泌されるNRG-1は心

筋細胞に作用して内皮安定化作用をもつ増殖因子Ang1の発現を誘導することで，心筋－内皮細胞間クロストークを通して心血管系の恒常性維持に働く可能性が示唆される．今後，心筋－内皮細胞間クロストークの機能を詳細に解明することで，心不全や心血管病の新しい治療法の開発につながると期待される．

文献

1) Lemmens K, et al：Circulation, 116：954-960, 2007
2) Garratt AN, et al：Trends Cardiovasc Med, 13：80-86, 2003
3) Odiete O, et al：Circ Res, 111：1376-1385, 2012
4) Lemmens K, et al：J Biol Chem, 281：19469-19477, 2006
5) Burden S & Yarden Y：Neuron, 18：847-855, 1997
6) Slamon DJ, et al：N Engl J Med, 344：783-792, 2001
7) Seidman A, et al：J Clin Oncol, 20：1215-1221, 2002
8) Crone SA, et al：Nat Med, 8：459-465, 2002
9) García-Rivello H, et al：Am J Physiol Heart Circ Physiol, 289：H1153-H1160, 2005
10) Ozcelik C, et al：Proc Natl Acad Sci U S A, 99：8880-8885, 2002
11) Zhao YY, et al：J Biol Chem, 273：10261-10269, 1998
12) Gassmann M, et al：Nature, 378：390-394, 1995
13) Lee KF, et al：Nature, 378：394-398, 1995
14) Erickson SL, et al：Development, 124：4999-5011, 1997
15) Meyer D & Birchmeier C：Nature, 378：386-390, 1995
16) Kim HS, et al：Biochem Biophys Res Commun, 361：732-738, 2007
17) Rentschler S, et al：Proc Natl Acad Sci U S A, 99：10464-10469, 2002
18) Baliga RR, et al：Am J Physiol, 277：H2026-H2037, 1999
19) Fukazawa R, et al：J Mol Cell Cardiol, 35：1473-1479, 2003
20) Kuramochi Y, et al：J Mol Cell Cardiol, 41：228-235, 2006
21) Liu FF, et al：Am J Physiol Heart Circ Physiol, 289：H660-H666, 2005
22) Hedhli N, et al：Circulation, 123：2254-2262, 2011
23) Liu X, et al：J Am Coll Cardiol, 48：1438-1447, 2006
24) Gao R, et al：J Am Coll Cardiol, 55：1907-1914, 2010
25) Jabbour A, et al：Eur J Heart Fail, 13：83-92, 2011
26) Jay SM, et al：J Biol Chem, 286：27729-27740, 2011
27) Jay SM, et al：Circulation, 128：152-161, 2013
28) Bersell K, et al：Cell, 138：257-270, 2009
29) D'Uva G, et al：Nat Cell Biol, 17：627-638, 2015
30) Polizzotti BD, et al：Sci Transl Med, 7：281ra45, 2015
31) Augustin HG, et al：Nat Rev Mol Cell Biol, 10：165-177, 2009
32) Suri C, et al：Cell, 87：1171-1180, 1996
33) Nakaoka Y & Komuro I：Int J Inflam, 2013：141068, 2013
34) Nakaoka Y, et al：J Clin Invest, 117：1771-1781, 2007
35) Zeng Z, et al：Int J Cardiol, 168：3077-3079, 2013
36) Arita Y, et al：Nat Commun, 5：4552, 2014
37) Wu B, et al：Cell, 151：1083-1096, 2012
38) Kim KH, et al：Cell Rep, 23：2455-2466, 2018

<著者プロフィール>

中岡良和：1991年東京大学理学部卒業，'96年大阪大学医学部卒業，大阪大学第3内科（岸本忠三教授）入局，2004年大阪大学大学院医学系研究科博士課程修了．'04～'07年国立循環器病センター研究所循環器形態部・室員（望月直樹部長），'07～'15年大阪大学医学部循環器内科・助教，講師を経て，'16年1月から現職，国立循環器病研究センター研究所血管生理学部・部長．'13年9月～'17年3月には科学技術振興機構さきがけ研究者（春日雅人統括）を兼務した．専門は循環器内科学，血管生物学，血管病（特に血管炎，肺高血圧症）．大学院でIL-6関連サイトカインシグナルの心筋研究に従事して，以降はneuregulin-1, angiopoietin-1に関する研究をしたが，この10年間は難治性血管病の研究に力を入れている．

第2章 心疾患・心不全の分子病態の最先端

10. 心腎連関のメカニズム

中山幸輝,藤生克仁

疾患の病態形成を他臓器連関の視点から捉える研究が増えてきている.心腎連関は特に早期から指摘されており,臨床疫学の発展とともにより重要視されるようになった.しかしながら心腎症候群の分子基盤は依然として不明であり,病態生理に基づいた体系的な分類がされておらず,予後は不良である.RAASや交感神経賦活化,レドックスバランスの不均衡や炎症性サイトカインといった,よく知られた相互作用の系について,最新のトランスレーショナルリサーチの結果も含めてまとめる.さらには,恒常性維持に働く組織マクロファージの機能障害という新たな視点から,心腎連関について考えてゆく.

はじめに

言うまでもなく心臓は循環血液量を規定し,腎臓によって体液量が調節される.一方の機能破綻が他方に影響することは古くから報告されてきた.心不全治療において腎機能低下は予後を規定する一方で,糸球体濾過量(GFR)の低下やタンパク尿の出現が,末期腎不全への移行よりも心血管死の強いリスク因子であることが報告されている[1].さらに,腎障害の初期段階から心血管病リスクになることが明らかになっており,

[略語]
ACEI:angiotensin-converting-enzyme inhibitor(アンジオテンシン変換酵素阻害薬)
ARB:angiotensin II receptor blocker(アンジオテンシン受容体阻害薬)
CKD:chronic kidney disease(慢性腎臓病)
EMT:epithelial-mesenchymal transition(上皮間葉転換)
FGF:fibroblast growth factor(線維芽細胞増殖因子)
GFR:glomerular filtration rate(糸球体濾過量)
HFpEF:heart failure with preserved ejection fraction(拡張障害型心不全)
HFrEF:heart failure with reduce ejection fraction(収縮障害型心不全)
NFAT:nuclear factor of activated T cells(活性化T細胞核因子)
NNT:nicotinamide nucleotide transhydrogenase
NO:nitric oxide(一酸化窒素)
NPR:natriuretic peptide receptor(利尿ペプチド受容体)
RIP3:receptor-interacting protein 3
ROS:reactive oxygen species(活性酸素種)
SGLT2:sodium glucose cotransporter 2
VEGF:vascular endothelial growth factor(血管内皮細胞増殖因子)

Cutting-edge knowledge about cardio-renal syndrome
Yukiteru Nakayama/Katsuhito Fujiu:Department of Cardiovascular Medicine, Graduate School of Medicine, The University of Tokyo(東京大学大学院医学系研究科循環器内科学)

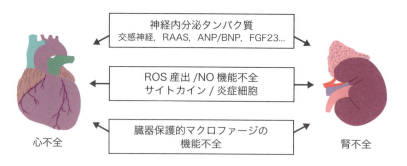

図1　心腎連関の主要因子
心腎連関をつなぐメディエーターとして3つの系を中心にまとめる.

微量アルブミン尿が，GFRの低下とは独立した予後規定因子になっている．これらの知見により，初期の腎機能低下の段階で心血管リスク管理の徹底が啓蒙されるきっかけとなったことは記憶に新しい．同時に心臓と腎臓の臓器連関はCRS（cardio-renal syndrome）として広く知られるようになった．

心不全になると，腎血流が低下し腎静脈圧が上昇することで，腎灌流圧が下がって血行動態的に腎機能が悪化する．一方で，慢性的な臓器障害に伴う，心臓，腎臓の組織リモデリングはさまざまな神経内分泌物質の作用によることがわかってきた．さらには慢性腎臓病（CKD）と心血管病に共通する背景因子として，NO産出障害と酸化ストレス，慢性炎症などがあげられる（**図1**）．心臓・腎臓の組織リモデリングを起こす共通基盤やメディエーターを横断的に，最新の臨床研究結果も交えてレビューする．

1 両者をつなぐ神経内分泌物質

心不全と腎不全の共通基盤としてレニン・アンジオテンシン・アルドステロン系（RAAS）が重要な役割を担っているのは，これまで多くの臨床試験でACEI，ARBの有効性を示されたことからも明らかである．CKD症例においてACEI，ARBが心不全発症を改善することも，両者をつなぐ重要な分子基盤になっていることを示す[2]．腎輸入細動脈圧が低下したり腎静脈圧が上がったり，交感神経β1刺激によってレニン分泌が促進する．レニン分泌を引き金としたRAAS亢進は一時的には腎灌流量を保つ役割を担うが，慢性的な亢進は，両臓器にさまざまな病的リモデリングを引き起こす．ただし，血中のRAAS濃度，活性が病態を反映しないことから，循環するRAASのみならず組織内での発現も病態形成にかかわっていると考えられている．これまでRAAS抑制を治療戦略とした多くの臨床試験が行われ，収縮障害を伴う重症心不全（HFrEF）を対象にした抗アルドステロン薬スピロノラクトンも，ACEIに上乗せした予後改善効果を示した．一方で，必ずしもRAASを完全に抑制することが心不全を改善させるわけでなく，レニン阻害薬アリスキレンはHFrEF症例に対して心血管死を減らさず，腎機能を逆に悪化させた．またACEIとARBの併用に関しても，試験デザインの問題はあるものの，心血管死を減らす上乗せ効果は認められないうえに腎機能を悪化させたことから，現在は推奨されない．もっとも心収縮能が低下していないHFpEF症例に限っては，RAAS亢進が組織リモデリングの本質と考えられていたが，予後を改善させるエビデンスはない．このことからも必ずしもCRSの治療としてすべての病態にRAAS抑制が当てはまるわけではない．

交感神経系も両臓器の機能不全で賦活化している．慢性的な交感神経刺激は心筋での細胞小器官の構造変換を起こし，後述の通りROS産出や炎症惹起にも関与することで，RAASと並んで病態形成の主要な因子と考えられている．HFrEFに対するβ遮断薬の予後改善効果のエビデンスは確固たるものであり，CKDを伴うHFrEF症例でも明確なエビデンスがある．一方で，明らかな心不全の既往のないCKD症例の予後を改善するというエビデンスは乏しい．さらにHFpEFの予後を改善するというエビデンスもないことから，やはり病態に応じた使い分けが必要と考えられる．交感神経賦活

化を標的とした他の治療としてカテーテル的除神経術がある．腎臓におけるRAAS亢進にかかわる遠心性交感神経と，腎臓から脳への求心性交感神経の両者は腎動脈周囲に分布しているため，動脈内側から焼灼することで神経回路を切断できる．難治性高血圧症例を対象に行われた過去の臨床研究では有意な降圧効果を示せなかったことから，治療自体が下火になったが，近年デバイスや手技の進化に伴って，複数の第2相試験で有益な結果が得られた．今後CRSにおける位置付けが期待される．

循環動態を反映して両者をつなぐ神経内分泌物質としてはナトリウム利尿ペプチドも重要な役割を担っている．A型ナトリウム利尿ペプチド（ANP）は心房の伸展刺激により，B型ナトリウム利尿ペプチド（BNP）は主に心室の圧負荷や容量負荷により分泌が亢進する．ANP，BNPは受容体NPR-Aに結合して，腎臓においてはレニン発現を抑制し輸入細動脈を拡張してGFRを増やす．さらに腎障害モデルでメサンギウム細胞の増殖を抑制したり，TGFβやアンジオテンシンII（Ang II）による血管平滑筋の増殖シグナルを抑制したりという腎保護的作用をもつ[3]．心筋細胞においてはNPR-Aが活性化すると，グアニル酸シクラーゼドメインを介して産出されたcGMPが，セカンドメッセンジャーとしてRGS2（regulator of G protein signaling 2），RGS4を活性化する．リン酸化したRGSは，Gタンパク質共役受容体であるAng II 1型受容体を不活性化する作用をもち，カルシニューリン/NFATを介した肥大化シグナルを抑制する[4]（図2A）．このようなRAAS抑制作用も含めてCRSに保護的効果が期待され，BNPは心不全治療薬ネシリチドとして開発された．ところが，急性期の症状改善効果が得られたものの，心不全自体の改善効果に乏しく[5]，低血圧の副作用が出たり，メタアナリシスでむしろ腎機能を低下させるという結果が出たりして，広くは使用されていない．近年は低容量で使用すると心不全症例において腎機能改善効果も期待できるという結果も出ている．また，循環するANP，BNPの半分は受容体NPR-Cでクリアランスされ，残りは腎尿細管や血管内皮細胞で多く発現する中性エンドペプチダーゼ（NEP）によって分解される．このNEP阻害薬とARBバルサルタンの合剤であるLCZ696が近年注目されている．HFrEF症例に対してACEIエナラプリルと比較した二重盲検試験において心血管死や心不全入院を減少させ[6]，腎機能も改善させることもわかった．今後の心不全治療やCRS治療として広く使われると思われる．

その他，CRSの病態形成に関与する内分泌タンパク質として，FGF23が知られる．FGF23は骨細胞から分泌され，腎臓尿細管上皮細胞のαKlotho/FGFR1複合体に結合してリン排泄を促進するホルモンである．腎機能障害が高度になると，骨からのFGF23発現は亢進し，Klotho発現が低下する．高FGF23血症と二次性副甲状腺機能亢進症が血管石灰化，心血管病を引き起こすことが指摘されている．また，CKD初期から骨細胞におけるFGF23の発現が亢進することが知られている．FGF23は腎臓においてRAASを抑制するACE2の発現を減少させることから，心肥大を間接的に引き起こすと考えられている[7]．心筋細胞にはKlothoが発現していないことから直接的作用はないと思われていたが，心筋細胞のFGFR4に結合することでPLCγをリン酸化し，カルシニューリン/NFATを活性化して心筋肥大を引き起こすという報告もある[8]（図2B）．

2 活性酸素（ROS）とNO産出障害

心不全症例において血中，尿中で酸化ストレスマーカーが上昇している．心不全・腎不全の両病態において，細胞内のROS産出がさまざまな機能障害を引き起こしており，一方で産出されたROSによって生成した酸化タンパク質，酸化脂質を介して，他方の機能障害を引き起こす病態が想定される．

心筋細胞のミトコンドリア内では電子伝達系により常にO_2^-が産出されるが，スーパーオキシドディスムターゼ（SOD）やグルタチオン，チオレドキシン還元酵素などの抗酸化作用により恒常性を維持している（図3）．心筋ではβ1刺激を受けると，ミトコンドリア内でCa^{2+}濃度が上昇し，TCAサイクルにかかわる酵素活性が上がってNADHが産出され，電子伝達系が亢進しO_2^-が産出される[9]．一方で，NNTがNADHの還元力をNADPHへ変換することによって抗酸化酵素が基質として使用できるようになる．しかし，心不全心筋ではミトコンドリアでCa^{2+}取り込みが低下し，TCAサイクルが抑制されることでNADHが酸化され，

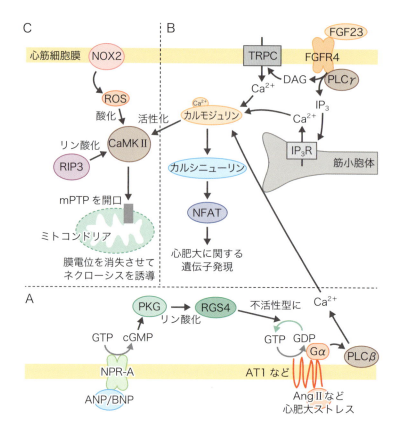

図2 心筋細胞において肥大や細胞死を引き起こす分子機序
A）ナトリウム利尿ペプチドが心筋肥大化を抑制する分子機序．NRP-Aに結合するとRGS4が活性化して，AngIIやアドレナリンの受容体GPCRの活性を抑制する．B）FGF23の心筋への直接作用．カルシニューリン/NFATの系を介して心肥大にかかわる遺伝子発現を促進する．C）心筋のnecroptosisの分子機序．心筋障害によって発現上昇したRIP3がCaMK IIを活性化してミトコンドリアの膜電位を消失させてネクローシスを誘導する．

NNTが逆にNADPHからNADHを産出することになり，抗酸化基質が失われる[10]．これによりレドックスバランスの不均衡が生じる．さらに，心不全心筋では脂肪酸β酸化から解糖系に代謝がスイッチするが，利用されない遊離脂肪酸が細胞質内に蓄積すると，脂肪毒性により小胞体ストレスが起きてROSが産出される[11]．また，細胞質内でROSを産出する主要な酵素としてNADPHオキシダーゼ（NOX）がある．心筋細胞では，細胞膜に存在するNOX2と，筋小胞体や核周囲に多いNOX4が存在する．AngIIは両者の発現や活性を上げてROSを産生させる．

心筋細胞においてROSセカンドメッセンジャーとして，ホスホランバンをリン酸化して小胞体へのCa^{2+}取り込みを促進して筋収縮を強めたり[12]，虚血再灌流障害におけるプレコンディショニングに重要な役割を担ったりしている．しかしながら，ミトコンドリア内に蓄積したROSはミトコンドリアDNAを損傷し電子伝達系酵素を抑制したり，アポトーシスを促進したりする．細胞質のROSはlate Na^+電流を抑制して不整脈を起こしたり，細胞質のCa^{2+}/カルモジュリン依存性プロテインキナーゼII（CaMK II）を酸化して心筋ネクローシスを誘導したりする．心不全の病態形成において，心筋でプログラム化されたネクロトーシス（necroptosis）が起きることが大きな役割を担っていることが最近明らかになってきた．虚血再灌流モデルやドキソルビシン心筋症モデルにおいて，機序は不明ながら心筋でRIP3が誘導される．一般的にnecroptosisにおいてはRIP1とRIP3が会合しMLKLとネクロソームとよばれる複合体を形成してシグナルが進行するが，心筋においてはRIP1非依存的にCaMK IIをリン酸化し，

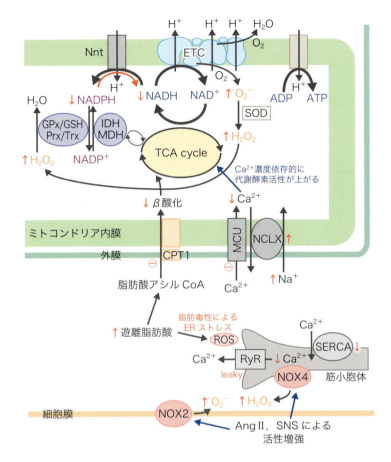

図3 心筋細胞でのROS発生におけるミトコンドリア内部と細胞質側の分子機序
赤字は不全心で進む方向性．ミトコンドリア内部ではCa^{2+}濃度が低下しNADH産出が低下するとともにNntの酵素反応の向きが逆になり，NADPHが減って抗酸化作用が減弱する．文献9をもとに作成．

さらにはROSによって酸化されたCaMKⅡがミトコンドリア膜透過性遷移孔を開口して膜電位を失わせることでネクローシス，一部アポトーシスを誘導することがわかった[13]（**図2C**）．

腎臓においてはNOX4が主に発現しており，AngⅡがこれらの活性を上げてROSを産出する．腎臓におけるROSの蓄積は尿細管上皮細胞のEMTを促進して線維化を進行させたり，NFκBやc-junを活性化して炎症を引き起こしたりして組織リモデリングを進める．また，細胞外のO$_2^-$は内皮由来のNOと反応して強い酸化活性をもつONOO$^-$を産出するため，NO本来の血管拡張作用が失われると同時に，さらなるDNA損傷や酸化脂質を生成する．

しかしながら，抗酸化作用による心不全改善を期待されたさまざまな薬剤（ビタミンE，ビタミンC，キサンチンオキシダーゼ阻害薬フェブキソスタット）は大規模臨床試験で心不全予防効果を否定されている．NOX2を抑制して抗酸化作用をもつスタチンですら心不全抑制効果が示されなかった．一方で，抗酸化治療であるバルドキソロンメチルが，CKD治療として注目されている．Nrf2は抗酸化・解毒代謝遺伝子の発現調節を担う中心的な転写因子であり，生理状態ではKeap1と結合してプロテオームによる分解を受けるが，酸化ストレスがかかるとKeap1の抑制作用が解除されてNrf2が核移行して転写が行われる．バルドキソロンメチルはKeap1と相互作用することでNrf2の核移行を誘導して活性化させる．糖尿病性腎臓病症例を対象にした第2相試験で，GFRを改善することができた画

期的な治療として，心血管病に対する効果も期待された[14]．ところが進行した糖尿病性腎臓病症例を対象にした第3相試験は，予想に反して心不全入院，心不全死が増加したため早期に中止となった．現在は，より対象症例を限定した条件でCKDに対する第3相試験が行われている．

近年SGLT2阻害薬エンパグリフロジンに心血管死の二次予防効果があることが示された．SGLT2阻害による利尿作用や体重減少，脂質改善効果がいわれているが，それとは別に，心筋において細胞膜のNa^+/H^+交換輸送体阻害を介してミトコンドリア内Ca^{2+}濃度を保つ作用が報告されている[15]．このことは前述の通りミトコンドリア内のROS産生を抑制している可能性が指摘されている．

3 炎症性サイトカインと免疫細胞の活性化

心不全症例においては炎症性サイトカインが血中で増加し，予後規定因子になる．腎機能障害を伴う心不全症例では，IL6，IL18などの炎症性サイトカインや，酸化ストレスのマーカーであるMPOの濃度も上昇しており，これらの血中濃度が近位尿細管障害のマーカーN-GALと相関する．CKD症例では腎機能と血中IL6濃度が相関し，IL6濃度が独立した予後規定因子になっている[16]．

*in vitro*の系で心筋細胞にアンジオテンシンIIを添加するとTNFαやIL6の発現が上昇する．イソプロテレノール添加によるβ刺激によってもIL6やTNFα，IL1βの発現が上昇する．さらに，酸化ストレスもNFκBを活性化して炎症性サイトカイン発現を亢進させる．一方で，実際に心不全症例においては冠動静脈で血中濃度の差がないなど，心筋での発現が血中濃度を上昇させているわけではないという報告もある．心不全，腎不全になると静脈圧が上昇し，腸管浮腫が起きることでリポポリサッカライド（LPS）が血液中に流入し，血中単球を活性化させるという報告がある．心不全症例でエンドトキシン濃度が上昇しているというコホート研究もある[17]．

TNFαやIL1βは心筋細胞の筋小胞体でCa²⁺濃度を低下させて収縮力を低下させたり，心筋細胞のアポトーシスを誘導したりする．IL6シグナルは一般的にリン酸化STAT3を介して転写制御しているが，心筋においては抗アポトーシス作用などの心保護的作用をもつことも報告されている．また，心筋細胞ではSTAT3がミトコンドリア内にも存在しており，電子伝達系複合体I，IIの活性を上げる[18]．これにより酸化的リン酸化反応の効率が改善するが，ROSの産出という副産物も増えることになり，病的モデルにおいて与える影響については未知である．さらにIFNγなど他の炎症性サイトカイン存在下ではSTAT3よりもSTAT1のリン酸化が顕著になるなど，病的状況ではより複雑な制御を受けていると考えられる[19]．

炎症性サイトカインのみならず免疫細胞の活性化の関与も知られる．ラットの心筋梗塞モデルでは急性期からTGFβシグナルが亢進して腎臓間質で線維化が進むが，心筋梗塞後数日で血中の炎症性単球が増加するのと同時に腎臓間質にもマクロファージが浸潤し，内皮障害や尿細管障害を引き起こし，最終的に腎臓線維化を進める[20]．もっとも，心筋梗塞後にβ3刺激によって骨髄で骨髄系細胞の分化が進み，交感神経刺激やRAAS亢進に伴って脾臓から単球が遊走することが明らかになっているが[21]，なぜ腎臓にマクロファージが浸潤するのかは明らかではない．

4 保護的作用としての免疫応答の破綻

組織間質にはさまざまな細胞が存在しており，組織の恒常性維持を担っている．組織マクロファージは出生時から間質に分布し，組織特異的な制御機構のもと，組織特異的な役割を担っている[22]．心臓においても，出生時より胎児肝単球から分化した心臓マクロファージが分布している[23]．われわれは，心臓に圧負荷ストレスがかかると，交感神経を介して腎臓から顆粒球単球コロニー刺激因子（GM-CSF）が発現し，心臓マクロファージの数の制御を行うことで心保護的作用を担う，という新たな心腎連関を見出した[24]（図4）．腎臓集合管上皮細胞特異的なKLF5ノックアウトマウス（CD-*Klf5* KO）で腎不全モデルを作製すると，病側腎への炎症性マクロファージの集簇が抑制される．このマウスで心臓圧負荷心不全モデルを作製すると代償的な心肥大が抑制され，心収縮能が著明に低下して心不

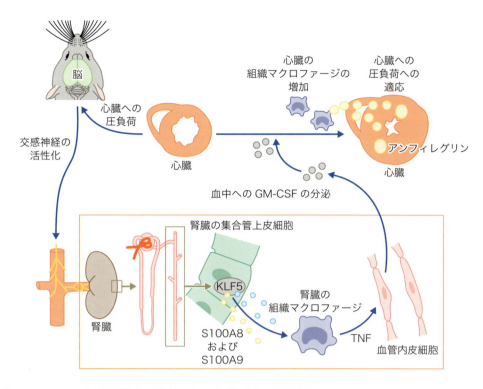

図4 心臓マクロファージの保護的作用を軸とした心臓−脳−腎臓連関
脳さらに腎臓が心臓の組織マクロファージを増加させ，そこから分泌されたアンフィレグリンが心筋細胞に作用することにより心臓における恒常性が維持される．文献24をもとに作成．

全死することがわかった．そこで急性期の心臓マクロファージを解析すると，CD-*Klf5* KOではLy6c^{low}マクロファージの増殖が抑制されていた．われわれは，心臓のLy6c^{low}マクロファージがアンフィレグリン※を分泌することで心保護的作用を担っていることを見出した．つまりCD-*Klf5* KOでは相対的にアンフィレグリンが欠乏することで圧負荷ストレスへの忍容性を失った．さらに，心臓の圧負荷ストレスによって脳を介して腎臓集合管にアドレナリンβ2刺激が入り，集合管上皮細胞でKlf5依存的にS100A8，A9といったサイトカインを分泌して腎臓マクロファージを活性化させた．活性化マクロファージはTNFαを発現し腎臓内皮細胞でGM-CSFを発現させる．腎臓から分泌されて血中GM-CSF濃度が上昇することが心不全急性期に心臓マクロファージが増殖するのに必要であり，抑制することで心不全死を起こした．このような心臓−脳−腎臓連関を仲介するβ2刺激，S100，TNFα，GM-CSFといったメディエーターと，アンフィレグリンを抑制する系では等しく心機能を悪化させた．組織マクロファージの活性化を介した新たなネットワークの解明は，今後のCRS治療につながると考えられる．

さらに，組織マクロファージの保護的作用としては，皮膚間質のマクロファージが体液量を調節しているという報告もある．Na$^+$摂取が増加すると，皮膚間質のマクロファージが浸透圧応答シグナルを介してVEGF-Cを分泌することで，リンパ管新生とeNOS発現が促進し，間質の浮腫や体内Na$^+$量を調節していることがわかった[25]．マクロファージ除去やVEGF-C受容体阻害によってNa$^+$感受性高血圧になることからも，炎症を介したマクロファージの機能障害がCRSの増悪機序に関与している可能性がある．

> ※ **アンフィレグリン**
> EGFファミリーの1つで心臓においてはマクロファージでのみ発現している．また組織マクロファージのなかでも臓器特異的に発現しており，心筋肥大化作用や代謝機能改善効果をもつ．

おわりに

　CRSは，どちらの臓器障害が引き金になっているか，急性に両臓器の機能障害が起きる経過から，慢性的な機能不全が他方の臓器障害を引き起こす病態，全身疾患が両者の機能障害を引き起こす病態までさまざまな病態生理が含まれるヘテロな疾患群である．定義づけされたり，症候学的に5つの病態に分けられたりしているが，病態生理に基づいた分類ではなく個々の症例において，その分子基盤のプライオリティに違いがあると考えられる．このことがさまざまなトランスレーショナルリサーチが奏功しなかった原因とも考えられる．CRSの予後は依然不良であり，病態はいまなお解明されたとはいえない．今後もゲノム情報や臨床情報のビッグデータ時代を経てさらなる新たな知見が積み重ねられると期待される．

文献

1) Go AS, et al：N Engl J Med, 351：1296-1305, 2004
2) Brenner BM, et al：N Engl J Med, 345：861-869, 2001
3) McFarlane SI, et al：Arch Intern Med, 163：2696-2704, 2003
4) Tokudome T, et al：Circulation, 117：2329-2339, 2008
5) O'Connor CM, et al：N Engl J Med, 365：32-43, 2011
6) McMurray JJ, et al：N Engl J Med, 371：993-1004, 2014
7) Kovesdy CP & Quarles LD：Nephron Clin Pract, 123：194-201, 2013
8) Grabner A, et al：Cell Metab, 22：1020-1032, 2015
9) Dietl A & Maack C：Curr Heart Fail Rep, 14：338-349, 2017
10) Nickel AG, et al：Cell Metab, 22：472-484, 2015
11) Rubattu S, et al：Int J Mol Sci, 14：23011-23032, 2013
12) Zhang M, et al：J Am Coll Cardiol, 66：261-272, 2015
13) Zhang T, et al：Nat Med, 22：175-182, 2016
14) Pergola PE, et al：N Engl J Med, 365：327-336, 2011
15) Uthman L, et al：Diabetologia, 61：722-726, 2018
16) Barreto DV, et al：Kidney Int, 77：550-556, 2010
17) Niebauer J, et al：Lancet, 353：1838-1842, 1999
18) Wegrzyn J, et al：Science, 323：793-797, 2009
19) Braam B, et al：Nat Rev Nephrol, 10：48-55, 2014
20) Lekawanvijit S, et al：Am J Physiol Heart Circ Physiol, 302：H1884-H1893, 2012
21) Dutta P, et al：Nature, 487：325-329, 2012
22) Mass E, et al：Science, 353：pii: aaf4238, 2016
23) Epelman S, et al：Immunity, 40：91-104, 2014
24) Fujiu K, et al：Nat Med, 23：611-622, 2017
25) Machnik A, et al：Nat Med, 15：545-552, 2009

＜筆頭著者プロフィール＞
中山幸輝：2004年，東京大学医学部卒業．東大病院，日本赤十字社医療センターでの研修を経て大学院へ．'13年，東京大学大学院医学系研究科内科学博士課程修了．現在は基礎研究，臨床業務に加えて総合研修センターの業務で教育についても学ぶ日々．最近の病棟では重症心不全症例の増加，心不全症例の高齢化，くり返す入院が多いことに苦心している．研究テーマは心臓の老化メカニズムなど．

第2章 心疾患・心不全の分子病態の最先端

11. 心脳連関のメカニズム

岸 拓弥

心臓・血管・腎臓など多臓器が連携して動的に恒常性を維持している循環動態制御システムの中枢は脳である．脳は圧受容器・化学受容器・心肺圧受容器からや心臓・末梢臓器からの神経性入力と種々の液性因子入力を情報処理し，交感神経・副交感神経として出力する．心不全は循環動態の恒常性が破綻した状態，つまり心脳連関の異常が心不全の重要な原因であると考えることができる．脳内異常や，脳を中枢としたフィードバック制御を受ける交感神経制御システムの異常が解明され，脳を標的とした神経制御治療の研究も進んでいる．

はじめに

循環動態は，心臓・血管・腎臓など複数の臓器が連携して，静的ではなく動的にフィードバック制御されることで恒常性を維持している．心不全は，この循環動態の恒常性が破綻した状態と考えると，心不全の病態生理を理解するためには各臓器や細胞をミクロレベルで静的に解析するだけでは不十分であり，多臓器連関動的恒常性維持システムのふるまいをマクロ的視点で捉えることが不可欠である．多臓器が連携するために重要な臓器間情報伝達を最も迅速に行うことができるのは神経であり，各臓器からの情報が求心性神経で伝達され，各臓器への情報を遠心性神経により出力するのが脳である．つまり，多臓器連携による循環動態動的恒常性維持システムの中枢は脳であり，脳の機能異常が交感神経の制御不全を惹起し循環動態を破綻させると考えることができる．心不全では特に交感神経が不適切に活性化しており，病態生理において重要であることに加え，治療標的として必須である[1]．したがって，脳の機能異常が心不全の本質的な原因であるといえる．

1 交感神経の心拍出量における役割：脳—心連関

心拍出量は数理的にその決定プロセスが明らかになっている[2)~5)]．収縮特性 E_{es}・拡張末期圧 P_{ed}・収縮末期心室の有効容積 unstressed volume（この容積を超えないと収縮期圧が出ない）V_0・血管抵抗 R・心周期 T（RR間隔）・心室の拡張期の硬さ（diastolic

[略語]
CO：cardiac output（心拍出量）
HFpEF：heart failure with preserved left ventricular ejection fraction
（左室収縮能が保持された心不全）
NO：nitric oxide（一酸化窒素）
RVLM：rostral ventrolateral medulla
（頭側延髄腹外側野）

Deep insight into the mechanisms of brain-heart interaction in the circulatory homeostasis
Takuya Kishi：Department of Advanced Risk Stratification for Cardiovascular Diseases, Center for Disruptive Cardiovascular Medicine, Kyushu University（九州大学循環器病未来医療研究センター循環器疾患リスク予測共同研究部門）

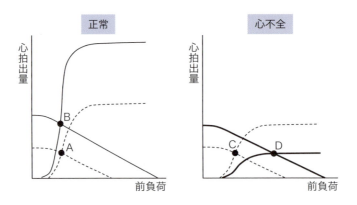

図1　心拍出量曲線と静脈還流曲線で考える正常と心不全の違い
正常（左）では，交感神経活性化により心拍出量曲線・静脈還流曲線とも上方にシフトし，心房圧は上昇せずに心拍出量が増加する（AからB）．しかし心不全（右）では，交感神経活性化により心拍出量曲線は上方にシフトせず，静脈還流曲線は上方にシフトするため，心拍出量は増加しないのに心房圧が上昇し肺うっ血をきたす（CからD）．

stiffness）E_{ed} とすると，心拍出量CO（mL/sec）は

$$CO = \frac{1}{E_{ed}} \frac{E_{es}}{TE_{es}+R} \left[\ln(P_{ed}-\beta) + \ln\left(\frac{1}{\alpha}\right) - E_{ed}V_0 \right]$$

の心拍出量曲線として記述でき，心拍出量は前負荷圧（＝拡張末期圧 P_{ed}）が増加すると心収縮性（＝収縮特性 E_{es}）・心周期T・血管抵抗R・diastolic stiffness（＝E_{ed}）を係数にもつ対数関数に従い増加する[6]．さらに，心拍出量曲線と静脈還流曲線の平衡点として心拍出量と心房圧が規定される[7]．この枠組みにおいて，運動時など交感神経が活性化すると E_{es} 増加・心拍数増加（心周期T短縮）により上記対数関数の係数が増加して心拍出量曲線は上方に移動し，静脈は収縮して P_{ed} が上昇することで，心房圧はそれほど上昇せずに心拍出量が増加する（図1）．しかし，過剰で不適切な交感神経活性化により血管抵抗Rが増加しすぎると，上記対数関数の係数が逆に減少し心拍出量は増加しないことになる．心不全においては，交感神経活動が活性化しているために，運動時など心拍出量を増加させないといけない状況でも心拍出量曲線が上方へ移動できないにもかかわらず P_{ed} は上昇するため，心拍出量は必要な増加が得られず心房圧は上昇する（図1）．つまり，適切な交感神経調節ができないと心拍出量の必要に応じた増加が得られない状態となり，心不全は「脳―心連関不全」と定義することができる．

2　交感神経の脳入出力関係による制御：脳―心連関と心―脳連関

交感神経の活動性は，圧受容器反射や中枢神経系の虚血機序，化学受容器反射により急速かつ強力に制御される[1)2)]．これらの脳を介した反射経路のなかで最も強力で迅速な交感神経制御を行う圧受容器反射は，頸動脈洞および大動脈弓に存在する動脈圧受容器が血圧を血管壁の伸展として感知し，脳幹に存在する交感神経中枢である頭側延髄腹外側野（rostral ventrolateral medulla：RVLM）へ情報が伝達され，遠心性の交感神経活動出力が決定される[8)9)]．圧受容器反射は，圧受容器から脳への入力をもとに交感神経出力を決定する中枢弓と，交感神経をもとに血圧を発生させる末梢弓からなり（図2），心不全では中枢弓が感受性の悪化とともに交感神経活性化側にシフトし，末梢弓も血圧に対する交感神経活動は過剰に活性化した方向に大きく変化している[8)]．つまり，中枢弓と末梢弓の平衡点は血圧上昇ではなく交感神経活性化側に移動していることになる．また，化学受容器反射は頸動脈小体および大動脈弓の大動脈小体で酸素欠乏や二酸化炭素あるいは水素イオンの過剰に対して反応し，RVLMに伝達される．動脈圧が著しく致死的レベルに低下すると小体への血流が減少し，二酸化炭素や水素イオンの過剰産生とともに酸素の有効性が低下して化学受容器が刺激され，交感神経が活性化する．心不全においては

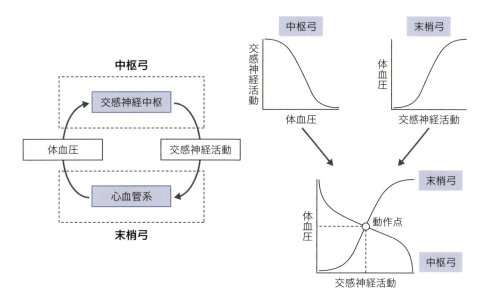

図2 中枢弓と末梢弓で構成される圧受容器反射
脳が血圧を感知して交感神経を調節する中枢弓と，交感神経に応じて血圧が発生する末梢弓の平衡点により血圧と交感神経活動が決定される．

化学受容器反射の遮断が治療手段になりうる可能性がある[10]．加えて，心房および肺動脈壁内にある低圧系の反射も，血液量の変化に対し血圧の変動をできるだけ少なくすることにおいて重要な役割を果たしている[1)2)11]．心房圧の上昇に対し心拍数が上昇するBainbridge反射も求心路は副交感神経，遠心路は副交感神経および交感神経であり，「心—脳連関不全」として心不全の病態に関与している可能性がある[11]．

これらの制御の結果，不適切な交感神経活性化により心拍出量を増加する方向につながるが，血管抵抗の増加はその作用を打ち消すことになり，「脳—心連関不全」により心不全となる．

3 交感神経活性化の脳内機序：脳—心連関

交感神経活動を規定する脳は末梢臓器からの神経性・液性入力をもとに，脳内神経核ネットワークを経てRVLMからシナプスを介さずに脊髄後核に交感神経出力として投射される[8)9)12]．われわれを中心としてRVLM内の交感神経活性化機序に関する研究がこれまでなされており（図3），最も強力に交感神経活動を活

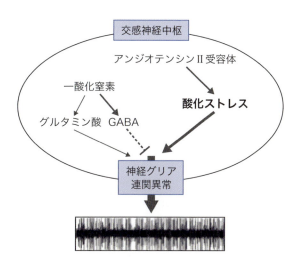

図3 脳交感神経中枢における変化
交感神経中枢である頭側延髄腹外側野（rostral ventrolateral medulla：RVLM）において，アンジオテンシンII受容体により産生される酸化ストレス増加および一酸化窒素減少が神経グリア連関異常を惹起し交感神経出力を過剰にする．

性化するのがアンジオテンシンII受容体により産生される酸化ストレスで，抑制するのが一酸化窒素（nitric oxide：NO）であることが明らかとなってき

た[8)9)12)13)]．NOはシナプス前からの抑制性アミノ酸であるγアミノ酪酸産生を増加させ，後シナプスを抑制する．慢性心不全モデル動物において，RVLM内のアンジオテンシンⅡ受容体により産生される酸化ストレスは重要な交感神経活性化要素であり[8)14)]，下流にはtoll-like receptor 4により制御される脳内炎症も関与している[15)]．一方で，脾臓で産生される制御性T細胞は脳に作用して交感神経を抑制し[16)]，血中の炎症性サイトカインは視床下部室傍核におけるCOX-2発現増加を介してプロスタグランジンE2を増加させ交感神経を活性化するが[17)]，血中アンジオテンシンⅡも脳に直接作用して交感神経を活性化する[18)]．さらに，さまざまな循環器疾患における関与が報告されている低分子量GタンパクRhoファミリーのRhoやRacも脳内で交感神経活性化に関与している[11)]．興味深いことに，冠動脈結紮による心筋梗塞誘発性の慢性心不全モデルにおいて，正常状態ではほとんどアンジオテンシンⅡ受容体が発現していないグリア細胞アストロサイト[※1]において心筋梗塞作製後早期よりアンジオテンシンⅡ受容体が増加していた．したがって，アストロサイト選択的にアンジオテンシンⅡ受容体が発現しないモデル動物を用いて心筋梗塞を作製すると，RVLM内の酸化ストレス抑制・交感神経抑制を介して予後の著しい改善を認めた[19)]．この結果は，脳内で最大容積を占めるアストロサイトのアンジオテンシンⅡ受容体が，慢性心不全における交感神経活性化を惹起する重要な要因である可能性を示すものである．その機序として，アストロサイトにおける抗酸化システムで重要なNrf2（NF-E2-related factor 2）が心筋梗塞後心不全で機能異常をきたすことが関与していることを示した[20)]．

4 循環動態の動的恒常性維持：脳─心連関

容量負荷により拡張末期圧が上昇して心拍出量が増加し血圧は上昇するが，圧受容器反射が感知して交感神経を抑制し，心室収縮性・心拍数を低下させ血管抵抗・有効血液量を減少させることにより血圧を低下させることで，循環動態の恒常性は維持される．一方，急性の肺うっ血は体液量の分布不均衡によって惹起され，特に交感神経の活性化により起こるunstressed volumeからstressed volume[※2]への移動が重要である[3)~7)]．左室収縮能が保持された心不全（heart failure with preserved left ventricular ejection fraction：HFpEF）では，厳重な血圧管理と体重管理を行いながら発症した際にすみやかに血管拡張薬による治療を行うしかなく，左室収縮能が低下している場合に有効性が証明されているACE阻害薬・アンジオテンシン受容体拮抗薬・β遮断薬の有効性が証明されていない．HFpEFの病態において，容量負荷が少なくても左心房圧が急激に上昇して急激な肺水腫をくり返す機序として，圧受容器反射機能異常があることは十分な解明がなされていなかった．そこでわれわれは正常左心機能のラットの頸動脈洞を隔離してサーボポンプに接続することで頸動脈洞圧を体血圧と独立して制御し，頸動脈洞圧に体血圧を入力することで正常圧受容器反射状態を，定常圧を入力することで圧受容器反射不全状態を作製し，圧受容器反射の正常と異常を瞬時に同一個体において切り替えることが可能な動物を作製した．この状態で段階的にデキストランを点滴静注すると，圧受容器反射不全状態では正常圧受容器反射状態に比し，正常心にもかかわらず容量負荷に対する左心房圧および体血圧の上昇が急激であった[21)]．一方で，正常圧受容器反射状態に切り替えると容量負荷に

※1 アストロサイト
グリア細胞に分類されるアストロサイトは，シナプス周囲に突起を伸ばしシナプス間情報伝達を担うアミノ酸の再吸収や神経細胞へのATPの供給を行いつつ，血管壁にも突起を伸ばして脳血液関門を構成している．

※2 stressed volume
容量─圧関係において，圧を発生させる最小容量（unstressed volume）との差分，すなわち圧に寄与する実効的な容量で，交感神経活性化はすみやかにunstressedをstressed volumeへシフトさせる．

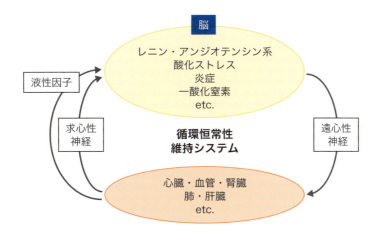

図4　脳による神経情報と液性因子の統合情報処理により神経出力が決まる
脳には神経情報の入力と液性因子の入力があり，それらが統合処理されて神経出力が決定され心臓を中心とする末梢臓器に作用し，また神経情報と液性因子が脳に入力される閉じたフィードバックループが形成されている．

対する左房圧および体血圧の上昇が正常化し，この圧受容器反射不全と正常圧受容器反射状態の切り替えによる容量耐性の違いは可逆性であった[21]．このことから，圧受容器反射不全は左心機能にかかわらず左心房および体血圧の容量不耐性を生じる可能性を考えた[21,22]．さらに，圧受容器反射不全状態にバイオニック圧受容器反射システムを導入すると，圧受容器反射不全状態での左心房容量不耐性が，劇的に改善を認めた[21]．このことは，左心機能に関係なく圧受容器反射が左心房の容量耐性に大きく関与していること，すなわち「脳—心連関不全」が心不全を惹起することを示すものである．

5 脳—心連関を標的とした交感神経抑制治療

心不全における交感神経活性化の脳内機序に基づき，脳内へのアンジオテンシンⅡ受容体拮抗薬持続投与あるいは脳への移行性が高いアンジオテンシンⅡ受容体拮抗薬経口投与により，慢性心不全モデルの交感神経抑制を介して有効な治療となりうる可能性を提唱してきた[8,14]．また，脳への移行性が高いミネラルコルチコイド受容体阻害薬・一部のスタチン・Ca拮抗薬経口投与により，交感神経抑制を介して高血圧や心不全，メタボリックシンドローム，心房細動の有効な治療と

なりうることをわれわれはこれまで報告してきた[8,9]．

また，圧受容器反射不全は交感神経制御不全状態において必須の治療標的である．圧受容器刺激装置はすでに臨床応用がなされているが，臨床的には心不全の治療手段として必ずしも十分な結果とはいえない[23]．この原因として，生理的なフィードバック制御を再構築したものではない（刺激条件が固定されている）ことがある．その観点で，われわれが開発した圧受容器反射の電気的な再構築は，将来的には心脳連関に介入し交感神経を是正するデバイス治療の可能性を示すものである[21]．また，迷走神経求心路刺激が圧受容器反射を劇的に改善させることを報告した[24]．肺の進展刺激や骨格筋の運動などにより迷走神経求心路刺激は可能であることを考えると，日常生活における運動療法は心脳連関を標的とした心不全治療と考えることができ，心臓リハビリテーションが心不全において非常に有用であることを示唆するものといえる．

おわりに

慢性心不全は，さまざまな機序の薬剤や植え込み型除細動器・両心室ペーシングなどの非薬物治療の登場にもかかわらず依然として中等症（NYHA分類3度）以上では1年死亡率16％・5年死亡率は50％強ときわめて予後不良の疾患である．この現状は，心不全の

病態の本質に対するわれわれの理解が十分ではなく，病態生理に基づく個別最適化治療ができていないことに他ならない．心脳連関を中心とする多臓器連関循環動態恒常性維持システムを識ることは，心不全の病態生理を理解するために不可欠といえる（**図4**）．しかし，心脳連関自体に介入する具体的な手法については，臨床応用には程遠い状態であることも事実である．今後は神経制御のデバイスだけでなく，脳を標的とする薬物治療の開発にも期待したい．

文献

1) Floras JS：J Am Coll Cardiol, 54：375-385, 2009
2) 「Circulatory Physiology: Cardiac Output and Its Regulation」(Guyton AC), W. B. Saunders, 1963
3) Suga H：Jpn Heart J, 10：509-515, 1969
4) Sunagawa K, et al：Am J Physiol, 245：H773-H780, 1983
5) 岸拓弥，他：血圧とは？—血圧の生理—「新・心臓病診療プラクティス11 高血圧を識る・個別診療に活かす」（苅尾七臣，島田和幸／編，吉川純一，他／責任編集），pp8-13, 文光堂，2008
6) Uemura K, et al：Am J Physiol Heart Circ Physiol, 286：H2376-H2385, 2004
7) Sato T, et al：Am J Physiol, 276：H2251-H2261, 1999
8) Kishi T：Int Heart J, 57：145-149, 2016
9) Kishi T：Hypertens Res, 36：845-851, 2013
10) Dampney RA：Physiol Rev, 74：323-364, 1994
11) Oga Y, et al：Physiol Rep, 6：e13887, 2018
12) Kishi T, et al：Circulation, 109：2357-2362, 2004
13) Kishi T, et al：Hypertension, 55：291-297, 2010
14) Kishi T, et al：Am J Hypertens, 27：260-267, 2014
15) Ogawa K, et al：J Cardiovasc Pharmacol, 58：543-549, 2011
16) Katsuki M, et al：J Hypertens, 33：773-783, 2015
17) Kang YM, et al：Circ Res, 99：758-766, 2006
18) Shinohara K, et al：Physiol Rep, 3：pii: e12514, 2015
19) Isegawa K, et al：Am J Physiol Heart Circ Physiol, 307：H1448-H1455, 2014
20) Kishi T：Int J Mol Sci, 19：pii: E646, 2018
21) Funakoshi K, et al：J Card Fail, 20：53-59, 2014
22) Sakamoto K, et al：Am J Physiol Heart Circ Physiol, 310：H199-H205, 2016
23) Smith S, et al：Int J Cardiol, 214：320-330, 2016
24) Saku K, et al：Physiol Rep, 2：pii: e12136, 2014

＜著者プロフィール＞

岸　拓弥：1997年九州大学医学部卒業後，九州大学医学部循環器内科学に入局し，九州大学病院研修医・九州大学大学院医学研究院循環器内科学にて中枢性循環調節の研究で学位取得．飯塚病院循環器内科・九州大学大学院医学研究院先端心血管治療学を経て2014年より九州大学循環器病未来医療研究センター未来心血管治療学共同研究部門の部門長，'16年より現職．一貫して「循環器疾患は脳による調節不全である」をテーマに研究を行っている．

第3章 心疾患・心不全の治療法開発の最前線

1. 創薬標的としての心臓のエネルギー代謝

清水逸平,吉田陽子,南野 徹

心不全時には不全心筋組織においてさまざまな代謝的リモデリングが生じる.脂質代謝および解糖系,ミトコンドリアを標的とした治療法の開発はすでにはじまっており,前臨床研究を経て一部が臨床研究にて検討されている.メタボロミクス研究の発展により,心筋代謝リモデリングに対する理解が飛躍的に深まり,新たな治療標的の探索も行われている.代謝制御を介した次世代の心不全治療法の開発に向け,本研究領域のさらなる発展が期待される.

はじめに

重症心不全の予後は依然として不良であり,新たな治療標的や治療コンセプトの創出が急務である.心不全はさまざまな分子が時間的・空間的に複雑に関連し進展するため,一元的に説明することが困難な病態である.しかしながら,心筋代謝の恒常性破綻は主要な病態の1つと広く認識されており,心筋代謝リモデリングを理解することはこの困難な病態を理解するうえできわめて重要である.定常状態において心筋細胞は,脂肪酸を主な器質としてミトコンドリアにおける酸化的リン酸化によりATPを産生しているが,心不全の進行に伴い解糖系を介したATP産生にシフトすることがわかっている.このように,心不全に伴い心筋代謝リモデリングが生じることはわかっているがその詳細な分子機序はいまだ未解決な点が多い.また,近年のメタボロミクス研究の発展により,さまざまな代謝的リモデリングが不全心および循環血液中で生じることが明らかになってきた(**表1,表2**).本稿において,心不全における代謝的リモデリングを概説するとともに,代謝制御を介した創薬の可能性について考えてみたい.

[略語]
EF:ejection fraction

1 定常状態における心臓の代謝

心臓は血液を全身に送り出すポンプの役割を担っている重要な臓器である.心臓はアデノシン三リン酸(ATP)をエネルギー源として,1日で約10万回収縮と拡張をくり返している.一連のプロセスにおいて心臓はATPを莫大に消費するため,供給がない場合心臓のATPは10秒で枯渇することがわかっている.また,このエネルギー需要に応じるため,心臓は1日6 kgものATPを産生すると考えられている.生理的状態において,ATPの95%は酸化的リン酸化により産生され,5%が解糖系により産生され,残りのわずかがTCAサイクルから産生される.また,定常状態ではATPの

Cardiac metabolism as a drug target for heart failure
Ippei Shimizu[1) 2)] /Yohko Yoshida[1) 2)] /Tohru Minamino[1)]: Department of Cardiovascular Biology and Medicine, Niigata University Graduate School of Medical and Dental Sciences[1)] /Division of Molecular Aging and Cell Biology, Niigata University Graduate School of Medical and Dental Sciences[2)] (新潟大学大学院医歯学総合研究科循環器内科学[1)] /新潟大学大学院医歯学総合研究科先進老化制御学講座[2)])

表1 心不全に伴い心筋組織内で上昇，および下降することが報告されている代謝物質

脂質	脂肪酸酸化；報告により異なる
	アシルカルニチン ↓
	セラミド ↑
解糖系＆TCAサイクル	解糖系；報告により異なる
	グルコース酸化；報告により異なる
	グルコース ↓
	グルコース-1-リン酸 ↓
	グルコース-6-リン酸 ↓
	乳酸 ↓
	アセチル-CoA ↑
	クエン酸 ↓
	α-ケトグルタル酸 ↓
	スクシニル-CoA ↓
	コハク酸 ↓
	フマル酸 ↓
	リンゴ酸 ↑
アミノ酸	BCAAs（バリン，ロイシン，イソロイシン）↑
	メチオニン ↓
	フェニルアラニン ↓
	チロシン ↓
	ヒスチジン ↓
	スレオニン ↓
	ホモセリン ↓
	グルタミン ↓
	アラニン ↓
その他	ケトン体酸化 ↑
	β-ヒドロキシ酪酸 ↓
	フルクトリシス ↑

赤字はヒトで報告されているもの．文献1をもとに作成．

70〜90％が脂肪酸により産生され，残りがグルコース，乳酸，ケトン体やアミノ酸などから産生される．心不全の発症と進展に伴い，不全心では脂肪酸利用が減少し，一方でグルコースの利用が上昇することがわかっている．不全心は低酸素状態に陥るが，一酸素分子あたりのATP産生効率がグルコースの方が高いため，グルコースの利用が増えることは合目的な反応といえる．心不全がさらに進行するとグルコースによるATP産生も抑制され，末期ヒト不全心ではATPのレベルが30％低いことも報告されている．このような，「脂肪酸からグルコースへのエネルギーシフト」という古典的かつ重要な考え方に加え，最近のメタボロミクス研究の発展により，他にもさまざまな代謝的リモデリングが生じることが明らかとなってきた[1]．そのなかでも創薬標的となる可能性を秘めた分子に着目し，概説する．

2 脂質代謝を標的とした薬剤

脂肪酸とグルコース代謝経路は互いに負の関係にあり，片方の基質の利用が，もう片方の代謝を抑制する性質を有する〔ランドルサイクル（Randle cycle）〕[2]．

表2 心不全に伴い血液中で上昇，および下降することが報告されている代謝物質

分類	代謝物質
脂質	非エステル化脂肪酸（NEFAs）↑
	アシルカルニチン ↑
	スフィンゴシン-1-リン酸 ↓
	セラミド ↑
解糖系&TCAサイクル	乳酸 ↑
	ピルビン酸 ↑
アミノ酸	BCAAs（バリン，ロイシン，イソロイシン）↑
	フェニルアラニン ↑
	スペルミジン ↑
	グルタミン酸 ↓
	ヒスチジン ↓
その他	トリメチルアミン-N-オキシド（TMAO）↑
	β-ヒドロキシ酪酸 ↑
アミノ酸	一次胆汁酸 ↓
	二次胆汁酸 ↑

赤字はヒトで報告されているもの．文献1をもとに作成．

この原則に立ち，脂肪酸代謝を抑制することで糖代謝を活性化させ，心不全の病態を抑制することが試みられた．

CPT1（carnitine palmitoyltransferase 1）は長鎖脂肪酸をミトコンドリアに取り込む際に不可欠な酵素であり，脂肪酸代謝に必須である．CPT1の抑制により長鎖脂肪酸の取り込みが低下し脂肪酸酸化が抑制される代わりに，ピルビン酸デヒドロゲナーゼの活性化を介してグルコース酸化が増加する．ミトコンドリアへの脂肪酸流入が抑制されることで過酸化脂質レベルが低下し，ミトコンドリア保護的に作用すると考えられている．CPT1抑制薬として，etomoxir，oxfenicine，perhexilineがある．また，抗不整脈薬のamiodaroneにもCPT1抑制効果があることが報告されている．etomoxirは重篤な肝障害が報告され臨床試験における検討が中止された．oxfenicineは前臨床試験で検討されたデータがあるのみである．perhexilineは心収縮能が低下した47名の非虚血性心筋症患者で検討され，心臓のリン酸化クレアチン/ATP比を30%増加させることに加え，NYHAクラス（※参照）およ

※ **NYHA分類**
心不全の重症度分類．クラス1が軽症，クラス4が最重症．

び心収縮能が改善することが報告された．perhexilineの効果は他にも複数の臨床研究で検討されているが，いずれも40〜150名程度という少人数での検討である[3]．perhexilineは治療域が狭く，濃度をモニターする必要があることも問題で，実臨床で使用されるに至っていない[4]．

脂肪酸のβ酸化を抑制することで心不全が抑制されることもわかっている．LC3-KAT（long-chain 3-ketoacyl-CoA thiolase）はβ酸化に不可欠な酵素であるが，その抑制薬であるtrimetazidineとranolazineがグルコース酸化を増加させ，心不全を改善することが報告されている．糖尿病性心筋症マウスモデルにtrimetazidineを投与すると，左室収縮不全，および拡張不全が改善した．有効性は臨床研究でも示され，心不全を伴う虚血性心疾患患者にtrimetazidineを投与することでBNPが低下し，心収縮能が改善することがわかっている．また，trimetazidineの有効性はさまざまなメタ解析で非虚血性心筋症患者においても示されている．ranolazineの有効性も心不全患者で示されたが，109名という少人数での検討であり，より大規模な臨床研究による検討が必要である．ranolazineは虚血心においてカルシウム負荷を軽減することも報告されており，その有効性はさまざまな経路で発揮され

ている可能性がある[3]．

3 脂質代謝を標的とした次世代の創薬の可能性

脂肪酸代謝の抑制が心不全の病態を抑制することが前臨床および臨床研究で示されてきたが，反対に脂肪酸代謝を活性化させて心不全の病態を抑制できるかも検討されている．acetyl CoA carboxylase 2を抑制すると，脂肪酸酸化が上昇し，グルコース酸化が抑制され，圧負荷モデルにおける心不全が抑制されることが示されている[5]．脂肪酸酸化の低下を抑制することで，アンジオテンシンⅡ投与に伴う左室拡張不全が改善することもわかっている[6]．β酸化に関連する酵素であるmedium-chain acyl-coenzyme A dehydrogenaseを過剰発現することで生理的心肥大が促進され，圧負荷に伴う心臓リモデリングが抑制されることも報告されている[7]．acyl-coenzyme A dehydrogenaseはヒト不全心で低下し，機能抑制により心筋症を発症することがマウスで示されており，acyl-coenzyme A dehydrogenaseの活性化が新たな治療標的となる可能性がある[8]．

心不全の病態に，リゾリン脂質が関連することもわかっている．スフィンゴシン-1-リン酸（S1P）は細胞膜を構成するスフィンゴ脂質の代謝産物であり，最近心保護効果が注目されている．S1Pは血液中に多く存在し，S1P/S1P受容体を介したシグナルにより心筋細胞のカルシウムの恒常性が維持され，心保護効果が発揮されることが虚血再灌流マウスモデルで示された．また，心筋細胞特異的にS1P受容体を欠失させると左室収縮不全に加え，拡張不全が生じることも報告された[9]．虚血性心疾患患者においても，心収縮能の低下（EF＜40％）に伴い血液中のS1Pレベルが低下すること，NYHA分類による心不全の重症度が血液中のS1Pレベルと逆相関することも報告されている[10]．心不全予後改善薬としてβ拮抗薬は実臨床で第一選択薬であるが，β拮抗薬で治療されている心不全患者の血液中でS1Pレベルが上昇することも報告されている[11]．S1P/S1P受容体を介したシグナルが真に心保護的か，一部相反する実験動物による検討結果に留意しつつ，さらなる検討が必要と考えられる．

心不全に関連するスフィンゴ脂質として，セラミドも注目されている．セラミドはアポトーシスを誘導する代謝物質として知られ，心筋細胞においても毒性（lipotoxicity）を発揮する．血液中のセラミドは，心不全の重症度や心不全死の発生頻度と相関することも報告されている[12]．セラミドの産生により心不全の病態が促進することもわかっている．セラミドはミトコンドリアの膜電位を減少させ，細胞質中のカルシウムレベルの上昇を介してシトクロムcの放出を促進させ，細胞死を誘導すると考えられている．これらの検討により，セラミド抑制が次世代の心不全治療となる可能性が示唆される[13]．

4 解糖系，TCAサイクルを標的とした薬剤

グルコース-インスリン-カリウム（GIK）治療により心筋細胞の糖取り込みが上昇する．GIK治療はかつて心筋梗塞急性期の治療法として広く活用されていたが，20,201名のST上昇型心筋梗塞患者による検討の結果，投与7日目の心原性ショック，死亡率，心停止，心不全を抑制しないことが報告された[14]．その後，GIK治療を施行した慢性期の有効性が検討され，急性冠症候群患者に急性期に12時間GIK治療を行うと，心不全，死亡，心停止という複合エンドポイントがGIK群で低下することが報告された[15]．短期間のGIK治療が有効であることを示す報告であるが，インスリンシグナルが過剰となると心肥大反応が進行し心不全が増悪することがマウスモデルで示されているため，慢性的な治療法として有用かどうか慎重に検討する必要がある[16]．インスリンを含めた治療で管理を強化した糖尿病患者では心不全が増加傾向を示すことも報告されており[17]，慢性的なインスリン投与は心不全を増悪する可能性がある点に留意が必要である．

AMPキナーゼ（AMPK）活性化によりGLUT1，GLUT4を介したグルコースの取り込みが増加し，解糖系が促進する．AMPK活性化剤であるAICARは心筋細胞肥大を抑制することが報告されている．また，AMPK活性化剤であるメトホルミンはイヌの心不全モデルの病態を抑制し[18]，マウス左室圧負荷モデルにおいてメトホルミンは心臓の線維化を抑制した．メトホ

ルミンはヒト臨床試験においても心臓の線維化を抑制し，BNPを低下させ，左室拡張末期圧も低下させることが示されている[19]．

ピルビン酸のアナログであるDCA（dichloroacetate）はPDH（pyruvate dehydrogenase）を活性化することでグルコース酸化を促進し，心肥大から心不全への移行を抑制することがわかっている．DCAにより糖の取り込みが上昇し，ペントースリン酸経路が活性化し，酸化ストレスが軽減することも報告されている．臨床研究においてもDCAを30分投与することで一回拍出量が上昇し，心筋における酸素消費が低下することが報告された．PDHの活性は不全心で低下していることが報告されており，DCAによる心不全抑制が期待されていたが，長期投与しても心機能の改善が確認できなかった．また，長期投与により末梢神経障害という重篤な副作用も報告され，臨床応用には至っていない[3]．

5 解糖系，TCAサイクルを標的とした創薬の可能性

グルコース利用障害の程度は動物モデル，疾患モデル，心不全のステージで異なるため，ヒト不全心において代謝物質の変容を検討することがきわめて重要である．ヒト重症不全心においてグルコース，グルコース–1–リン酸，グルコース–6–リン酸，乳酸，クエン酸，α–ケトグルタル酸，スクシニルCoA，コハク酸のレベルが低下することがわかっているが，これらの代謝物質を調整することが心不全の病態抑制につながるかさらなる検討が必要である．

最近，心筋細胞の興奮収縮連関が解糖系と深く関連することが明らかとなった．リアノジン受容体は小胞体の膜に存在し，カルシウム放出に深く関与する．心不全に伴いリアノジン受容体は機能不全に陥り，心筋細胞が収縮不全となる．リアノジン受容体を遺伝的に欠失することでグルコースの酸化が抑制されることも明らかとなり，リアノジン受容体の恒常性制御が解糖系および心筋細胞の収縮能維持に重要と考えられる[20]．

6 アミノ酸代謝を標的とした創薬の可能性

定常状態においてATP産生におけるアミノ酸の役割は小さいと考えられるが，心不全に伴う低酸素状態においてその役割が増す可能性がある．グルタミン酸，グルタミン，分枝鎖アミノ酸はTCA回路に代謝器質を供給することができるため，エネルギー枯渇状態では心筋代謝に保護的に作用する可能性がある．ラット心不全モデルにおいて，バリン，ロイシン，イソロイシンなどの分枝鎖アミノ酸のレベルが心臓で上昇することが報告されている．また，マウス左室圧負荷モデルや心筋梗塞モデルの心臓においても分枝鎖アミノ酸のレベルが上昇することが報告されている．TCA回路に代謝器質を供給することができるため，理論的には分枝鎖アミノ酸は心保護的に作用する可能性があるが，不全心において心筋代謝リモデリングを増悪させるという報告がある．分枝鎖アミノ酸の分解を抑制することで活性酸素レベルが上昇し，左室圧負荷モデルマウスの病態が促進することがわかっている．薬理学的手法を用いて分枝鎖アミノ酸のレベルを低下させることで，左室圧負荷モデルマウスの心機能低下が抑制されることも報告されている．分枝鎖アミノ酸を代謝する酵素はヒト不全心でも低下しており，分枝鎖アミノ酸代謝経路の再活性化により，心不全の病態を抑制できる可能性が示唆される[1]．

7 その他の代謝物質を標的とした創薬の可能性

1）ケトン体

ケトン体は通常肝臓で産生され，心臓，腎臓，脳で使用される．ケトン体はアセチルCoAの器質となるため，心臓においてミトコンドリア呼吸を維持する役割を担うと考えられる．細胞におけるケトン体の取り込みは血液中のケトン体のレベルに依存し，飢餓ストレスが加わった状況では著しくケトン体の取り込みが増加する．不全心においてケトン体の酸化が上昇することは実験動物およびヒトにおいて示されている．また，ケトン体の1つであるβヒドロキシブチレートが心不全患者の血液中で増えることも示されている．ケトン

体のレベルが上昇することに加え，代謝酵素の発現が不全心で上昇することも報告されている．ケトン体の代謝律速酵素であるBDH-1（D-β-hydroxybutyrate dehydrogenase 1）を過剰発現すると心不全が抑制されることも報告されている．それとは反対に，ケトン体の代謝を抑制すると心不全が増悪することもわかっている．血液中のケトン体の上昇が心保護的か議論は残っているが，最近の大規模臨床研究の結果から，心保護的な作用を有する可能性が高いと考えられる．Sglt2阻害薬は尿中への糖の排出を増加するタイプの糖尿病治療薬であるが，EMPA-REGアウトカムにより心不全の発症が著明に抑制されることが最近示された[21]．Sglt2阻害薬が心保護的に作用する分子機序はいまだ不明であり，世界中で精力的に研究が展開されているが，血液中のケトン体のレベルが上昇することがその分子機序の1つとして考えられている[22][23]．マウス左室圧負荷モデルにおいて，心臓でケトン体の酸化を介したATP産生が増加し，その一方で脂肪酸酸化が抑制されることがわかっている．ケトン体の酸化によりミトコンドリアタンパク質のアセチル化が促進し，ミトコンドリア機能が抑制されるリスクも懸念されるが，不全心におけるケトン体代謝は心不全治療の重要な概念と考えられる．

2）コリンおよびtrimethylamine-N-oxide

TMAO（trimethylamine-N-oxide）は腸内細菌によりコリンから産生される．心不全の重症度と血液中のコリンおよびTMAO濃度が正の相関を示すことが報告されている[24]．TMAO濃度が上昇すると心不全の5年生存率が低下することもわかっている[25]．マウス左室圧負荷モデルマウスにおいて，TMAOを多く含む餌の投与により心収縮不全と心臓の線維化が増悪することもわかっている[26]．TMAOは動脈硬化性疾患を増悪することもマウス動脈硬化モデルで示されている．TMAOは内皮細胞や血小板機能を抑制する可能性も示唆されており，TMAO抑制が心不全の次世代の治療法となる可能性を秘めている[1]．

8 ミトコンドリアを標的とした薬剤

coenzymeQ10（CoQ10）はubiquinoneとしても知られているが，酸化的リン酸化制御に重要な役割を担う．加齢に伴いCoQ10のレベルが低下し，CoQ10の低下が心不全と関連することもわかっている．CoQ10は酸化的リン酸化を介したATP産生という側面に加え，抗酸化作用を有することから心保護的と考えられる．CoQ10投与が心不全の予後を改善することはさまざまな臨床研究で示されており，さらなる研究領域の発展が期待される．MitoQやSS31（Bendavia）は選択的なミトコンドリアの抗酸化物質であり，心不全モデルを用いた前臨床試験で心保護作用が確認されている．SS31（Bendavia）はミトコンドリアの膜電位に依存せずにミトコンドリアに集積するため，よりその効果が期待される．ラット虚血再灌流モデルにSS31（Bendavia）を投与すると，心筋ダメージが軽減することが動物実験にて示されている[27]．Elamipretide（MTP-131）も選択的なミトコンドリアの抗酸化物質であり，ミトコンドリアの膜電位を改善させ，ATP産生能が上昇することがわかっている．イヌの心不全モデルにElamipretide（MTP-131）を長期投与すると，心臓のミトコンドリア機能が改善し，心収縮能が改善することが報告されている[28]．ST上昇型の心筋梗塞を初回発症し，ステント治療を行った患者に急性期にElamipretide（MTP-131）を1時間投与することは忍容性があるものの，梗塞領域を低下させることはできなかった[29]．しかし，心収縮能が低下した心不全患者にElamipretide（MTP-131）を4時間単回投与すると左室拡張末期容積，左室収縮末期容積ともに減少した[30]．Elamipretide（MTP-131）の心不全患者における有効性は現在phase 2の他の臨床試験において検討中であり，その結果が待たれる（NCT02788747; NCT02814097）[3]．

おわりに

本稿において，不全心における代謝的リモデリングと，代謝制御を介した治療法や創薬について概説した（図）．心筋代謝のわかりにくい点は，①心不全に伴う代謝的リモデリングがヒトと実験動物で必ずしも一致しない点，②同じ実験動物でも心不全モデル間で相違がある点，③心不全の進行度によりリモデリングの内容と程度が異なる点，にある．そのため，ヒト不全心および血液中の代謝的リモデリングを正確に評価し，

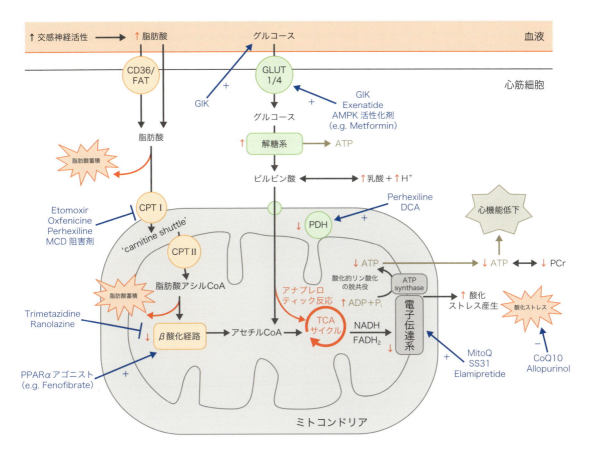

図　心臓代謝を標的とし，これまで開発されてきた薬剤
文献3より引用．

その病的意義を検討しつつ治療標的を探索する必要がある．メタボロミクスと遺伝子の網羅的検討を組合わせた precision medicine が次世代の心不全標準治療となる可能性があり，本研究領域のさらなる発展が期待される．

文献

1) Ikegami R, et al：Circ J, 82：10-16, 2017
2) Randle PJ：Diabetes Metab Rev, 14：263-283, 1998
3) Noordali H, et al：Pharmacol Ther, 182：95-114, 2018
4) Heggermont WA, et al：Eur J Heart Fail, 18：1420-1429, 2016
5) Kolwicz SC Jr, et al：Circ Res, 111：728-738, 2012
6) Choi YS, et al：J Mol Cell Cardiol, 100：64-71, 2016
7) Bernardo BC, et al：Clin Sci (Lond), 132：381-397, 2018
8) Gibb AA & Hill BG：Circ Res, 123：107-128, 2018
9) Keul P, et al：J Am Heart Assoc, 5：pii: e003393, 2016
10) Polzin A, et al：J Mol Cell Cardiol, 110：35-37, 2017
11) Cannavo A, et al：J Am Coll Cardiol, 70：182-192, 2017
12) Yu J, et al：Can J Cardiol, 31：357-363, 2015
13) Holland WL, et al：Nat Med, 17：55-63, 2011
14) Mehta SR, et al：JAMA, 293：437-446, 2005
15) Selker HP, et al：Am J Cardiol, 113：1599-1605, 2014
16) Shimizu I, et al：J Clin Invest, 120：1506-1514, 2010
17) Action to Control Cardiovascular Risk in Diabetes Study Group, et al：N Engl J Med, 358：2545-2559, 2008
18) Sasaki H, et al：Circulation, 119：2568-2577, 2009
19) Xiao H, et al：Cardiovasc Res, 87：504-513, 2010
20) Bround MJ, et al：J Biol Chem, 291：23490-23505, 2016
21) Zinman B, et al：N Engl J Med, 373：2117-2128, 2015
22) Ferrannini E, et al：Diabetes Care, 39：1108-1114, 2016
23) Ferrannini E, et al：Diabetes Care, 39：e226, 2016
24) Tang WH, et al：J Card Fail, 21：91-96, 2015
25) Tang WH, et al：J Am Coll Cardiol, 64：1908-1914, 2014
26) Lever M, et al：PLoS One, 9：e114969, 2014

27) Cho J, et al：Coron Artery Dis, 18：215-220, 2007
28) Sabbah HN, et al：Circ Heart Fail, 9：e002206, 2016
29) Gibson CM, et al：Eur Heart J, 37：1296-1303, 2016
30) Daubert MA, et al：Circ Heart Fail, 10：pii: e004389, 2017

＜筆頭著者プロフィール＞
清水逸平：新潟大学大学院医歯学総合研究科循環器内科学先進老化制御学講座．2002年千葉大学医学部医学科卒業．'12～'14年ボストン大学医学部, Whitaker Cardiovascular Institute．'14年4月より現職．老化を促進する代謝物質を「senometabolite（老化促進代謝物質）」と命名し，老化の同期（synchronized aging）に重要な役割を担うという仮説のもと，全身の代謝制御を介した次世代の心不全治療法の開発をめざす．

第3章 心疾患・心不全の治療法開発の最前線

2. 直接的サルコメア制御剤による新しい心不全治療薬の開発

塚本 蔵

心臓の収縮機能が高度に低下した重症心不全では心拍出量の低下により患者のQOLが著しく低下する．このような患者では心拍出量を増加させることが最も有効な治療であり，強心薬は心拍出量を増加する心不全治療薬として古くから使用されてきた．しかし従来の強心薬は作用機序に起因する有害事象のため，使用に際して注意が必要となる．近年開発された全く新しいタイプの強心薬は，筋収縮の最終マシナリーであるサルコメアタンパク質に直接的に作用することで，従来の強心薬の欠点を克服できると期待されている．

はじめに

1980年代からジギタリス，カテコラミンに代わる強心薬が開発され，PDE III阻害剤やCa^{2+}感受性増強薬などの新しい強心薬が臨床の現場に登場した．これらは心不全症状を改善しQOLを向上させたが，不整脈や突然死による予後悪化を認めたことから，強心薬に対するネガティブなイメージが植え付けられ，その後の新規強心薬の開発は滞った．しかし心不全，特に高度な心拍出量（CO）の低下を伴う重症心不全患者の臨床の現場では"QOLを改善し生命予後を悪化しない経口強心薬"の開発への期待が常に大きかった．高齢の心不全患者数の急激な増加という社会的背景の変化も，新しい強心薬の開発への期待を大きくしている．

1 Ca^{2+}動員性強心薬，Ca^{2+}感受性増強薬，直接的サルコメア収縮制御剤（図1）

現在臨床で使用されている強心薬の代表はドブタミン（カテコラミン類縁体）とPDE III阻害剤であろう．作用部位は異なるものの，両剤とも$\beta 1$アドレナリン受容体→cAMP上昇→PKA活性化という共通のpathwayを活性化し，最終的に心筋細胞内のCa^{2+}動員を増強することで強心作用を発揮する，いわゆるCa^{2+}mobilizer（Ca^{2+}動員性強心薬）として作用する．強い心臓収縮増強作用を発揮し心不全患者のQOLを改善するが，細胞内Ca^{2+}濃度増加に起因すると思われる副作用，有害事象（頻脈，虚血，酸素消費量増加，

【略語】
DRX：disordered relax state
HCM：hypertrophic cardiomyopathy
PDE III：phosphodiesterase III
PKA：protein kinase A
QOL：quality of life
SRX：super-relax state

Development of new drugs to treat heart failure: direct sarcomere modulators
Osamu Tsukamoto：Department of Medical Biochemistry, Osaka University Graduate School of Medicine（大阪大学大学院医学系研究科医化学講座）

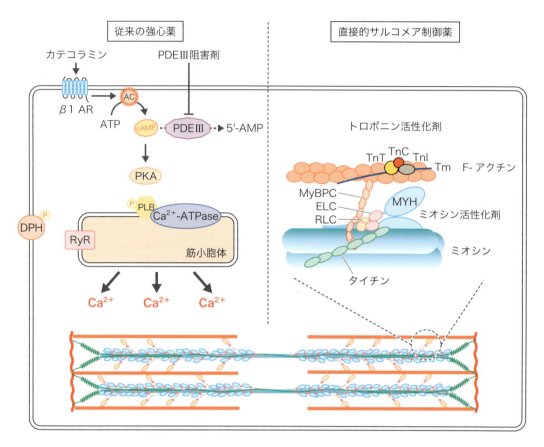

図1　Ca²⁺動員性強心薬，Ca²⁺感受性増強薬，直接的サルコメア収縮制御薬
従来の強心薬は最終的に細胞内Ca²⁺濃度を増加して強心作用を発揮する．一方，直接的サルコメア活性化薬は細胞内Ca²⁺濃度に影響せずサルコメアの収縮性を増強する．主にトロポニン活性化剤とミオシン活性化剤が開発されている．

不整脈，突然死など）による予後悪化が認められた．1980〜1990年代には収縮に必要なCa²⁺濃度を低下できるCa²⁺感受性増強薬（Ca²⁺ sensitizer）の開発がさかんに行われ，pimobendanとlevosimendanで臨床応用に至った．細胞内Ca²⁺濃度を増加せずに強心作用を発揮し予後を改善できると期待されたが，残念ながら有害事象の増加，予後悪化を認めた．その後，両剤ともにPDEⅢ阻害作用を有することが判明した．このような経過からその後の強心薬の開発は滞ったが，近年，筋収縮のマシナリーであるサルコメアに直接的に作用し，細胞内Ca²⁺に影響することなく収縮性を制御できる直接的サルコメア収縮制御剤（sarcomere modulators）の開発がさかんになり，心不全治療への応用が期待されてきた[1]．

2 サルコメアの発生する張力 （図2）

直接的サルコメア収縮制御剤の開発には，まずアクチンとミオシンの会合・解離サイクルを理解する必要がある．ミオシンとアクチンとの結合状態には緩やかな結合状態と強い結合状態が存在し，ミオシン頭部へのATPの結合により緩い結合状態に移行し，ミオシンATPaseにより加水分解され生成されたPiが放出されることにより強い結合状態に移行する．筋収縮に必要な張力を発生するのは強い結合状態のcross-bridgeのみであり，任意の時間における強い結合状態の割合をduty ratioとよぶ．生理的条件下の正常な心臓におけるduty ratioは5〜10％程度であり，外的負荷によりduty ratioは増加する．個々のミオシンは独立したforce generatorとして働くので，サルコメア全体が発

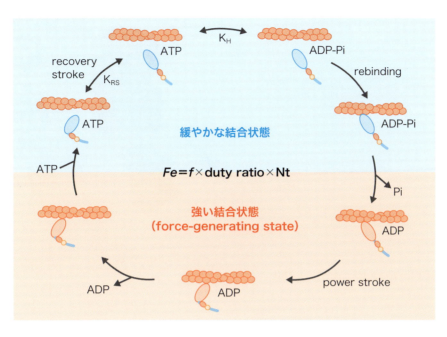

図2　アクチンとミオシンの会合・解離サイクル
ATPがミオシンに結合するとミオシン頭部がアクチンから速やかに解離し，ミオシン頭部の構造はpre-recovery (near-rigour conformation) state と post-recovery (pre-power stroke conformation) state で平衡状態（K_{RS}）となる．post-recovery state のミオシンでATPは可逆的加水分解（K_H）され，ミオシン頭部とアクチンが緩やかに結合する．その後Piの遊離に続き強い結合状態へ移行するが，このPi遊離反応を含む強い結合状態への移行が律速段階であり，ミオシンATPase活性のk_{cat}の決定要因となる．これによりミオシン頭部のアクチンに対する親和性が大きく増加し，ミオシン頭部とその尾部の間で大きなコンフォメーションの変化が起こることでpower strokeが発生する．この強い結合状態はミオシン頭部からADPが放出され，新しいATPが結合するまで持続する．Fe：ensemble force, f：intrinsic force of cross-bridge, tc：アクトミオシンの結合・解離サイクルのtotal cycle time, ts：強い結合状態時間（time of strongly bound state），duty ratio = ts/tc．文献3をもとに作成．

生する張力の総和（ensemble force：Fe）は個々のcross-bridgeの固有の発生張力fと強い結合状態にあるミオシン頭部cross-bridgeの総数の積によって規定される[2]．

3 直接的サルコメア活性化剤 (direct sarcomere activators)

サルコメアタンパク質を直接的に活性化するため，細胞内Ca^{2+}濃度を増加することなく収縮性を増強できる．よって従来の強心薬で認めた有害事象を軽減し，かつQOLを改善できる可能性がある．主にミオシン重鎖とトロポニン複合体に対する創薬が行われている．

1）OM（omecamtiv mecarbil）（図3）

i）OMの開発

Cytokinetics社はサルコメア再構築系でcardiac myosin ATPase活性を増加させる低分子化合物のハイスループットスクリーニング（HTS）を実施した．同定された活性化剤のうち，AC_{40}が数μMを示した化合物にOMの前駆体が含まれていた．この前駆体は心筋サルコメアに対する高度な特異性を有し，さらに培養心筋細胞においてCa^{2+}動態に影響することなく心筋短縮率（fractional shortening：FS）を35％増加（化合物濃度2μM）させたことからpromising lead化合物として選択され，最終的にOM（分子量：401.43）が合成された[4]．

OMはfirst-in-classの直接的サルコメア活性化剤である．cardiac myosin S1に対するaffinityはK_m：1.6±0.3μM程度であるが，骨格筋および平滑筋型ミオシンには結合しない．200 nMで細胞内Ca^{2+}動態に影響なく培養心筋細胞のFSを増強し，この効果はβ遮断薬投与下でも保持されるため，従来の強心薬とは独

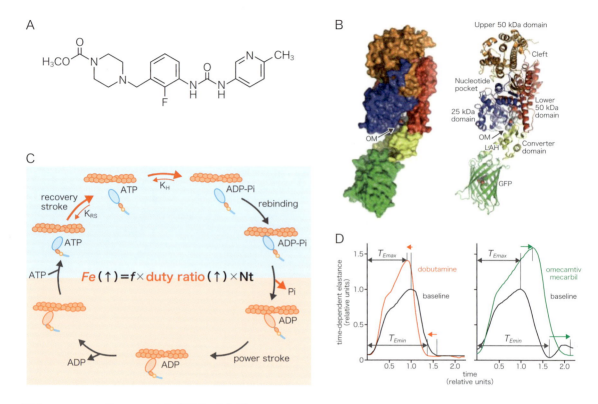

図3　omecamtiv mecarbil（OM）の作用
A）OMの構造．B）OMのミオシン結合部位．C）OMの心筋型ミオシンのactomyosin ATPase加水分解機構における効果．OMはrecovery strokeとATP加水分解を右にシフトし，Pi放出を促進することでduty ratioを増加させる．D）カテコラミン（dobutamine）とOMの収縮性増強作用の違い．time-dependent LV end systolic elastanceは負荷の状態に依存しない心筋収縮性の指標．文献5より引用．

立した強心作用を示す．OMの収縮性増強の特徴として筋収縮速度および拡張速度に影響せず，収縮時間を延長する点（time to peakで156±7.4％の増加）があり，カテコラミンの強心作用とは大きく異なる．ビーグル犬の正常心および不全心モデルでもdp/dtに影響せず駆出時間（ejection time：ET）を延長し，左室FSを増加させた．さらに不全心では有意に一回拍出量（stroke volume：SV）と心拍出量（cardiac output：CO）を増加し，心拍数を低下させたことから収縮性心不全への有効性が期待された．

OMの作用機序としてはcardiac myosin S1からのPi放出の促進（EC_{50}：2.3±0.09μM）が主たる機序とされる[5]．Pi放出はactomyosin ATPase cycleの律速段階であるため，Pi放出促進によりmyosin ATPase活性が上昇すると当初は考えられた．しかしその後，OMはactomyosin ATPaseの最大活性を低下させ，

in-vitro motility assayでのフィラメントの滑り速度を低下することが判明した．現在，OMの収縮性増強の分子機序としては，myosin S1のATP加水分解平衡（M-ATP⇌M-ADP-Pi）を右にシフトしてactomyosin-ADP-Pi中間体を増加し，Piの放出を促進することでduty ratioを増加させ，収縮速度は低下するも張力発生は増加させると考えられている[6]．構造学的にはOMはmotor domainのN terminus 25-K domainとLower 50-K domainの間の狭い溝（アクチン結合部位から6.5 nm，核酸結合ポケットから約3 nm離れた部位）にあるconverter domain, relay helix, SH1 helixが連結する部位の中心に結合する．同部位はrecovery strokeに重要でありOMによりこの連結が安定化され，かつlever arm helixをrecovery strokeと同じ方向にわずかながら回転させる．ATP加水分解はpost-recovery strokeのミオシンでのみ起こるため，

この構造変化によりATP加水分解平衡が右にシフトすると考えられる．さらにOMはcentral seven-stranded β-sheetのstrand β1とβ2と接触して結合部位から離れたtransducer領域（β5，β6，β7，β-bulge，HO-β5 loop）をアロステリックに歪ませる．β5は核酸結合ポケット内のγ-phosphate-sensing loopとして知られるSW-Ⅱにつながっているため，Pi放出が促進される[7]．

ⅱ）OMの臨床試験

first-in-men第Ⅰ相臨床試験（34人の健常男性）が2011年に発表され，OMの血漿濃度依存的に収縮期駆出時間の延長，一回拍出量の増加，左室駆出率の増加が認められたが，0.75 mg/kg/h以上では心筋虚血が誘発される可能性が示唆された[8]．第Ⅱ相臨床試験では二重盲検プラセボ対照クロスオーバー投与量決定試験（左室駆出率40％以下の収縮性心不全患者45人）が実施された[9]．OMの血漿濃度に比例して収縮期駆出時間が延長し（＞100 ng/mL of OM）SVが増加（＞200 ng/mL of OM）したが，500 ng/mLより高濃度となると駆出時間，一回拍出量ともに減少に転じた．さらにOM血漿濃度が1,750 ng/mLと1,350 ng/mLと高濃度に達した2人の患者では，心筋虚血が誘発された．

2016年にはプラセボ対照ランダム化二重盲検比較試験であるATOMIC-AHF（Acute Treatment with Omecamtiv Mecarbil to Increase Contractility in Acute Heart Failure）trial（第Ⅱb相臨床試験）の結果が発表された[10]．利尿薬の静脈投与2時間後も持続する安静時呼吸困難を伴う急性非代償性心不全（左室駆出率≦40％）により入院した患者606人に対し，呼吸困難の改善をprimary endpointとして，平均OM血漿濃度115，230，310 ng/mLの3段階の容量漸増レジメンでOMが静脈投与された．患者全体でのprimary endpointでは有意差を認めなかったが，OM血漿濃度が高い患者に限っては呼吸困難の改善を認められた．また，OM群では左室収縮末期径の減少とOMの血漿濃度依存的な収縮期駆出時間の延長を認め，重篤な有害事象に関して有意差は認めなかった．

The Chronic Oral Study of Myosin Activation to Increase Contractility in Heart Failure（COSMIC-HF trial）は13カ国87施設で実施されたプラセボ対照ランダム化二重盲検並行群間比較試験（第Ⅱ相臨床試験）であり，18～85歳の慢性心不全（NYHA class Ⅱ，Ⅲ）448人を対象として，目標とするOM血漿濃度の範囲に入るまでOM投与量を漸増し〔pharmacokinetic（PK）-titeration群〕，その心機能への効果が観察された[11]．投与8週目のPK-titeration群の平均血漿OM濃度は263±116 ng/mL，投与12週目の平均最高血漿OM濃度は318±129 ng/mLであり，投与20週目においてPK-titeration群はプラセボ群と比較して，収縮期ETの延長，SVの増加，左室収縮末期径および拡張末期径の縮小，心拍数の減少，左室収縮末期容量および拡張末期容量の減少，左室駆出率の増加，血漿NT-proBNP濃度の低下を認めた．さらに有害事象はプラセボ群と有意差を認めなかったことから，血漿濃度モニター下でのOM投与により有害事象を回避し，心収縮機能の改善と左室リバースリモデリング効果が期待できることが示唆された．

2017年1月よりプラセボ対照ランダム化二重盲検群間比較試験（第Ⅲ相臨床試験）であるGALACTIC-HF（Global Approach to Lowering Adverse Cardiac Outcomes Through Improving Contractility in Heart Failure）が開始された．本試験は慢性収縮性心不全の標準治療におけるOMの上乗せ試験であり，OM投与量はPKガイド下に最適化され，2021年1月を目途に終了予定である．

2）その他の直接的サルコメア活性化剤

ⅰ）MYK-491

MYK-491はMyoKardia社とSanofi社の共同研究により拡張型心筋症（DCM）の治療薬として開発された低分子化合物であり，心筋ミオシンのアロステリック活性化剤である．第Ⅰa相臨床試験では64人の健常成人においてランダム化プラセボ比較試験が実施され，重篤な有害事象なく，心エコーによって収縮性の増強作用が確認できている．現在，DCM患者を対象としたランダム化二重盲検プラセボ対照クロスオーバー投与量決定試験（第Ⅰb相臨床試験）により，安全性，忍容性，薬物動態，薬力学（心機能）の評価が行われている．

ⅱ）トロポニン活性化剤

心筋トロポニン複合体特異的なトロポニン活性化剤はまだ開発されていない．骨格筋トロポニン活性化剤tirasemtiv（Cytokinetics社）は速筋のトロポニン複

合体に特異的に作用し（Kd：40±6 nM），トロポニンCからのCa^{2+}放出を遅延することでCa^{2+}感受性を増加し，速筋の張力-Ca^{2+}曲線および張力-刺激頻度関係を左にシフトさせる[12]．ALS患者を対象とした臨床応用が試みられている．

4 直接的サルコメア阻害剤（direct sarcomere inhibitor）

これまで活性化剤について述べたが，ここでは肥大型心筋症（HCM）の治療薬として開発された直接的サルコメア阻害剤mavacamten（MYK-461）について述べる．近年，βミオシン重鎖の変異により発症する遺伝性HCMで，変異により獲得したサルコメアの過剰な収縮性増強がHCM発症の分子機序であることが判明した．mavacamtenは過剰な収縮性亢進に対してサルコメアの収縮を直接的に抑制し正常化するというコンセプトのもと，MyoKardia社とSanofi社の共同研究により開発された．

1）mava（mavacamten）の開発（図4）

ウシ心臓の筋原線維を用いてmyosin ATPase活性を低下させる低分子化合物のHTSを実施しmava（分子量：273.3）の開発につなげた．mavaは心筋型のα-myosin，β-myosinに対してIC$_{50}$：0.3 μM，最大阻害率＞90 ％（＞10 μM）の阻害活性を有する（骨格筋型myosinにもIC$_{50}$：4.7 μMの阻害作用を有するが，動物実験では副作用は認めていない）．アダルトラット培養心筋細胞では濃度依存的に細胞短縮率を低下（IC$_{50}$：0.18 μM）させ，スキンドファイバーではCa^{2+}感受性に影響することなく発生張力を70 ％低下させる（mava：1.0 μM）．HCMモデルマウス（心筋ミオシン重鎖のR403Q，R719W，R453C変異）でも濃度依存的（mavaの血漿濃度：～10 μM）に左室収縮性を抑制し，HCMの特徴である心筋線維化と錯綜配列の改善を認めた[13]．イヌの閉塞性肥大型心筋症（HOCM）モデルでも濃度依存的（血漿mava濃度：100～700 ng/mL程度）に左室内圧格差の軽減を認めた[14]．

mavaの作用機序は，ミオシン頭部からのPi放出を抑制し，弱い結合から強い結合へ移行するミオシンを減少させ（duty ratio低下）発生張力を低下すると考えられる[13)15]．近年，ダイマーを形成するミオシン分子同士が収縮に関与できない形態に折り畳まれ，そのATPase活性が高度に抑制された状態（super-relaxed state：SRX）のミオシン分子が心筋サルコメアでも存在することが確認されたが，mavaはSRX状態のミオシンを安定化させる作用も報告されている[16)17]．

2）MYK-461の臨床試験

第Ⅱ相オープンラベル臨床試験であるPIONEER-HCMにおいて，有症状のHOCM患者に対するmavaの安全性と有効性が検討された．mavaの投与により，運動後左室内圧格差を平均112±63.8 mmHg，また安静時左室内圧格差を55±41.8 mmHg低下させ，呼吸困難感と運動耐用能の改善をもたらした．現在，mavaは多施設ランダム化二重盲検第Ⅲ相臨床試験であるEXPLORER-HCMが進行している．

おわりに

現在の直接的サルコメア活性化剤の開発は，ミオシン重鎖とトロポニン複合体を標的としたものが主流である．ミオシン重鎖を標的とした薬剤はすでに複数の薬剤の臨床試験が実施され有効性が期待されているが，同時に虚血性心不全患者への使用についての懸念が残っている．トロポニン複合体はCa^{2+}感受性増強剤としての効果が期待されるが，現在のところ純粋な心筋のCa^{2+}感受性増強剤はなく，今後の開発が期待される．また，直接的サルコメア活性化剤の標的は収縮性に関与するすべてのサルコメアタンパク質が標的となりえる．個々のサルコメアタンパク質の筋収縮における生理的役割と生化学的機序を正確に理解することで新しい標的タンパク質に対する強心薬の創薬へとつながると考える．

文献

1) Hwang PM & Sykes BD：Nat Rev Drug Discov, 14：313-328, 2015
2) Spudich JA, et al：J Exp Biol, 219：161-167, 2016
3) 塚本 蔵：サルコメアタンパク異常．「日本臨牀増刊号 心不全（第2版）上」, pp273-281, 日本臨牀社, 2018
4) Morgan BP, et al：ACS Med Chem Lett, 1：472-477, 2010
5) Malik FI, et al：Science, 331：1439-1443, 2011
6) Liu Y, et al：Biochemistry, 54：1963-1975, 2015
7) Winkelmann DA, et al：Nat Commun, 6：7974, 2015
8) Teerlink JR, et al：Lancet, 378：667-675, 2011
9) Cleland JG, et al：Lancet, 378：676-683, 2011

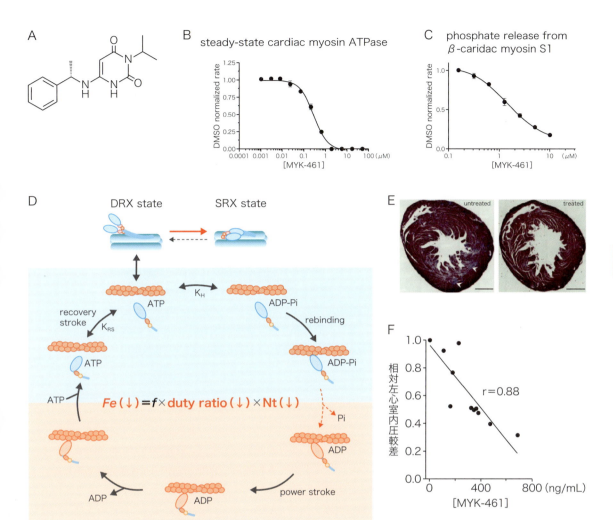

図4 mavacamten (mava) の作用
A) mava の構造．B) steady-state cardiac myosin ATPase 活性に対する mava の効果を示す（活性値はDMSO値で正規化）．mava は濃度依存的にATPase活性を阻害．C) β-cardiac myosin S1 からの Pi 放出に対する mava の効果を示す（活性値はDMSO値で正規化）．mava は濃度依存的にPi放出を阻害．D) 心筋型ミオシンの actomyosin ATPase 加水分解機構における mava の効果．mava は Pi 放出および弱い結合から強い結合への移行を阻害する．また，SRX state のミオシンを安定化する．DRX：disordered relax state, SRX：super-relax state．E) mava の効果．心筋の線維化を抑制．文献13より引用．F) ネコ HOCM モデルにおける mava の効果．血漿濃度依存的に左室内圧較差を軽減．文献14より引用．

10) Teerlink JR, et al：J Am Coll Cardiol, 67：1444-1455, 2016
11) Teerlink JR, et al：Lancet, 388：2895-2903, 2016
12) Russell AJ, et al：Nat Med, 18：452-455, 2012
13) Green EM, et al：Science, 351：617-621, 2016
14) Stern JA, et al：PLoS One, 11：e0168407, 2016
15) Kawas RF, et al：J Biol Chem, 292：16571-16577, 2017
16) Anderson RL, et al：Proc Natl Acad Sci U S A, 115：E8143-E8152, 2018
17) Rohde JA, et al：Proc Natl Acad Sci U S A, 115：E7486-E7494, 2018

＜著者プロフィール＞
塚本　蔵：1997年宮崎医科大学医学部卒業後，長崎大学循環器内科（旧第三内科），国立循環器病研究センター心臓血管内科，大阪大学大学院医学系研究科循環器内科に勤務．2005年より日本学術振興会特別研究員，'06年大阪大学大学院医学系研究科博士課程修了．'08年よりカリフォルニア大学ロサンゼルス校（UCLA）研究員を経て，'13年より大阪大学大学院医学系研究科医化学講座の助教．臨床医時代から心不全の研究を行い，現在はサルコメアタンパク質に着目した新しい心不全治療薬の開発に従事している．

第3章 心疾患・心不全の治療法開発の最前線

3. 循環器疾患に対するドラッグデリバリーシステムの可能性

的場哲哉，古賀純一郎，江頭健輔，筒井裕之

循環器疾患治療の改善はわが国の医学の重要な課題である．急性心筋梗塞の原因病態は冠動脈における動脈硬化性プラークの破綻であり，一方，発症した急性心筋梗塞における問題は早期再灌流療法の効果を妨げる心筋虚血再灌流傷害と梗塞後の左室リモデリングであり，これらの病態に対する薬物療法はun-met medical needsである．筆者らはナノテクノロジーを応用したDDS（ナノDDS）により，動脈硬化，急性心筋梗塞を含む循環器疾患におけるナノ医療の実現をめざしている．本稿ではその背景およびモデル動物における前臨床試験の成果を紹介する．

はじめに

近年，わが国は未曾有の超高齢化社会を迎え，動脈硬化の危険因子となる生活習慣病（糖尿病，脂質異常症，高血圧症など）の有病率は高く，動脈硬化性疾患（冠動脈疾患，および脳梗塞）による死亡は年間15万人にも及ぶ（2011年，厚生労働省の人口動態統計）．冠動脈疾患，特に急性心筋梗塞は急性期死亡率が高く，急性期の死亡を免れても慢性期に心不全をきたすことが問題である．心筋梗塞後の二次予防効果が示された薬物療法として，HMG-CoA還元酵素阻害剤（スタチン），ACE阻害薬／アンジオテンシン受容体拮抗薬（ARB）などがあげられる．これらの薬剤は，冠動脈疾患危険因子に対する治療薬であるばかりでなく，動脈硬化の病態形成メカニズム自体（スタチンは脂質による血管壁の炎症，ACE阻害薬／ARBは酸化ストレス）を抑制することが血管保護のメカニズムであると考えられている．これらを含めて多くの薬物が「病

[略語]
DDS：drug delivery system
　（薬剤送達システム／ドラッグデリバリーシステム）
MCP-1：monocyte chemoattractant protein-1
　（単球走化性因子）
MMP：matrix metalloproteinase
　（マトリクスメタロプロテアーゼ）
PLA：polylactide（ポリ乳酸）
PLGA：poly(lactide-co-glycolide)
　（ポリ乳酸・グリコール酸）
PPAR：peroxisome proliferator-activated receptor（ペルオキシソーム増殖因子活性化受容体）

Application of drug delivery system for cardiovascular disease
Tetsuya Matoba[1]/Jun-ichiro Koga[1,2]/Kensuke Egashira[2]/Hiroyuki Tsutsui[1]：Department of Cardiovascular Medicine, Kyushu University Graduate School of Medical Sciences[1]/Department of Cardiovascular Research, Development, and Translational Medicine, Kyushu University Center for Cardiovascular Disruptive Innovation[2]（九州大学大学院医学研究院循環器内科学[1]／九州大学循環器病未来医療研究センター循環器病先端医療研究開発学部門[2]）

的状態に陥った臓器・細胞に対して」有効性を発揮することが期待されている一方，経口あるいは経静脈的全身投与においては非特異的薬剤送達による有効性の限界および安全性の懸念から免れない．そこで薬剤送達システム（drug delivery system：DDS）の応用は薬物療法の可能性を広げる有力な手段となりうる．本稿では急性心筋梗塞の責任病変である動脈硬化性プラーク破綻および，心筋虚血再灌流障害，左室リモデリングに対する，PLGAナノ粒子をDDSとして用いたナノ医療の開発について最新知見を含めて概説する．

1 薬剤送達システム（DDS）

近年のナノテクノロジーの発展とともに医学への応用も進み，特にナノ（1～1,000 nm）サイズの微粒子（ナノ粒子）はDDSとして診断や治療に応用されている[1]．ナノDDS応用の主要な目的は，疾患に応じた病態生理学的メカニズムを標的することによる特異的薬剤送達である[2]．細胞・臓器に対して選択的に治療因子を送達することによって薬物の有効性を改善する一方，標的外臓器への副作用を軽減する．

ナノDDSは脂質によるミセルやリポソーム，ポリマー，デンドリマー，カーボン・ナノチューブ，鉄や金などの金属を含めて多くの材料が応用されている（**図1**）[1]．ミセルは脂質や人工ポリマーなどの双極性分子を水中で自己集合させることにより生成する．内部に疎水性の薬剤を封入し，水溶性を克服する．リポソームは主にリン脂質による二重膜を形成させ，内部に水相を形成する．数百～千nm径に化合物，核酸などを封入し，米国FDA（Food and Drug Administration）の承認により橋渡し研究と臨床において最も応用が進んでいる．同様に，現在PLAおよびPLGAポリマーがFDAの承認を得て橋渡し研究と臨床の応用が進められている．筆者らによるPLGAポリマーの応用研究については後述する．デンドリマーは高度に分岐したポリマーで，ポリマー化反応の制御により数nmのサイズにも生成できる．デンドリマーの三次元構造の間隙に治療因子を保持する．カーボン・ナノチューブはフラーレンと同種の炭素高分子であり，平面の炭素を筒状に巻いた高次構造をもつ．0.5～3.0 nm径，20～1,000 nm長のカーボン・ナノチューブ内面および外面に治

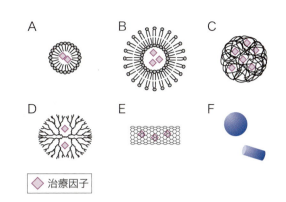

図1 ナノ・ドラッグデリバリーシステム
A）ミセル．B）リポソーム．C）ポリマー・ナノ粒子．D）デンドリマー．E）カーボン・ナノチューブ．F）金属・ナノ粒子．

療因子を保持する[3]．これらナノDDSとは異なり，金属ナノ粒子はそれ自体の機能性を期待される．4～5 nmサイズの酸化鉄コアをデキストランまたはポリエチレングリコールで60～150 nmサイズとしたSPIO（superparamagnetic iron oxide particles）はMRI造影剤として利用される．一方，金ナノ粒子／金コロイドは独特の光線力学作用を有し，近赤外線励起により光熱を放射し，がんに対する光熱療法として研究されている．金ナノ粒子はまた治療因子および標的モチーフと結合させたデリバリーシステムとしても応用される．

生体内でのナノDDSの挙動は，材料の特性，サイズ，内包する治療因子，標的化のための修飾（active targeting）などさまざまな要素で変化しうる．さらに，標的臓器／細胞における治療因子の放出，代謝など，DDSのさまざまな側面が研究されている[2]．ナノDDSを合目的的に臨床応用するためには，疾患の病態に基づいて有効な治療因子とDDSによる薬剤動態との組合わせをデザインすることが重要となる．

2 PLGAナノ粒子を用いた drug delivery system（ナノDDS）

筆者らは，生体吸収性，適合性に優れた高分子であるPLGAを高分子球形晶析法[4]によりナノ粒子化するとともに，水溶性／脂溶性薬剤・核酸医薬・ペプチド

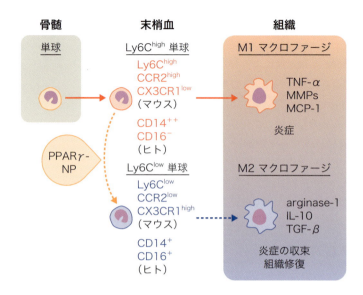

図2　単球／マクロファージの分化と治療標的化
単球は機能的には不均質な細胞であり，マウスにおいては炎症性単球（Ly-6C[high]CCR2[high]CX3CR1[low]）と非炎症性単球（Ly-6C[low]CCR2[low]CX3CR1[high]）に大別される．ヒトにおいてはケモカイン受容体の発現パターンからCD14[++]CD16[−]単球とCD14[+]CD16[+]単球がそれぞれ炎症性，非炎症性単球に対応し，classically-activated macrophage（M1マクロファージ）とalternatively-activated macrophage（M2マクロファージ）に分化する．PPARγアゴニスト・ナノ粒子（PPARγ-NP）を単球に投与するとマクロファージに分化した際のポラリティがより非炎症性（M2）へ誘導される．

を封入する技術を開発している[1]．PLGAは乳酸とグリコール酸のエステル結合によるランダム共重合体であり，生体吸収性縫合糸の材料として30年以上臨床で使用されており，PLGAマイクロ粒子による酢酸リュープロレリン長期徐放型注射剤の実績などからも生体内での安全性は高い．PLGAナノ粒子は疎水性のPLAと親水性で有機溶媒に不溶であるポリグリコール酸の性質を併せもち，生体内の薬物動態の改善に加え，PLGAの分子量に依存して加水分解速度が変化し，内包した薬剤等の放出速度を制御できる点などに特徴がある．心血管病におけるナノDDSの体内動態に影響する機能として，10 nm以上の粒子が腎排泄を免れ循環時間の延長が得られること，陰性荷電により血中タンパク質，血管内皮細胞との会合を防ぐこと，その間，血管透過性の亢進した血管床や臓器において血管外へ送達されることがあげられる．一方，末梢血好中球，単球および網内系臓器はナノサイズ粒子を取り込むことが知られている．これらが受動的送達（passive targeting）の主なメカニズムとなる．心血管病においても動脈硬化における炎症，虚血／再灌流に伴う血管透過性亢進は上述のpassive targetingメカニズムによって標的化されることが期待される[1]．

3　動脈硬化性プラーク破綻の病態

急性心筋梗塞の原因となる動脈硬化性プラークの形成過程において，血管内皮機能障害（内皮由来弛緩因子の産生／機能障害）とそれに続く血管壁の炎症が動脈硬化初期の重要な段階であると考えられている[5]．末梢血中の単球，特にLy6C[high]炎症性単球がMCP-1により動脈硬化病変に遊走し組織ではM1マクロファージへと分化し，酸化脂質の貪食，泡沫化など動脈硬化病変形成に寄与する（図2）．動脈硬化性プラーク内では活性化したM1マクロファージが炎症性サイトカイン，ケモカインおよび活性酸素を産生し，さらに病期が進展すると線維性被膜の構成成分であるコラーゲン，エラスチンを分解するMMP（matrix metalloproteinases）を産生し，プラーク線維性被膜を菲薄化，いわゆる不安定プラークが形成する．不安定プラークの線維性被膜が破綻すると凝固系活性化により血栓が形成

され，血管内腔の閉塞に至った場合に急性心筋梗塞を発症すると考えられている[6]．筆者らの検討では，ApoE欠損マウスを用いた動脈硬化性プラーク破綻モデル[7]において，ドナーマウス由来の脾臓由来Ly6C^{high}炎症性単球および腹腔内マクロファージの養子移植がMCP-1受容体であるCCR2依存的に動脈硬化性プラークの不安定化（プラーク線維性被膜の菲薄化，マクロファージ浸潤）およびプラーク破綻を促進することから，Ly6C^{high}CCR2$^+$炎症性単球／M1マクロファージがプラーク不安定化および破綻に重要な役割を果たすことを示した[8]．以上の背景から，Ly6C^{high}CCR2$^+$炎症性単球がプラーク破綻に対する治療標的になると考えられた．

4 ナノDDSによる動脈硬化性プラーク破綻の予防

FITCを封入したPLGAナノ粒子を動脈硬化性マウスに単回静脈内投与し2時間，2日，7日後の末梢血および大動脈白血球のフローサイトメトリーを行ったところ，FITC-ナノ粒子はFITC単独投与と比較して末梢血単球により長く留まり，大動脈組織内マクロファージにおいても投与後7日目にかけてFITC蛍光が観察され，ナノDDSによる単球／マクロファージへの薬剤送達が可能であることが示された（図3A）[9]．

単球／マクロファージの炎症性形質を制御するため，PPARγアゴニストであるピオグリタゾンを封入したPLGAナノ粒子（Pio-NP）を作製した．PPARγアゴニストは特に単球／マクロファージに作用した場合，その炎症性形質（ポラリティ※）を制御し，M2マクロファージを誘導することが期待される（図2）．実際に，動脈硬化モデルマウスにおいて，Pio-NPは末梢血におけるLy6C^{high}炎症性単球の割合を低下させ，大動脈組織内マクロファージにおいてはM2マクロファージマーカーを誘導し，MMPを誘導するEMMPRINの発現を抑制した（図3B）．プラーク不安定化モデルマウスにおいて，Pio-NP（7 mg/kg，週1回）はプラーク破綻の指標である埋没した線維性被膜の数を減少させ，線維性被膜を増厚させた（図3C）．これらの効果は病変におけるMMP活性の抑制を伴い，PPARγアンタゴニストによってキャンセルされた．また，同量のピオグリタゾン（1 mg/kg，連日）では無効であることから，動脈硬化性プラーク不安定化・破綻における炎症の制御を目的としたナノDDSの有効性が示された[9]．

5 心筋虚血再灌流傷害の病態

冠動脈の動脈硬化性プラークの破綻によって急性心筋梗塞が発症した場合，標準治療として冠動脈インターベンションによる早期再灌流療法が施行される．早期再灌流療法による心筋虚血再灌流は冠動脈血流の再開によって心筋梗塞の拡大を抑制する一方，急激なpHの変化，活性酸素種の産生はミトコンドリア障害，心臓の炎症など複数の機序を介して虚血再灌流傷害〔ischemia-reperfusion（IR）injury〕を惹起し，早期再灌流療法の梗塞サイズ縮小効果を制限する[10]．心筋虚血再灌流傷害に対する治療法の開発では，カルシウム過剰負荷抑制，酸化ストレス抑制などによるミトコンドリア障害（ミトコンドリア膜透過性遷移孔の開口）の抑制，心筋保護のシグナルを伝達するリン酸化酵素群（reperfusion injury salvage kinase：RISK）の活性化や炎症の抑制などが治療標的になりうる可能性が動物モデル実験で示されてきたが，これらの基礎研究成果を基盤とした臨床研究では決定的な効果は得られていない[11]．また，心筋梗塞後のリモデリングは心不全の原因となる重要な病態であるが，炎症を含めたさまざまな機序を標的に探索的な基礎研究が行われている段階である[12]．基礎研究に基づく橋渡し臨床研究が困難である原因の1つは，臨床においては虚血再灌流傷害の機序に対して時間的・空間的に十分な治療因子の送達が得られていないことである可能性があり，すなわちDDSの応用には蓋然性がある．筆者らは心筋虚血再灌流傷害，心筋梗塞後リモデリングにおいて治療標的化可能な機序として心臓の炎症に注目しており，ナノDDSを応用した心筋虚血再灌流傷害，梗塞後リモ

※ **ポラリティ**
マクロファージの炎症性形質は均一でなく，炎症性の高いclassically-activated macrophage（M1マクロファージ）と炎症収束を担うalternatively-activated macrophage（M2マクロファージ）の割合をポラリティと表現されてきた．最新の研究ではマクロファージの形質はさらに細分化されている．

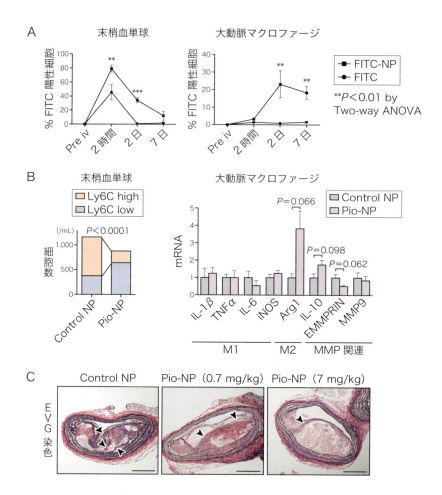

図3　ナノDDSによる動脈硬化性プラーク安定化治療
A）FITC封入ナノ粒子を経静脈投与した動脈硬化モデルマウスの末梢血単球および大動脈組織マクロファージにおけるFITCシグナル．B）ピオグリタゾン封入ナノ粒子（Pio-NP）を経静脈投与した動脈硬化モデルマウスの末梢血単球および大動脈組織マクロファージにおけるフローサイトメトリー解析およびRT-PCR解析．C）Pio-NP（0.7または7 mg/kg/週）を経静脈投与した動脈硬化モデルマウスの腕頭動脈におけるプラーク破綻（急性プラーク破綻および治癒した破綻プラーク）の抑制．

デリングに対する治療を開発している．

6　ナノDDSによる心筋虚血再灌流治療

筆者らは，PLGAナノ粒子が，前述の炎症細胞への取り込みとともに，虚血再灌流心臓組織への薬剤送達にも有効であることを見出している[13)～18)]．心筋虚血再灌流後の心臓に対する単球／マクロファージの動員はCCR2依存性であり，これをCCR2遺伝子欠損や薬物によって抑制することにより，心筋梗塞サイズを縮小できることをマウスモデルにおいて示してき

た[13) 15) 17)]．一方，再灌流のない心筋梗塞モデルにおいても，末梢血単球，および心臓組織においては早期にM1マクロファージ，遅れてM2マクロファージが動員される（**図4A**）．M1マクロファージによる炎症からM2マクロファージへの移行は，心臓組織の炎症を収束させ修復を促進することが期待される（**図2**）．筆者らは，マウス心筋梗塞モデルにおいて，前出のPio-NPが心筋梗塞後のリモデリングを予防できるか検討した．Pio-NPは生理食塩水投与群と比較して，MMPの発現および活性を抑制し（**図4B**），心臓組織の瘢痕化，線維化を抑制した．Pio-NPは心筋梗塞後

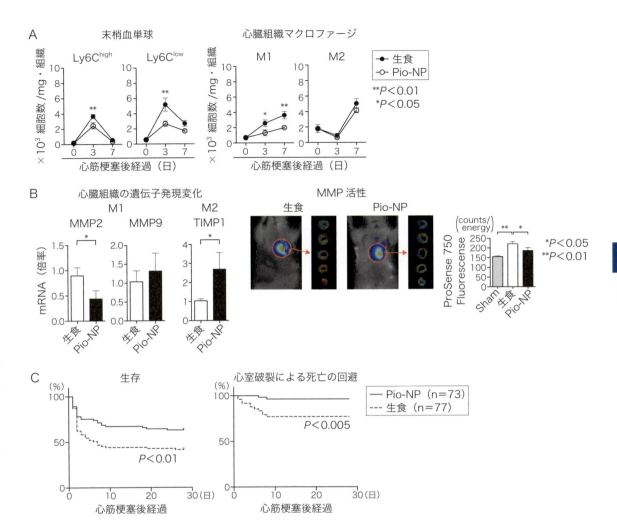

図4　ナノDDSによる急性心筋梗塞治療
A）Pio-NP（1 mg/kg）を冠動脈結紮後6時間から3日間連続投与した心筋梗塞モデルマウス心臓組織のフローサイトメトリー解析における単球の動員とM1ポラリティの抑制．B）同上のPio-NPを投与した心筋梗塞モデルマウス心臓組織におけるMMPの発現抑制と活性の抑制．C）心筋梗塞モデルマウスにおいて，同上のPio-NP投与は心筋梗塞後30日までの心室破裂を抑制し，生存率を改善した．

30日までの経過観察において，主に心室破裂による死亡を回避したことから，心臓組織の炎症に伴うMMPの活性化の抑制が心臓組織の修復に寄与したと考えられた[13]（**図4C**）．

おわりに：ナノ医療の可能性

本稿では冠動脈疾患のなかでも致死的な経過をとりうる動脈硬化性プラーク破綻と急性心筋梗塞における炎症機序を概説し，筆者らのナノDDSを用いた動物モデルにおける前臨床試験を紹介した[9)13)]．筆者らの研究グループでは，すでに重症虚血肢を対象とした筋肉注射のphase I/IIa医師主導治験（UMIN CTR ID：UMIN000008011），健常成人男性を対象としたphase I医師主導治験（UMIN CTR ID：UMIN000014940）においてスタチン封入PLGAナノ粒子の開発を進めており，PLGAナノ粒子のナノDDSプラットフォームとしての実績も得られつつある．動脈硬化性疾患患者のさらなる予後改善のため，ナノDDSを用いた「ナノ医療」は新規治療法として貢献し

うると考えている．

文献

1) Matoba T & Egashira K：Int Heart J, 55：281-286, 2014
2) Moghimi SM, et al：FASEB J, 19：311-330, 2005
3) Arsawang U, et al：J Mol Graph Model, 29：591-596, 2011
4) Kawashima Y, et al：Eur J Pharm Biopharm, 45：41-48, 1998
5) Nabel EG & Braunwald E：N Engl J Med, 366：54-63, 2012
6) Hansson GK：N Engl J Med, 352：1685-1695, 2005
7) Matoba T, et al：Curr Opin Lipidol, 24：419-425, 2013
8) Katsuki S, et al：Circulation, 129：896-906, 2014
9) Nakashiro S, et al：Arterioscler Thromb Vasc Biol, 36：491-500, 2016
10) Hausenloy DJ, et al：Eur Heart J, 38：935-941, 2017
11) Rossello X & Yellon DM：Circulation, 134：574-575, 2016
12) Hilgendorf I, et al：Circ Res, 114：1611-1622, 2014
13) Tokutome M, et al：Cardiovasc Res, 115：419-431, 2019
14) Ishikita A, et al：J Am Heart Assoc, 5：pii: e003872, 2016
15) Nakano Y, et al：Sci Rep, 6：29601, 2016
16) Ikeda G, et al：Sci Rep, 6：20467, 2016
17) Ichimura K, et al：PLoS One, 11：e0162425, 2016
18) Nagaoka K, et al：PLoS One, 10：e0132451, 2015

＜筆頭著者プロフィール＞
的場哲哉：1996年九州大学医学部卒業，九州大学循環器内科入局．2001年医学博士．'03～'06年University of Rochester, Center for Cardiovascular Researchに留学．'11年より九州大学病院循環器内科・講師（現職）を務める．臨床の専門は動脈硬化性疾患，冠動脈インターベンション．冠動脈疾患に関する臨床研究と動脈硬化，血管生物学の基礎研究に携わる．

第3章 心疾患・心不全の治療法開発の最前線

4. 膜分子のメカノセンシングを標的とした治療戦略

古川哲史

生体はさまざまなメカニカル刺激を感知する機構「メカノセンシング」を備えている．その1つである細胞膜に存在するメカノセンシングは，大きく「イオンチャネルを介するメカノセンシング」と「イオンチャネルを介さないメカノセンシング」の2つに分類される．イオンチャネルを介するメカノセンシング機構は比較的迅速な応答現象であり，最近同定されたpannexinを含む複数のメカノ刺激応答チャネルが同定されている．一方イオンチャネルを介さないメカノセンシング機構は，組織のリモデリングなど緩徐な応答現象であり，focal adhesionにおけるインテグリンとアクチンの相互作用を介する機構がよく知られている．

はじめに

われわれの体の中にある細胞は，筋収縮，器官の伸展，血液・空気・食物などの流れ，重力などさまざまなメカニカル刺激を受けている．生体はこれらさまざまなメカニカル刺激を感知する機構「メカノセンシング」を備えている．本稿では，細胞膜に存在する分子を介するメカノセンシングに焦点を絞り解説する．

細胞膜に存在するメカノセンシングは，異なる時間経過のメカノ刺激に応答する2つの機構に分類することができる．迅速な応答を担当する「イオンチャネルを介するメカノセンシング」[1,2]と，組織のリモデリングなどの緩徐な応答を担当する「イオンチャネルを介さないメカノセンシング」[3,4]の2つである．本稿では，これら2つの膜分子を介するメカノセンシング機構，および最近メカノ刺激応答チャネルであることが明らかとなったpannexinについて概説する．

[略語]
AJ：adherens junction（接着結合）
FA：focal adhesion（接着斑）

1 イオンチャネルを介するメカノセンシング

細胞にかかるメカニカル刺激に応じて引き起こされる細胞現象の検討は，まず内耳の有毛細胞で行われた[5]．有毛細胞の毛束の動きが起きてから40 μs以内に細胞現象が起こる．化学的反応が介する時間的余裕がないことから，電気的反応が関与すると想定され，実際パッチ・クランプ法を用いてtransduction currentとよばれる電流が記録された[6]．そこで，さまざまな細胞でメカニカル刺激に応じて変化するイオンチャネル，「メカノ刺激応答チャネル」の探索が精力的

Therapeutic strategy targeting membrane molecular mechanosensing
Tetsushi Furukawa：Department of Bio-informational Pharmacology, Medical Research Institute, Tokyo Medical and Dental University（東京医科歯科大学難治疾患研究所生体情報薬理学）

表　主なメカノ刺激応答チャネル

ファミリー	トポロジー	チャネル	生物種・組織
DEG/ENaC	2 TM	Mec-4, Mec-10	線虫・触覚ニューロン
		ASIC（1-4）	さまざまな哺乳類・神経系
		ENaC	脊椎動物・後根神経節，大動脈圧受容器，皮膚感覚器官
		PPK	ショウジョウバエ・ニューロン
TRP	6 TM	Osm-9, Ocr-2	線虫・知覚神経
		TRPV4	哺乳類・広範な細胞，特に上皮細胞
		Nanchung	ショウジョウバエ・聴覚器
		NompC	ショウジョウバエ・剛毛機械受容器
			ゼブラフィッシュ・有毛細胞
		Polycystins（1,2）	哺乳類・腎臓上皮細胞
			線虫・知覚神経
		YVc1p	酵母・空胞
two-pore K$^+$ channel	4 TM	TREK（1,2），TRAAK	哺乳類・中枢神経系
MscS	3 TM	MscS, MscK	大腸菌・内膜（ホモログはほとんどの細菌，古細菌，酵母，シロイヌナズナに存在）
MscL	2 TM	MscL	大腸菌・内膜（ホモログはほとんどの細菌に存在）

に行われ，さまざまな生物種・組織でさまざまな特性・構造のイオンチャネルが複数同定された．表にその主なものをまとめた[7)8)]．

細胞にかかる物理力は10^{-4} Nm^{-2}〜10^4 Nm^{-2}と広範であり，これに対応するためには多彩な種類のチャネルが必要であることは理に適っている．

メカノ刺激応答チャネルのゲート開閉機構は，主に2つの機構が提唱されている[7)8)]．1つはゲートが細胞内外の骨格とリンクしており，細胞内外骨格にかかる力によりゲートがスウィングして開閉される"swinging gate"である．もう1つは，チャネルタンパク質が伸縮性のあるバレル構造をしており，膜リン脂質にかかる力が直接バレル構造を変化させてチャネルを開閉させる"expandable barrel"である．興味深いのはTRPチャネルである[9)]．多くのTRPチャネルが光，匂い，味，酸，温度，重力，機械刺激などのさまざまな刺激のうち複数の刺激により制御されることを特徴とする．これらの刺激によりGタンパク質を介して細胞膜成分が変化するが，これによりTRPチャネルにかかる物理的力の変化がチャネルゲート開閉を行い，複数刺激に応答するのはこのためとの考えも提唱されている．

メカノ刺激応答チャネルは，個々の生物種・組織でさまざまな機能を果たす．例えば，大腸菌に存在するMscS・MscLは細胞外の浸透圧変化に対する適応をもたらす[1)2)]．ENaCは，大動脈圧受容器・皮膚感覚受容器に発現し，大動脈・皮膚での圧変化を感知している[10)]．

2 イオンチャネルを介さないメカノセンシング

細胞膜でイオンチャネルを介さないメカノセンシング機構も知られており，特にリモデリングなどの長期にわたるメカノ刺激応答に関連する．細胞と細胞外マトリクス間のメカノ刺激応答ではFA（focal adhesion），細胞間のメカノ刺激応答ではAJ（adherens junction）を介して行われ，前者ではインテグリン，後者ではカドヘリンが中心的分子となる．このうち，インテグリンを介するメカノセンシング機構に関して詳細が明らかとなっている[11)]．

インテグリンはtalinを介してアクチンと結合している．talinのN末端のhead domainがインテグリンと結合し，C末端のrod domainがアクチンと結合する．talinのrod domainには11のvinculin結合ドメイン

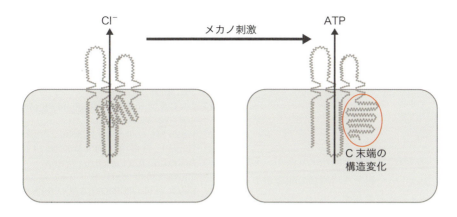

図　pannexinの2つの立体構造
pannexinは通常はCl⁻透過性チャネルとして機能するが，メカノ刺激などによりATP透過性チャネルへと変化する．これには，チャネルタンパク質のC末端の立体構造変化が関与する．

が存在するが，通常vinculinは結合していない．この状態でのインテグリンとアクチンの相互作用は弱く，〜2 pNのメカノ刺激で相互作用がとれる．一定のメカノ刺激が加わると，talinとvinculinの結合が誘導される．vinculinもN末端のhead domainとC末端のrod domainからなり，head domainがvinculinと結合し，rod domainがアクチンと結合する．これによって，インテグリンとアクチンの相互作用が強化される．いったんインテグリンとアクチンの相互作用がvinculinにより補強されるとアクチンの重合が進み，actin stress fiberが形成される．

このインテグリンを介するメカノセンシング機構の生理的意義を，血管を例にとり説明する．血管内皮細胞にずり応力が加わると，血管内皮細胞がずり応力の方向に長軸を合わせるように配置する．これは，ずり応力がインテグリンに加わるとactin stress fiberがずり応力の方向に平行に形成されることによる．このように，インテグリンを介するメカノセンシング機構はリモデリングなどの長期的なメカノ刺激応答に関与する．

3 心臓のメカノ刺激応答チャネルpannexin

最近，ギャップ結合チャネルファミリーに属するpannexinがメカノ刺激応答チャネルの候補分子であることが示唆されている．pannexinはデータベースの検索によりギャップ結合チャネルのファミリーとして同定され[12]，卵母細胞の発現系でメカノ刺激によりATPを放出するメカノ刺激応答チャネルの候補であることが明らかとなった[13]．メカノ刺激により細胞内Ca²⁺ウェーブが起こることが知られており，その1つの機序として細胞外へ放出されたATPによるプリン受容体の活性化が以前から知られている[14]．pannexinは，メカノ刺激によるATP放出経路であると考えられる．

心臓は24時間，365日収縮・弛緩のメカノ刺激に曝されている特異な器官であり，メカノセンシング機構の破綻は心肥大・心拡大，ひいては心不全などのさまざまな心病態をもたらす．以前から，心臓のメカノセンシング機構の研究が精力的に行われており，その候補としてCl⁻チャネルやATP放出機構の関与が示唆されてきたが，分子実態の同定には成功していなかった[15]．最近，pannexinには2つの立体構造があり，通常はCl⁻透過チャネルとして機能するが，メカノ刺激などでC末端の構造変化が起こるとATP透過チャネルに特性が変化することが明らかとなった（図）[16]．すなわち，心臓で以前から報告されていたメカノセンシング機構の特性とpannexinの特性が類似する．そこで筆者らは，pannexinのKOマウスを用いてpannexinと心病態の関連を検討している．心房の伸展刺激によるマクロファージの動員に関係すること[17]，圧負荷による心肥大応答や虚血プレコンディショニングに関係すること（未発表）などが明らかとなり，pannexinは心臓でのメカノ刺激に対する保護機構として機能し，

その破綻が心房細動，心不全，心筋梗塞などのさまざまな病態に関与することが明らかとなってきた．pannexinに介入する薬物の同定は新たな心臓創薬につながる可能性が期待される．

おわりに

昨今，心不全の治療法は飛躍的に向上したが，それでも心不全の予後は不良で新たな治療法の開発が不可欠である．心臓できわめて重要なメカノセンシングシステムは魅力的な新たな治療標的候補であるが，メカノセンシングは心臓の重要な恒常性維持機構なので，これをむやみにブロックするのは得策ではない．逆に，この恒常性維持機構を活性化することが新たな心不全創薬として有望ではないだろうか？

文献

1) Haswell ES, et al：Structure, 19：1356-1369, 2011
2) Delmas P & Coste B：Cell, 155：278-284, 2013
3) Bershadsky AD, et al：Annu Rev Cell Dev Biol, 19：677-695, 2003
4) Hayakawa K, et al：Commun Integr Biol, 5：572-577, 2012
5) Corey DP & Hudspeth AJ：Nature, 281：675-677, 1979
6) Ohmori H：Proc Natl Acad Sci U S A, 81：1888-1891, 1984
7) Sukharev S & Corey DP：Sci STKE, 2004：re4, 2004
8) Sukharev S & Anishkin A：Trends Neurosci, 27：345-351, 2004
9) Liu C & Montell C：Biochem Biophys Res Commun, 460：22-25, 2015
10) Welsh MJ, et al：J Biol Chem, 277：2369-2372, 2002
11) Hirata H, et al：Pflugers Arch, 467：141-155, 2015
12) Bruzzone R, et al：Proc Natl Acad Sci U S A, 100：13644-13649, 2003
13) Bao L, et al：FEBS Lett, 572：65-68, 2004
14) Guan Z, et al：Curr Vasc Pharmacol, 12：818-828, 2014
15) Lammerding J, et al：Ann N Y Acad Sci, 1015：53-70, 2004
16) Wang J, et al：Sci Signal, 7：ra69, 2014
17) Oishi S, et al：J Pharmacol Sci, 120：296-304, 2012

＜著者プロフィール＞
古川哲史：東京医科歯科大学医学部卒業，東京医科歯科大学大学院医学系研究科修了．マイアミ大学医学部循環器内科（Prof. Robert J. Myerburg）に留学し，心肥大・心筋虚血による不整脈発生のイオンメカニズムの研究を行った．現在の研究：心房細動のプレシジョン・メディシンをめざした研究，心臓の遺伝子治療の基礎研究（特に核酸医薬品）．今後の抱負：心房細動のプレシジョン・メディシンを臨床応用すること．

第3章 心疾患・心不全の治療法開発の最前線

5. 疾患iPS細胞を心疾患の創薬に結びつける

吉田善紀

体細胞にリプログラミング因子を導入することで分化多能性と自己複製能をもつ多能性幹細胞（iPS細胞）を作製するリプログラミング技術が確立され，患者の体細胞から患者由来iPS細胞を樹立することが可能となった．これまでにさまざまな領域においてiPS細胞から目的とする細胞を作製することにより in vitro 病態モデルを構築することが可能となり，心臓領域においても遺伝性心筋症（肥大型心筋症・拡張型心筋症など）や不整脈疾患（遺伝性チャネロパチーなど）において病態モデル，疾患メカニズム解析や創薬研究が行われている．今後，遺伝子編集技術や心筋細胞の成熟化・組織作製技術などと組合わせることによりiPS細胞を用いた疾患研究がさらに発展することが期待される．

はじめに

心疾患の創薬において，マウスモデルなど適切な動物モデルが得られないことも多い．一方，疾患研究のためにヒトの心筋細胞を安定して取得することは困難であった．ヒトiPS細胞を用いることにより，健常者や心疾患患者の心筋細胞を用いた病態モデル研究を行うことが可能である．本稿ではiPS細胞を用いた心疾患の創薬研究について概説したい．

1 ヒトiPS細胞を用いた病態モデル

ヒトの体細胞から分化多能性をもつ多能性幹細胞（iPS細胞）を作製するリプログラミング技術[※1]が確立され，患者のiPS細胞が樹立可能となり，これらの細胞を用いた in vitro での病態モデル構築や創薬研究が

[略語]
CPVT：catecholaminergic polymorphic ventricular tachycardia（カテコラミン誘発性多型性心室頻拍）
DCM：dilated cardiomyopathy（拡張型心筋症）
GEVI：genetically encoded voltage indicator
HCM：hypertrophic cardiomyopathy（肥大型心筋症）
RCM：restrictive cardiomyopathy（拘束型心筋症）

> ※1 リプログラミング技術
> 遺伝子導入などの方法により細胞を他の細胞種に転換する技術，特に多能性幹細胞（iPS細胞）へと転換する技術のことを指すことが多い．ヒトES細胞の樹立法の確立により患者自身の多能性幹細胞が作製できるようになったため，臨床応用への期待が高まった．

Disease-specific iPS cells as platforms of drug discovery for cardiac diseases
Yoshinori Yoshida：Department of Cell Growth and Differentiation, Center for iPS Cell Research and Application (CiRA), Kyoto University（京都大学iPS細胞研究所増殖分化機構研究部門）

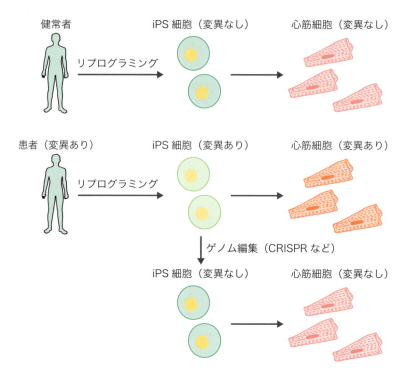

図1 ゲノム編集技術を用いたiPS細胞由来心筋細胞による病態モデル構築

行われるようになった．心疾患領域においてもヒトiPS細胞は心筋症や遺伝性チャネロパチーなどの病態解明や創薬研究に用いられている．すなわち心疾患の患者の体細胞から樹立したiPS細胞から分化誘導した心筋細胞はもとの疾患の細胞特性をもつことが期待されるため，"disease in a dish" として病態モデルの構築や創薬研究への活用が期待されている．

患者から作製したiPS細胞株に対して，近年有力な遺伝子編集技術[※2]として注目されているCRISPR技術などを用いて変異遺伝子を修復したりあるいは新たな変異を導入したりすることにより，同一の遺伝的背景で変異遺伝子の機能評価が可能となった（図1）．

さらにiPS細胞モデルを用いて，化合物ライブラリーなどを用いてスクリーニングを行うことで，病態を改善する候補化合物の探索を行うことが可能である（図2）．また，異なるドナー由来のiPS細胞（あるいは異なる変異をもつiPS細胞）でそれぞれ病態モデルを構築し，化合物の反応性を比較することにより，薬効が期待できる集団を同定することが可能であるなど，iPS細胞技術を用いることによりprecision medicine時代に適応した創薬研究の展開が期待される（図3）．

2 遺伝性心筋症

心筋症は心筋細胞の異常に伴い心筋の肥大がみられる肥大型心筋症（hypertrophic cardiomyopathy：HCM），心臓の拡大がみられる拡張型心筋症（dilated cardiomyopathy：DCM），心筋の厚さや収縮能は正常であるが拘束性の拡張障害をきたす拘束型心筋症（restrictive cardiomyopathy：RCM）などがある．心筋症には遺伝子異常の関与がみられるものが少なからず存在し，iPS細胞を用いた病態モデル研究がなされてきた．

HCMはMYBPC3やMYH7などサルコメア関連遺伝

※2 遺伝子編集技術
CRISPR-Cas9などの技術により効率よく目的のDNA配列を編集することが可能となった．CRISPR-Cas9はgRNA（ガイドRNA）とDNA切断酵素（Cas9）からなるリボ核タンパク質複合体で，特定のDNA配列を認識し切断することが可能である．

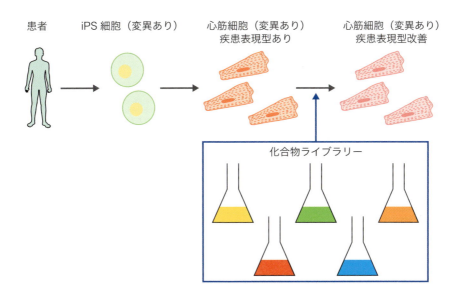

図2 iPS細胞由来心筋細胞を用いた創薬研究

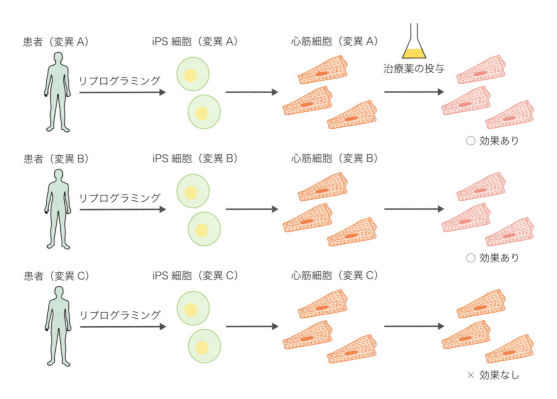

図3 iPS細胞由来心筋細胞による病態モデルを用いた症例ごとの治療効果の予測

子の変異によって発症することが知られており，家族性肥大型心筋症においては半数以上の家系においてその原因となる変異が同定されている．そのため，HCMの患者から樹立したiPS細胞由来心筋細胞を用いた研究が行われている．患者由来のiPS細胞を用いて心筋細胞を誘導すると，サルコメアの組織化の異常や正常

の心筋細胞と比べて細胞サイズが拡大していることなどHCMの病態を反映した異常が in vitro で再現可能である．またHCM-iPS細胞から誘導した心筋細胞は健常者iPS細胞由来心筋細胞と比べて催不整脈性のある薬剤に対する感受性が高いことが報告されている[1]．このようにHCM-iPS細胞を用いて細胞レベルで病態モデルの再現が可能であることが確認されており，薬剤の反応性の評価など創薬研究などへの応用において今後の展開が期待される．

DCMは心筋の収縮力の低下から心拡大，末期心不全へと進展し，重症例においては心臓移植が適応となる疾患である．DCM患者の20〜30％において家族内発症が認められ，これまでにTTNやLMNA，MYH7，TNNT2などの遺伝子変異がDCMの原因となる変異として同定されている．TNNT2遺伝子に変異をもつDCM患者由来iPS細胞（DCM-iPS細胞）を用いた研究では，DCM-iPS細胞から誘導した心筋細胞ではサルコメア構造の組織化の異常や細胞内カルシウム動態の異常がみられた[2]．また，HinsonらはTTN遺伝子の変異をもつiPS細胞由来心筋細胞を用いて心筋の三次元マイクロ組織（microtissue）を作製し，変異TTNをもつiPS細胞から誘導した心筋細胞において，収縮力の低下やサルコメアの形成に異常がみられることを報告した[3]．

核の構造維持にかかわる中間径フィラメントタンパク質であるラミンA（LMNA）の変異はDCM，刺激伝導系障害などを引き起こすことが知られている（ラミン心筋症）．ラミン心筋症患者から樹立したiPS細胞由来心筋細胞においては老化やアポトーシスが亢進することが報告されている．

3 不整脈疾患

心筋疾患と並び，iPS細胞は不整脈疾患の病態モデル研究に用いられている．遺伝性不整脈の多くは活動電位を形成するチャネルの機能異常が原因で不整脈が生じ，チャネロパチー（channelopathy）とよばれている．これまでチャネロパチー研究では変異型チャネル遺伝子をHEK293細胞などの培養細胞株で発現させてチャネル異常の機能解析が行われてきた．iPS細胞技術を用いることにより変異をもつヒト心筋細胞を用いた解析を行うことが可能になった．

iPS細胞から誘導した心筋細胞の電気生理学的特性の評価法はパッチクランプ法・多点電極アレイ測定法・膜電位イメージング法などの方法が確立されている（図4）．パッチクランプ法はガラス電極と細胞膜の間にギガシールといわれる高い抵抗のシールを形成し，細胞内の電位やチャネルの微小電流を測定する電気生理学における標準的測定法であり，ヒトiPS細胞由来心筋細胞にも適用可能である．多点電極アレイ法は底面に複数の電極をもつ細胞培養用プレートを用いて，細胞外電位を測定する方法である．パッチクランプ法と比べて比較的簡便に測定が行え，マルチウェル型の装置により多検体の同時測定も可能である．

膜電位イメージング法は，膜電位により細胞が発する蛍光シグナルの強さを変化させることにより，膜電位を光で測定する方法である．遺伝子導入により膜電位インジケーターを発現させる方法（genetically encoded voltage indicator：GEVI）と膜電位感受性色素を用いる方法があり，蛍光シグナルの強いものや細胞への影響の少ないものなど改良が進められてきた．膜電位イメージング法は心筋細胞の活動電位を一細胞レベルあるいは高密度培養の心筋シートにおいて測定が可能であり，多検体を同時測定可能なシステムを用いることによりハイスループット測定も可能である．これらの電気生理学的測定法を用途に合わせて使い分けることにより，iPS細胞由来心筋細胞を用いた病態メカニズム解析や創薬スクリーニングの研究が進められている．

遺伝性チャネロパチーに対してQT延長症候群などさまざまな疾患においてiPS細胞を用いた病態モデルの報告がある．先天性QT延長症候群は遺伝子異常のために心筋細胞の活動電位の形成にかかわるチャネルの機能異常から生じる疾患で，常染色体優性遺伝のLQT1〜15型と常染色体劣性遺伝のJervell & Lange-Nielsen症候群（JLN1〜2型）などがあげられる．特にLQT1型（KCNQ1遺伝子の loss of function 変異），2型（KCNH2遺伝子の loss of function 変異），3型（SCN5Aの gain of function 変異）で全体の90％以上を占める．

ヒトiPS細胞由来心筋細胞を用いた病態モデルの最初の報告はKCNQ1遺伝子のR190Q変異によるもので

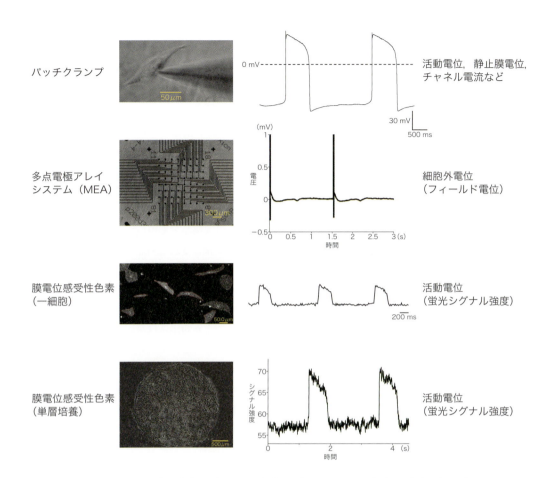

図4　iPS細胞由来心筋細胞による病態モデルにおける電気生理学的評価の方法

ある[4]．この変異をもつ患者から樹立したiPS細胞由来心室筋細胞ではI_{Ks}電流の低下に伴う活動電位持続時間の延長が認められた．また同様にQT延長症候群2型（I_{Kr}チャネルの機能喪失；loss of function），QT延長症候群3型（I_{Na}チャネルの機能獲得；gain of function），Timothy症候群〔QT延長症候群8型；L型カルシウムチャネルCaV1.2（CACNA1C）のgain of function〕などにおいても病態モデルの報告がある．

近年カルモジュリン遺伝子の変異によってカルモジュリン経路によるL型カルシウムチャネルの不活性化の異常が生じ，QT延長症候群（14型，15型）が発症することが知られるようになった．山本らはCALM2遺伝子（N98S）の変異をもつ15型QT延長症候群の患者より樹立したiPS細胞から誘導した心筋細胞を用いた病態モデルを構築し，CRISPR技術を用いて変異アレルのみをノックアウトし変異型カルモジュリンが発現しないようにすることにより，in vitroで疾患のフェノタイプが改善することを示した[5]．また，CRISPR技術を応用し，不活性化型Cas9（dCas9）に遺伝子発現を抑制するKRABを結合した融合タンパク質を用いることにより配列特異的に遺伝子発現を抑制することが可能であり（CRISPRi），この技術を用いてLimpitikulらはCALM2遺伝子の変異（D130G）によるQT延長症候群のiPS細胞由来心筋細胞において変異アレルのみの発現を抑制することによりその病態を改善させることが可能であることを示した[6]．今後もiPS細胞による病態モデルに対して遺伝子編集技術などのCRISPR技術を組合わせることにより，疾患のメカニズムの研究や新しい治療法の開発が進むことが期待される．

QT延長症候群以外のチャネロパチーとしてBrugada症候群があげられる．Brugada症候群はBrugada型心電図といわれる特有の心電図異常を示し，突然死の原

因となることで知られている．これまでに23遺伝子の異常がBrugada症候群に関与していると報告されているが，特にSCN5A遺伝子のloss of function異常とBrugada症候群の関連が多く報告されている．近年iPS細胞を用いたBrugada症候群の病態モデル構築の報告もされており，今後の進展が期待される．

カテコラミン誘発性多型性心室頻拍（catecholaminergic polymorphic ventricular tachycardia：CPVT）は，運動や情動ストレスを契機として失神や心停止などをきたす疾患で，リアノジン受容体遺伝子（RYR2）およびCalsequestrin遺伝子（CASQ2）の変異により発症することが知られている．これらの遺伝子の変異に伴い心筋細胞内で筋小胞体からカルシウムイオンの漏出が生じ，心室頻拍などの不整脈が生じやすい状態になると考えられている．これまでにCPVT患者由来のiPS細胞から誘導した心筋細胞を用いてisoproterenol等の負荷により拡張期の細胞内カルシウム濃度の上昇や遅延性後脱分極の頻度が上昇するなどのCPVTの病態を反映した所見がみられている[7)8)]．さらにiPS細胞によるCPVT病態モデルでの薬剤の反応性の評価も行われており，今後創薬研究における有用なツールとして活用されることが期待される．

4 ヒトiPS細胞の樹立と心筋細胞分化誘導

現在iPS細胞は疾患研究や心臓領域を含めさまざまな領域において創薬・再生医療への応用研究が進められているが，その歴史はまだ短い．2006年に高橋と山中はc-Myc，Oct3/4，Sox2，Klf4の4つの遺伝子を導入することによりマウスの線維芽細胞から自己複製能と分化多能性という多能性幹細胞の特徴をもつ細胞（iPS細胞）の作製に成功した[9)]．また翌年にはヒトの体細胞からiPS細胞の誘導に成功した[10)11)]．リプログラミング技術の発見により，患者自身の多能性幹細胞を樹立し，これまで採取困難であった心筋細胞や神経細胞など，患者の体細胞と同等の細胞などを用いた研究を行うことが可能になった．さらに，ヒトES細胞の樹立には受精卵を滅失する必要があり倫理的な問題が議論されていたが，iPS細胞はこれらの問題を解決することが可能であるため，臨床応用への期待が高まった．

ヒトES/iPS細胞は，三胚葉（内胚葉・中胚葉・外胚葉）へと分化誘導する能力を有し，免疫不全マウスに移植すると三胚葉の細胞からなる奇形腫（teratoma）を形成する．また in vitro においても同様に三胚葉の細胞に分化させることが可能であり，これまでにさまざまなタイプの細胞への分化誘導法が確立されている．ヒト多能性幹細胞からの心筋細胞の分化誘導についても，近年高効率で誘導する方法が開発されてきた．activin AやBMP4などを用いて中胚葉系列細胞に誘導し心筋細胞を誘導する方法[12)13)]や，Wnt阻害薬やGSK3β阻害薬などを用いて高効率で心筋細胞を誘導する方法が報告されている[14)]．

また，ES/iPS細胞より分化した細胞から心筋細胞のみを選別する方法として，心筋に特異的な抗体（SIRPa，VCAM1等）を用いて選別する方法が報告されている．また遠山らは培地からグルコースを除去し乳酸を加えることにより非心筋細胞を除去し心筋を純化する方法を報告した[15)]．また，グルコースに加えてグルタミンを除去することによりさらに効率よく心筋細胞を純化することが可能である[15)]．われわれの研究室ではmiRNA応答性合成mRNAを用いて，細胞種特異的なmiRNAの有無によりレポータータンパク質の発現を制御する方法を用いて心筋細胞を高純度で選別する方法を報告している[16)]．

5 ヒトiPS細胞由来心筋細胞を用いた研究における課題（心筋細胞の成熟化）

多能性幹細胞から誘導された心筋細胞は成人ヒト心臓組織の心筋細胞と比べて成熟度が低く，胎児心筋レベルであるとされている．成人ヒト心臓組織とiPS細胞由来心筋細胞の成熟度の差が現在の病態モデル・創薬研究における最大の課題の1つとなっている．

心疾患の病態モデル構築や創薬研究にiPS細胞由来心筋細胞を用いるには，成人ヒト心臓組織の心筋細胞に近い細胞の方が望ましい．そのため，分化心筋細胞を成熟化させるためのさまざまな研究が行われている．これまでに甲状腺ホルモンなどの添加，長期培養などが心筋細胞の成熟化を誘導することが知られている．また，ヒト心筋細胞の三次元構造体を構築し電気刺激を加えることにより，心筋細胞が成熟し，T管構造な

どがみられるようになるということが報告されている[17]．また，前述のように心筋の三次元立体組織を用いた病態モデル研究は，実際の組織に近いモデルとして病態モデル研究に活用されていくことが期待される．

おわりに

リプログラミング技術により患者の体細胞から多能性幹細胞を作製可能となり，これらの細胞を用いて心筋症や不整脈疾患などの病態モデルを培養シャーレで再現することが可能となった．電気生理学的測定法や遺伝子編集技術，立体組織構築法などを新しい技術と組合わせることにより，新しい治療法の開発に向けて研究が進むことが期待される．

文献

1) Liang P, et al：Circulation, 127：1677-1691, 2013
2) Sun N, et al：Sci Transl Med, 4：130ra47, 2012
3) Hinson JT, et al：Science, 349：982-986, 2015
4) Moretti A, et al：N Engl J Med, 363：1397-1409, 2010
5) Yamamoto Y, et al：Hum Mol Genet, 26：1670-1677, 2017
6) Limpitikul WB, et al：Circ Res, 120：39-48, 2017
7) Jung CB, et al：EMBO Mol Med, 4：180-191, 2012
8) Sasaki K, et al：PLoS One, 11：e0164795, 2016
9) Takahashi K & Yamanaka S：Cell, 126：663-676, 2006
10) Takahashi K, et al：Cell, 131：861-872, 2007
11) Yu J, et al：Science, 318：1917-1920, 2007
12) Laflamme MA, et al：Nat Biotechnol, 25：1015-1024, 2007
13) Yang L, et al：Nature, 453：524-528, 2008
14) Burridge PW, et al：Nat Methods, 11：855-860, 2014
15) Tohyama S, et al：Cell Stem Cell, 12：127-137, 2013
16) Miki K, et al：Cell Stem Cell, 16：699-711, 2015
17) Ronaldson-Bouchard K, et al：Nature, 556：239-243, 2018

＜著者プロフィール＞

吉田善紀：1997年京都大学医学部卒業．大学卒業後循環器内科医師として京都大学医学部附属病院，小倉記念病院にて勤務後，2002年より京都大学大学院医学研究科博士課程（循環器内科学・北徹教授）にて心臓の発生の研究を行う．'08年より京都大学再生医科学研究所（山中伸弥教授）にて研究員としてiPS細胞研究をはじめる．現在はiPS細胞研究所にて主任研究員としてiPS細胞を用いた心筋再生，心筋症の創薬研究などの研究を行っている．

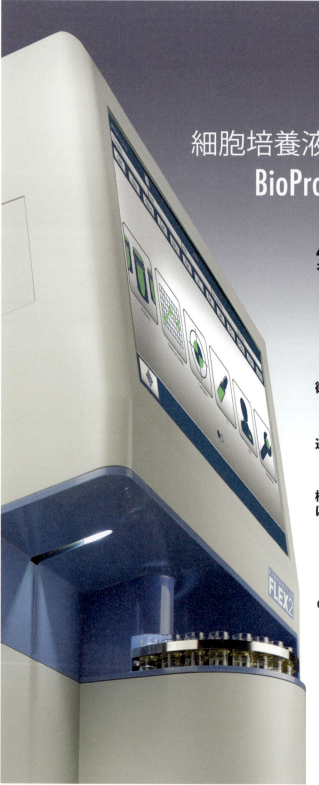

第3章 心疾患・心不全の治療法開発の最前線

6. 心不全に対する新しい治療
――細胞シート工学を応用した再生治療法の開発

宮川　繁

> 自己筋芽細胞シートは，数多くの非臨床研究を行い，テルモ社の企業治験にて虚血性心筋症に対する自己筋芽細胞シート"ハートシート"が承認され，現在，コントロール群を比較対象においた有効性の検証が行われている．近年，筋芽細胞のもつサイトカイン治療から心筋細胞補充療法への転換をめざして，iPS細胞から分化誘導した心筋細胞を用いたシートを作製し，さらに臨床応用をめざして，同組織の安全性，有効性の検証を行った．特に，移植したiPS細胞由来心筋細胞のレシピエント心筋との同期的挙動，および筋芽細胞シートと比較した優位性を検証するとともに，心筋細胞の大量培養法や安全性の検証システムを構築した．本年度，虚血性心筋症に対するiPS細胞由来心筋細胞シート治療は，厚生科学審議会再生医療等評価部会にて綿密な議論の末承認され，first in human試験が行われる予定である．心不全において，さまざまな細胞を用いた新しい治療法が開発されており，新規治療法の導入により，既存の治療抵抗性の難病を克服する可能性を有しているものと思われる．

はじめに

重症心不全治療として最も重要な治療法である心臓移植は，きわめて深刻なドナー不足であり，新しい移植法案が可決されたものの，欧米レベルの汎用性の高い治療法としての普及は困難が予想される．一方，左室補助人工心臓（LVAD，第4章-4参照）については，日本では移植待機期間が長期であるため，感染症や脳血栓等の合併症が成績に大きく影響している．このような状況を克服するため，世界的に再生医療への期待が高まっているが，重症心不全を治癒させるまでに至らず，心臓移植やLVADに代わる新しい治療開発が急務である．

このような現状のなか，重症心不全においては，細胞移植，組織移植，また再生医療的手法を用いた再生創薬の研究が進み，臨床応用化が進んでいる．本稿では，これまでの筋芽細胞シートのトランスレーショナルリサーチとともに，iPS細胞由来心筋細胞シートを用いた心不全治療の試みに関して紹介し，心臓移植，人工心臓を含めた新しい治療体系の展望に関して概説する．

1 細胞治療の潮流

心不全に対する細胞治療は，数多くの基礎研究が行

[略語]
LVAD：left ventricular assist device
（左室補助人工心臓）

Innovative therapeutical strategy for heart failure – Myocardial regenerative therapy by cell sheet technology
Shigeru Miyagawa：Frontier of Regenerative Medicine, Graduate School of Medicine, Osaka University（大阪大学大学院医学系研究科最先端再生医療学共同研究講座）

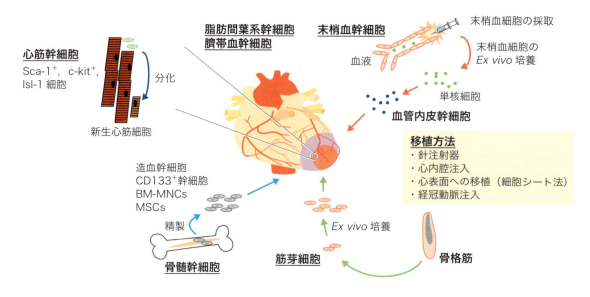

図　細胞種および細胞投与経路

われ，そのデータをもとに臨床研究が行われた．一般的に細胞の投与法は，開胸のもとに，細胞溶液を注射器で移植する方法，細胞を組織化して移植する方法，その他，経カテーテル的に心内腔からの移植，経冠動脈的に細胞を移植する方法が報告されている（図）．

一番はじめに報告された心不全への細胞移植治療は，フランスで行われた自己筋芽細胞を下腿から採取し，開胸下に心筋組織に注射器で移植する臨床研究である．残念ながら，心不全患者に対する有効性を示すことができず，致死性不整脈が起こる可能性が報告された[1]．不整脈が起こったのは，筋芽細胞のもつ電気的な特性によると議論されたが，筆者が行っている自己筋芽細胞シート移植では致死性不整脈が起こっていないことを考えると，細胞の移植法に依存している可能性が考えられる．その他，骨髄間葉系幹細胞[2]，心筋幹細胞[3]，ES細胞由来心筋細胞[4] の心不全患者への移植の報告が散見される．しかし，心不全に対して有効性が見出され，製品化されたものは本邦以外では皆無である．わが国においては，早期承認制度にて「ハートシート」が虚血性心筋症に対して保険収載されている．

2 細胞シートの基礎研究

心筋細胞を三次元的に構築し，自律拍動能を有する心筋組織を創生する研究は，1999年にラット新生仔心筋細胞の自己集積能を用いて行われた．細胞支持体を用いずに拍動能を有する心筋組織体を作製する方法は，東京女子医大の岡野教授が開発した細胞シート法である[5]．細胞シートはpoly（N-isopropylacrylamide）（PIPAAm）が塗布された特殊な培養皿を用いて作製される．この培養皿は，37℃の状態ではPIPAAmが疎水性であり，細胞との接着性を有するが，21℃に温度を落とすと，PIPAAmは親水性となり，細胞との接着性を有しない．すなわち，37℃の条件下で所定の細胞を培養し，コンフルエントに細胞が増殖し，細胞の組織体となった時点で培養温度を落とし，細胞間接着，細胞と細胞外基質を壊すことなく細胞を組織体のまま回収し，この組織体を培養皿外で重ね合わせ，より厚い組織体を作製する方法である．この方法で作製する組織体の大きな利点は，細胞および細胞外基質で作製された組織体であるため，臨床応用する際，人工的細胞支持体を用いずに，自己産生物のみで組織構造体の作製が可能となる点である．また，この細胞組織体は，その表面に接着タンパク質を維持しており，生体臓器に移植した際に，移植臓器と機能的に統合することが大きな特徴である．

清水らは，ニワトリの心筋細胞にて，酵素処理等を行わず，温度応答性培養皿を用いて自律拍動能を有す

る心筋組織体を作製し，この組織体は電気生理学的にも本来の心筋組織と相同性が高いことを報告し[6]，積層化したシートは，デスモゾーム，介在板，Connexin43が形成され，組織的，電気的にも結合することを見出した．

in vivo 実験においては，新生仔心筋細胞シートはラット心筋梗塞心において生着することを証明し，さらに移植した心筋細胞シートは移植心と電気的に同期して拍動し，心機能を向上させる可能性を示した．これらの *in vitro*，*in vivo* の研究成果により，移植した心筋細胞シートはホスト心筋と電気的，組織的に結合し，ホスト心筋と同期して，局所収縮能を向上させていることが証明された[7]．

組織移植による心筋再生としては，現在のところ，臨床応用においては筋芽細胞シートが行われている．Memonらは，ラット慢性期梗塞モデルに筋芽細胞シートを移植し，造血幹細胞の移植部位への遊走を介した左室リモデリング抑制と，肝細胞増殖因子等の心筋再生因子の分泌により心機能が向上することを示した[8]．拡張型心筋症ハムスターに筋芽細胞シートを移植すると，心機能は向上し，alpha-sarcoglycanおよびbeta-sarcoglycanをはじめとしたホスト心筋細胞骨格タンパク質の維持，生存率の向上，および線維化の抑制が認められた[9]．さらに，前臨床研究として，高速ペーシングによる拡張型心筋症イヌモデル[5]，虚血性心筋症ブタに対して筋芽細胞シートを移植したところ，左室リモデリングは抑制され，心機能は向上したことを示した[10]．

心不全に対する筋芽細胞シートの再生効果のメカニズムは，完全には解明されておらず，きわめて複雑であることが推測される．これまでの報告のとおり，造血幹細胞の集積および心筋再生因子の産生が，主なメカニズムであると考えられる．特に細胞シートを移植した部位に起こる血管新生は，心機能向上の主な要因であると考えられ，血管新生による虚血部位への血液供給の増加と，心臓の拡張性の向上が，筋芽細胞シート移植の主な心筋再生のメカニズムであると考えている[11]．

3 筋芽細胞シート法の臨床応用

人工心臓を装着した4例の拡張型心筋症患者に対して筋芽細胞シート移植が行われ，2例において心機能の向上が認められ，人工心臓より離脱している[12]．本臨床研究で経験した1例の剖検例の組織所見において，移植した細胞シート由来の筋芽細胞（fast type myosin heavy chain陽性細胞），および腫瘍性病変は認められなかったが，本患者は移植してから2年半経過しており，移植した筋芽細胞はすでに脱落していると思われる．これまでの非臨床研究において，移植した筋芽細胞は移植後半年で組織学的に検出することができないことがわかっており，移植した筋芽細胞シートは移植後急性期に虚血状態に陥り，HIF-1遺伝子を高率に発現し，その遺伝子発現に誘導されてさまざまな血管新生因子（肝細胞増殖因子等），細胞誘導因子（stromal derived factor-1）が分泌され，同サイトカインは移植部位の血管新生，骨髄間葉系幹細胞の誘導を担っていると考えられている．移植した筋芽細胞シートは移植後晩期に脱落するが，移植後初期に形成した新生血管，移植部位に誘導された骨髄間葉系幹細胞により，筋芽細胞消失後も機能維持が行われていることがわかっている．

また，人工心臓を装着していない心不全患者に対して筋芽細胞シート移植を行っており，一部の患者において左室リバースリモデリングおよび症状の改善効果が認められており，筋芽細胞シート治療が有効である患者群が判明しつつある．一方で，筋芽細胞シートは中等度の心不全に対して効果がある可能性があるが，著明な線維化を伴った高度心不全に対する筋芽細胞シートの効果は不明であり，今後十分な検討を要するものと思われる[13]．

近年，虚血性心筋症に対する筋芽細胞シートの企業治験が行われ，経時的な心機能改善，多数の患者での症状の改善，運動耐用能の改善が報告されている[14]．心不全に対する再生医療製品として早期承認を得て，世界初の心不全に対する再生医療製品「ハートシート」として市販化された．今後，レジストリー型PMS（post marketing surveillance，市販後調査）により，再度，虚血性心筋症にて安全性，有効性が検証される予定である．

上記のように自己細胞を用いた再生医療はすでに1つの医療として認識されはじめており，倫理性を担保しながら，本治療法は1つの医療として患者に受け入れられてきた．しかし，一方で，細胞の不均一性，緊急時に使用不可能等の自己細胞の欠点も判明してきている．今後，再生医療は産業化を見据えた発展が望まれており，均一な細胞（特に他家細胞）を用いた，細胞培養センターを用いなくても施行可能な治療法の発展が望まれる．

また再生医療等製品に関しては，再生医療新法等により，より早く難治性患者の手元に届くようシステムは整えられたが，依然さまざまな問題点を有している．本来，再生医療等製品は，代替治療の存在しない患者に適用されるものであるため，倫理的に有効性，安全性を検索する従来のrandomized control trial（ランダム化比較試験）を施行できない可能性が多々あり，単群試験にて有効性，安全性を検証できるシステムを新しく構築する必要があるものと思われる．

再生治療は，その製品の性質上，これまでの既存の治療法に反応しない患者，または希少疾患・難治性疾患に応用される場合が多いため，再生医療等製品による治療に対して反応する患者と反応しない患者がおり，どういう患者が治療に反応するのかを十分検証することが必要である．

4 iPS細胞由来心筋細胞シートの非臨床研究

著明な線維化を呈し，心筋細胞を多量に失った高度心不全に対しては，失った健常な心筋細胞を補うことが必要であり，心筋細胞移植が，心筋細胞の枯渇した梗塞巣に健常な心筋細胞を補填する治療になりえるものと思われる．近年，体細胞よりiPS細胞が誘導され，さまざまな細胞に分化することが報告されたが，同細胞より心筋細胞に生理的，解剖学的に相同性の高い心筋細胞を誘導することが可能となっている[15]．

iPS細胞由来心筋細胞を用いて心筋細胞シートを作製することが可能であり，大動物心不全モデルを用いた同組織のProof of Conceptも得られている[16)17]．また，移植したiPS細胞由来心筋細胞シートはレシピエント心内で収縮弛緩をくり返し，作業心筋として機能する可能性があることが示されると同時に，iPS細胞由来心筋細胞シートはレシピエント心と同期して挙動しており，同組織の拍動がレシピエント心に対して直接作用する可能性があることが示されている[18]．また，iPS細胞由来心筋細胞シートは作業組織として機能するだけではなく，同組織から肝細胞増殖因子をはじめとしたサイトカインが分泌され，移植した臓器に血管新生を起こさせ，血流の改善が起こることも示されている[16]．

また，iPS細胞に発現しているN-glycan等の補体の発現パターンは，心筋細胞への分化過程において，成熟心筋細胞と類似した発現パターンになってきていることが示されており，iPS細胞由来心筋細胞の免疫原性を検証するうえで重要であるものと思われる[19]．また，HLAホモiPS細胞由来心筋細胞は，カニクイサルの同種移植実験において免疫原性を抑制することが知られており[20]，臨床応用の際にはCiRA（京都大学iPS細胞研究所）が構築しているHLAホモiPS細胞をHLAマッチングした患者に移植することが免疫学的に有効であることが予想される．今後，移植iPS細胞由来心筋細胞の生着効率を促進させることにより，より有効性を向上させることが可能であると思われる．in vivoでの生着効率の向上には，iPS細胞の免疫原性の抑制，移植組織に対する栄養血管の構築が必要である．免疫原性の抑制に関しては，iPS細胞由来心筋細胞を移植した際の免疫反応のメカニズムの解明等の基礎的研究が必須であるものと思われる．また，組織を維持しうる栄養血管の構築に関しては，新生血管は血管内皮細胞を裏打ちする平滑筋細胞を有するような機能的血管が必要であり，豊富な血管網を有する大網とiPS細胞由来心筋細胞シートを同時移植することにより，心筋細胞の生着が維持されることが非臨床研究で解明されている[21]．

本細胞の心不全への応用においては，安全性の検討，細胞の大量培養法の開発が重要である．大量培養法に関しては，すでに基本技術は開発されており[22]，臨床応用化が待たれる．また同時に同細胞の安全性の検証を十分に行うことが重要であり，すでに，未分化細胞のマーカー，およびNOGマウスを用いた造腫瘍性にかかわる安全性の検証システムが確立されている．また，造腫瘍性に関する安全性だけではなく，分化誘導

後にがん化を促すの遺伝子異常が発生していないか検証するシステムも構築されている．上記システムにより，iPS細胞由来心筋細胞シートの非臨床安全性および有効性が検証され，厚生科学審議会再生医療等評価部会にて虚血性心筋症患者に対するiPS細胞由来心筋細胞シート移植の臨床研究の施行が了承された．今後，治験も行われることにより，iPS細胞由来心筋細胞シートの製品化が加速されると思われる．

文献

1) Menasché P, et al：Circulation, 117：1189-1200, 2008
2) Patel AN, et al：Lancet, 387：2412-2421, 2016
3) Bolli R, et al：Lancet, 378：1847-1857, 2011
4) Menasché P, et al：J Am Coll Cardiol, 71：429-438, 2018
5) Okano T, et al：J Biomed Mater Res, 27：1243-1251, 1993
6) Shimizu T, et al：Tissue Eng, 7：141-151, 2001
7) Miyagawa S, et al：Transplantation, 80：1586-1595, 2005
8) Memon IA, et al：J Thorac Cardiovasc Surg, 130：1333-1341, 2005
9) Kondoh H, et al：J Thorac Cardiovasc Surg, 130：295-302, 2005
10) Hata H, et al：J Thorac Cardiovasc Surg, 132：918-924, 2006
11) Miyagawa S, et al：Ann Thorac Surg, 91：320-329, 2011
12) Yoshikawa Y, et al：Surg Today, 48：200-210, 2018
13) Miyagawa S, et al：J Am Heart Assoc, 6：pii: e003918, 2017
14) Sawa Y, et al：Circ J, 79：991-999, 2015
15) Yu T, et al：Circ J, 77：1297-1306, 2013
16) Kawamura M, et al：Circulation, 126(11 Suppl 1)：S29-S37, 2012
17) Ishida M, et al：Transplantation：doi: 10.1097/TP.0000000000002384, 2018
18) Higuchi T, et al：Cell Transplant, 24：2479-2489, 2015
19) Kawamura T, et al：Stem Cells Transl Med, 4：1258-1264, 2015
20) Kawamura T, et al：Stem Cell Reports, 6：312-320, 2016
21) Kawamura M, et al：Circulation, 128(11 Suppl 1)：S87-S94, 2013
22) Matsuura K, et al：Tissue Eng Part C Methods, 21：330-338, 2015

<著者プロフィール>

宮川　繁：1994年大阪大学医学部卒業．大阪大学医学部附属病院，大手前病院，大阪労災病院に勤務．大阪大学大学院医学系研究科機能制御外科学，経済産業省NEDO微細加工技術利用細胞組織製造プロジェクト研究員，未来医療センター研究員，ドイツMax Plank研究所research fellowなどを経て，2012年大阪大学大学院医学系研究科心臓血管外科講師．'14年同免疫再生制御学講座特任准教授，'16年同先進幹細胞治療学講座特任教授，'18年より同最先端再生医療学共同研究講座特任教授（現職）．

第3章 心疾患・心不全の治療法開発の最前線

7. ダイレクトリプログラミング（心筋直接誘導）

山川裕之，家田真樹

> 重症心不全の患者は，心筋細胞が広範囲に障害を受けると，心筋細胞が線維芽細胞に置換され，心臓の収縮能力が低下してしまう．根本的な治療は，心臓移植や人工心臓などが必須であるが，近年はドナー不足や合併症などの課題が散見される．
> 2006年の山中教授によるマウス人工多能性幹細胞（iPS細胞）の発見以降，幹細胞を使った再生医療の研究は急速に進歩した．しかし，分化誘導効率の低さ，腫瘍形成能などの問題を抱えている．われわれが2010年にダイレクトリプログラミングによる心筋分化誘導を発表以降，さまざまなリプログラミングの経路が存在することが判明した．本稿では心筋誘導に関する最新の知見をまとめ，また生体内の心筋誘導についても言及し，再生医療への応用展開を模索したい．

はじめに

厚生労働省の発表によると，わが国の2015年の死因別死亡総数のうち，心疾患は約20万人で，悪性新生物に次ぐ第2位である．心疾患で死亡に至る場合は，おおむね心不全である．心不全とは，心筋梗塞，心筋炎，心筋症等の患者がたどり着く最終的な形で，足のむくみ，腹水・胸水が溜まり，呼吸困難になる病態で

[略語]
BIO：6BIO (2'Z,3'E)-6-bromoindirubin-3'-oxime
CPC：cardiovascular progenitor cells
ES細胞：embryonic stem cells
FGF：fibroblast growth factor（線維芽細胞増殖因子）
iCM細胞：induced cardiomyocyte
iPS細胞：induced pluripotent stem cell
LIF：leukemia inhibitory factor
MAPK：mitogen-activated protein kinase（分裂促進因子活性化タンパク質キナーゼ）
miR：microRNA（マイクロRNA）
ROCK：rho-associated coiled-coil-forming kinase
TGF：transforming growth factor-β1（トランスフォーミング増殖因子）
VEGF：vascular endothelial growth factor
WNT：Wingless-type MMTV integration site family

Cardiac direct reprogramming for heart regeneration
Hiroyuki Yamakawa[1) 2)]/Masaki Ieda[3)]：Department of Cardiology, Keio University School of Medicine[1)]/Department of Cardiology, Yokohama Municipal Citizen's Hospital[2)]/Department of Cardiology, Faculty of Medicine, University of Tsukuba[3)]（慶應義塾大学医学部循環器内科[1)]／横浜市立市民病院循環器内科[2)]／筑波大学医学医療系循環器内科[3)]）

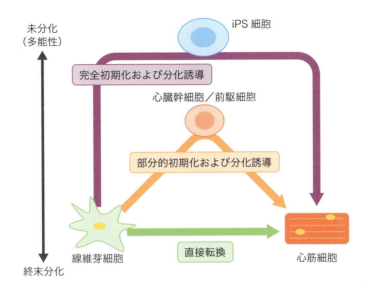

図1　心筋誘導の3つの経路

ある．通常は，薬物療法，ペースメーカー，外科的手術などで治療が行われるが，極端な低心機能の病態になると，心臓移植以外に根本的治療はない．しかし，心移植は日本だけでなく全世界でドナー不足の問題があり，心臓再生医療が代替療法として注目されている．

再生医学の分野では当初，胚性幹細胞（embryonic stem cell：ES細胞）が自己複製能と多分化能をもつことから臨床応用が期待されてきた．しかし，ヒトES細胞は倫理的・法律的問題や免疫学的拒絶の問題等がある．2007年に山中らがヒトの皮膚由来線維芽細胞に4つの幹細胞特異的転写因子（*Oct3/4*, *Sox2*, *c-Myc*, *Klf4*：山中4因子）を導入することによりES細胞と遜色のない能力をもった人工多能性幹細胞（induced pluripotent stem cell：iPS細胞）の開発に成功し，これらの問題を解決した[1]．しかし，iPS細胞を臨床応用する場合には，心筋細胞への分化誘導効率，心筋作製までの期間，未分化細胞混入による腫瘍形成の可能性などが課題である．

われわれは，心臓にあらかじめ存在している細胞に遺伝子を導入し心筋細胞に直接誘導（ダイレクトリプログラミング）することができれば，上記の課題を解決できる可能性があると考えた．結果として，線維芽細胞に心筋特異的な転写因子であるGata4, Mef2c, Tbx5という3つの転写因子を導入し，心筋様細胞が誘

導できることを2010年に報告した[2]．

今までは，線維芽細胞から心筋細胞への分化誘導法はiPS細胞を経由することが定説であったが，われわれが報告したダイレクトリプログラミングによる心筋分化誘導以降，さまざまなリプログラミングの経路が存在することが報告された．本稿では心筋誘導に関する最新の知見をまとめ，また生体内の心筋誘導についても言及し，再生医療の応用を模索したい．

1 線維芽細胞からの心筋誘導

1）心筋分化誘導には，3種類の経路が存在する

線維芽細胞から心筋細胞へ分化させる場合には，図1に示すように大きく分けて3つの経路が考えられる[3]．1つ目の経路は，終末分化した線維芽細胞を，未分化な細胞に完全に初期化し，そこから心筋細胞へ分化誘導する方法．2つ目の経路は，線維芽細胞を完全に初期化するのではなく，少なくとも心筋細胞をつくる経路が決定している心臓幹細胞／前駆細胞へ脱分化させ，そこから心筋細胞へ分化誘導する方法．そして，3つ目の経路は線維芽細胞から，未分化もしくは前駆細胞を経由せず，直接心筋へ分化誘導（分化転換，ダイレクトリプログラミング）する方法である．

線維芽細胞から3つの経路で誘導される心筋分化の

表　3つの経路から誘導される心筋細胞の利点・欠点

	iPS細胞を経由する心筋誘導	心臓前駆細胞を経由する心筋誘導	心筋直接誘導（心筋ダイレクトリプログラミング）
経由する細胞	iPS細胞	心筋幹細胞／前駆細胞	なし
特徴	・多能性幹細胞のため，心筋だけではなく多様な細胞へ分化できる ・ES細胞と比較し，倫理的・法律的問題や免疫学的拒絶の問題がない	・心臓幹細胞／前駆細胞まで初期化するため，心筋細胞へ分化しやすい可能性がある	・未分化な状態を経由しない
利点	・無限に増殖可能 ・ES細胞から誘導する心筋細胞の経験を活用することができる ・心筋誘導の系が比較的確立している	・幹細胞が誘導できれば，無限に増殖が可能 ・がん化のリスクがない？ ・iPS細胞を経由するよりも短期間に心筋ができる？	・短期間で心筋細胞を作製できる（1カ月） ・がん化の可能性は低い
欠点	・がん化の可能性がある ・心筋細胞を作製するまでに時間がかかる（数カ月）	・明確な心臓幹細胞の定義が定まっていない ・心筋以外の細胞が混入する可能性がある	・1つの線維芽細胞から，多くの心筋を作製できない ・成熟した心筋細胞を効率的に作製する系が確立していない

特徴をまとめると，**表**のようになる．iPS細胞を介した心筋分化誘導は，第3章-5を参照してほしい．

2）心臓前駆細胞を経由する心筋誘導

終末分化した線維芽細胞を，別の終末分化した細胞誘導する2つ目の方法として，山中4因子，もしくはその一部を使用して，部分的に未分化な状態に戻し，さらに培養条件や目的の細胞と関係する遺伝子を導入し，分化誘導する方法がある．

心筋分化誘導では，2011年にEfeらがNature Cell Biology誌にて，iPS細胞を誘導する山中4因子の導入後，心筋細胞を誘導する条件で培養することで，iPS細胞を経由せずに2週間という短期間に心筋へ分化できることを報告した[3]．この論文では明記されてはいないが，1つの線維芽細胞から数個の心筋細胞が誘導されていることから，一部心臓幹細胞／前駆細胞（cardiac/cardiovasuclar progenitor cells：CPC）を経由した可能性がある[3]．

2016年にはマウスレベルではあるが，iPS細胞を介さずにCPCを作製した報告が2報あった．Zhangらはマウス線維芽細胞を使用し山中4因子（OSKM）を導入し，以降培養条件を，JAK inhibitorの後にBACS（BMP4，activin A，CHIR99021，SU5402）で培養することで，CPCを誘導した[4]．また，Lalitらは5つの転写因子群（MTGNB：Mesp1，Tbx5，Gata4，Nkx2.5，Baf60c）を遺伝子導入し，LIFおよびBIOの培養下でCPCを誘導した[5]．これらのCPCは自己増殖能をもつだけではなく，心筋細胞・内皮細胞・骨格筋細胞へ分化誘導することが可能となる．これらを，ieCPC（induced expandable cardiovascular progenitor cells）／iCPC（induced cardiac progenitor cells）と名付けた．

2018年に，当研究室のSadahiroらは，線維芽細胞から心臓中胚葉細胞を直接誘導する遺伝子Tbx6を発見した．また，Tbx6をマウスES細胞・ヒトiPS細胞といった多能性幹細胞に導入することにより，液性因子を使用せずに効率よく増殖可能な心臓中胚葉細胞を作製し，さらにこれより心筋細胞や血管細胞を誘導することに成功した．分子生物学的機序は，Tbx6が心臓発生に重要なMesp1・BMP4遺伝子の発現を一過性に上昇させて心筋誘導することを明らかにした．さらにTbx6の発現期間を調整することで，同じく中胚葉から分化する骨格筋や軟骨細胞も誘導が可能であることを見出し，Tbx6が心臓だけでなく多能性幹細胞からの中胚葉分化全体を制御する重要な因子であることを発見した．

3）心筋直接誘導法（心筋ダイレクトリプログラミング）

2010年にIedaらは，成熟分化した心筋細胞のみ特異的に蛍光タンパク質GFPを発現するαMHC-GFPトランスジェニックマウスを作製し，心筋リプログラミング因子のスクリーニングを行った．胎仔期心筋細胞

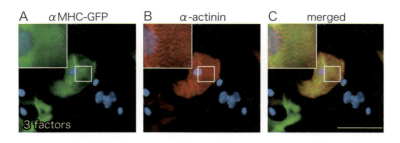

図2 Gata4，Mef2c，Tbx5により誘導されたマウス誘導心筋細胞
文献2より引用．

に特異的に発現し，かつ心臓発生に関係する14個の遺伝子を選定し，レトロウイルスベクターを用いて心臓線維芽細胞[※1]に遺伝子導入をした．最終的には，Gata4，Mef2c，Tbx5（以降，GMTと略す）の3種類の心筋特異的転写因子を導入することで，約17％の線維芽細胞がGFP陽性細胞となった．この細胞を，誘導心筋細胞（induced cardiomyocyte：iCM細胞）と名付けた[2]（図2）．

さらに，iCM細胞は，RNAレベルでは心筋特異的遺伝子群が強発現しており，タンパク質レベルでも心筋特異的タンパク質であるαアクチニン（α-actinin）や，心筋トロポニン（c-troponin）が発現しており，心筋細胞に特異的なサルコメア構造も認められた．また，一部のiCM細胞では，規則的なCa^{2+}トランジェントや，活動電位も認められた．さらには，自律拍動を示すiCM細胞をも認められた[2]．

このダイレクトリプログラミングの特徴は，終末分化した線維芽細胞を，iPS細胞を介さずに，直接に目的の細胞へ変えることである．これが実用化されれば，安全性の高い，新たな移植手段として期待できる．

これ以降，国内・国外において，さまざまな研究機関から，心筋直接誘導（心筋ダイレクトリプログラミング）に関する報告がされている．以降は，このことに特化して記述する．

2 効率的な心筋直接誘導の探索

ただし，Iedaが発表した論文では，機能を有する（拍動する）iCM細胞は1％程度であり，効率的に得ることは難しいという問題点があった．当研究室をはじめ，全世界の研究室で，転写因子の探索や，マイクロRNAの導入や，培養条件を検討することで，機能を有するiCM細胞を効率的に得ることを検討している．

1）新たな転写因子の探索

SongらやAddisらは，GMTに新たな転写因子（Hand2, Nkx2.5など）を導入したり，Mef2cを強発現したり[7]効率的なiCM細胞の転写因子を探索している．その他にも，GMT，Mesp1，Myocd，Smarcd3（Baf60c），SRFの転写因子カクテルを導入することや[8]，Gata4を抜いて，Mef2c，Tbx5，Myocdへ変更することで，iCMの機能を改善しようとしている[9]．

さらには，当研究室のUmeiらは，Hand2の遺伝子に注目し，詳細な研究を行った．従来のドキシサイクリン（テトラサイクリンの誘導体）を用いた遺伝子発現システムを改変し，1つのベクターのみでドキシサイクリンによる遺伝子発現調節を開発した．新しい遺伝子発現システムを用いて，Hand2遺伝子が心筋誘導のどのタイミングで必要か，また心筋誘導の分子機序を解析した．その結果，Hand2の発現は心筋誘導の初期のみ（心筋誘導開始後2週間）に重要であり，3週目以降の後期には必要がないことを明らかにした．さらにHand2はmycやサイクリンなどの細胞周期関連遺伝子の発現を抑制し，細胞増殖を抑制することで心筋誘導を促進することがわかった[10]．

※1 心臓線維芽細胞
心臓内結合組織を構成する細胞で，細胞外基質，液性因子を分泌する．心筋梗塞や拡張型心筋症などの病態では，心筋細胞数の減少に伴い心臓線維芽細胞が増殖し，心臓ポンプ機能障害が起きる．

2）マイクロRNAによる心筋直接誘導の効率化

2012年に，JayawardenaらはCirculation Research誌にて，心筋特異的なマイクロRNA（microRNA）を4種類のみ（miR-1，miR-133，miR-208，miR-499）導入することで，心筋ダイレクトリプログラミングが可能であることを報告した．マイクロRNAは一過性発現で宿主細胞の染色体に組込まれないため，将来ヒトに活用するうえで，より安全な可能性がある．また，この報告では培養液にJAK inhibitorを加えることで誘導心筋（αMHC-CFP）の発現が10倍近くも改善しているため，培養条件の検討も，成熟した誘導心筋細胞を効率的に得るために重要な要素であることが示唆された．

当研究室のMuraokaらは，Gata4，Mef2c，Tbx5（GMT）に加えmiR-133を導入することで，マウスでの心筋誘導効率が10倍近く上昇することを示した．この機序としては，miR-133が上皮間葉転換のマスター因子であるSnai1を直接制御することで，線維芽細胞関連の遺伝子を抑制することを発見した．後述するが，ヒト線維芽細胞でも誘導効率を10倍に増加させた[11]．

3）培養条件による心筋直接誘導の効率化

GMTもしくは，GMT＋Hand2の転写因子群から，培養条件を検討することで，心筋直接誘導の効率化を図っている．GHMT＋ROCK/TGF inhibitor[12]，GMT＋WNT/TGF inhibitor[13]，GMT＋Hand2＋Akt1（AGHMT）＋Notch inhibitor[14]などがある．このことから，心筋ダイレクトリプログラミングにおいて必要なシグナル経路がわかりつつある．

そのなかで，当研究室のYamakawaらは，無血清培地に，ES/iPS細胞から心筋分化誘導に必要とされている線維芽細胞増殖因子（FGF2，FGF10），血管内皮細胞増殖因子（VEGF）を加えて培養することで，約50倍の拍動するiCM細胞を得ることができた[15]．この分子生物学的機序を検討すると，PI3K/Akt，p38MAPK経路を亢進することで，心筋機能に関係する遺伝子群を亢進させることがわかった．さらに，同培養条件は内在性Gata4の発現を誘導し，Mef2c，Tbx5の2つの因子のみで拍動するiCM細胞を得ることができた[15]．

4）ベクターの変更による心筋直接誘導の効率化

2010年以来，Iedaらをはじめ他の研究機関でも，マウス生体内の心臓線維芽細胞に3つの心筋誘導遺伝子※2を，遺伝子の運び屋であるレトロウイルスベクターを用いて導入し，マウス生体内で直接的に心筋細胞を作製できることなどを報告してきた．しかし，これまでの方法では，①心筋誘導の際に，ウイルスによって3つの遺伝子が組込まれるために，細胞のゲノムを損傷する可能性がある，②心筋誘導効率が低く，心筋作製に長期間かかるという課題があった．

そこで，当研究室のMiyamotoらは，3つの心筋誘導遺伝子を同時に発現するセンダイウイルスベクター※3〔以下，心筋誘導センダイウイルスベクター（SeV）〕を開発した．この心筋誘導センダイウイルスベクターを用いて，培養皿上で，効率よく短期間でマウスおよびヒト線維芽細胞から心筋細胞をゲノムの損傷なく，直接的に作製することに成功した．

心筋誘導センダイウイルスベクターによる方法では，心筋作製効率は約10％と従来法の100倍に改善し，さらに拍動する心筋細胞を約10日間で作製することが確認できた．また心筋誘導センダイウイルスベクターを用いる方法では，細胞のゲノム内に心筋誘導遺伝子が挿入されず，ゲノムの損傷がないことも確認された[16]．

3 ヒト心筋リプログラミングについて

ヒトの細胞での心筋誘導についての研究も全世界で行われている．2013年にWadaらは，ヒト心臓線維芽細胞の誘導にはGata4，Mef2c，Tbx5（GMT）の3因子だけでなく，心筋前駆細胞に特異的な転写因子であるMesp1，Myocdを加えた5種類の転写因子を必要と

※2　心筋誘導遺伝子

Iedaらが発見したマウス心筋細胞を直接作製するために必要な3つの遺伝子群（Gata4，Mef2c，Tbx5）や，ヒト心筋細胞を直接作製する5遺伝子（Gata4，Mef2c，Tbx5，Myocd，Mesp1）あるいは6遺伝子（5遺伝子＋miR-133）で，これら遺伝子群を線維芽細胞に導入すると，iPS細胞を経ることなく心筋細胞を直接作製できる．

※3　センダイウイルスベクター

センダイウイルスベクター（SeV）は，ウイルスベクターの1種類として確立され，宿主の細胞に感染した後，宿主のゲノム（DNA）に入り込むことなく細胞質内で遺伝子を発現し，細胞のゲノムを損傷することがない．これまでに「山中4因子」を発現するセンダイウイルスベクターが開発されており，細胞のゲノムを損傷することなく，効率よく短期間でiPS細胞を作製できることが知られている．

することを報告した（以降，5因子をGMTMMと略す）．5因子導入後，心筋特異的な遺伝子やタンパク質の発現が確認され，ヒトの細胞においても心筋リプログラミングが可能であることが明らかになった[17]．ラットの心筋細胞と共培養することで，iCM細胞がラットの心筋細胞と協調し拍動が認められ，通常の心筋細胞と同様の活動電位を得ることができた．さらに，Muraokaらは，上記の5因子にmiR-133を導入することで心筋特異的タンパク質発現を10倍に改善した[10]．

さらに，NamらはGata4, Tbx5, Hand2, MyocdとmiR-1, miR-133の6つの因子[18]で，またFuらはGata4, Mef2c, Tbx5, Mesp1, Myocd, Esrrg, Zfpm2の7つの転写因子[19]で，ヒト線維芽細胞から心筋を直接誘導できることを報告した．

前述したように，Miyamotoらは，ヒト線維芽細胞でも5因子（GMTMM）あるいは6つの心筋誘導遺伝子（GMTMM＋miR-133）を心筋誘導センダイウイルスベクターで導入し，約15％の効率で，培養皿上で，効率よく短期間でヒト誘導心筋細胞（ヒトiCM細胞）を作製することに成功した[16]．

しかし，ヒトでの直接心筋誘導効率はまだ改善の余地が残されており，今後最適な誘導因子の選定や培養条件検討が必要である．

4 心筋細胞移植および生体内での心筋リプログラミング研究について

1）心臓前駆細胞を経由する心筋誘導

前述したように，2016年になりiPS細胞を介さずにCPCを作製した報告が2報で，生体内での心筋リプログラミングを実証した．Zhangらは，試験管で増殖させたieCPC（induced expandable cardiovascular progenitor cells）を心筋梗塞モデルマウスの心筋梗塞巣へ注入することで，生体内で心筋細胞・内皮細胞・骨格筋細胞へ分化誘導することを示しただけではなく，心機能を改善することを証明した[20]．また，Lalitらは，試験管で増殖させたiCPC（induced cardiac progenitor cells）を胎仔心臓および成獣心筋梗塞モデルに注入することで，心筋細胞・内皮細胞・骨格筋細胞へ分化誘導することを示した．心筋梗塞モデルマウスにiCPCを注入すると，生存予後を改善することができた[5]．

現在は，マウスレベルの研究がはじまったところだが，ラットやブタなどにスケールアップしても実用化が期待される．理由は，CPCを一度作製すれば大量にCPCを得ることができ，生体内へリプログラミングすることが可能であるからである．

2）心筋直接誘導法

2012年にQianらによりNature誌に，心筋梗塞モデルマウスにレトロウイルスを使用してGata4, Mef2c, Tbx5の3因子を直接導入することで，心機能を改善したという報告がされた[21]．lineage traceマウスの心筋梗塞巣に3因子を導入した病理所見では，3カ月後には，心筋梗塞領域の梗塞領域の新生心筋が線維芽細胞由来であることを証明した．

ほぼ同じ時期に，Songらは，Gata4, Mef2c, Tbx5, Hand2の4因子を用いて生体内で線維芽細胞から心筋へのリプログラミングを報告した[22]．この4因子ではGMTの3因子よりも，生体内リプログラミング効率が上昇することを示した．Qianらの報告と同様に，心筋梗塞領域が縮小し，心機能が改善することが示された．

当研究室のInganawaらも，心筋梗塞モデルマウスを用いて，Gata4, Mef2c, Tbx5の3因子による生体内での心筋誘導を報告した．われわれはさらに3因子の細胞への導入効率を上げるため，3因子を1遺伝子上につないだポリシストロニックベクター（3F2A）を開発した．この新しいベクターにより成熟心筋の誘導は2倍に改善した[23]．

また，Miyamotoらは，マウス心筋梗塞モデルにおいて心筋誘導センダイウイルスベクターを用いて心臓内に心筋直接誘導因子であるGMTを導入した．その結果，レトロウイルスベクターでの遺伝子導入と比較して，心筋誘導センダイウイルスベクターでは心筋誘導効率が約1.5％と約3倍に上昇し，成熟した心筋細胞作製に成功した．さらに免疫不全マウスの心筋梗塞モデルでは，心筋誘導センダイウイルスベクターでは約5％と，レトロウイルスベクターと比較し約5倍に改善した．さらに，心筋誘導センダイウイルスベクターによる治療群では，無治療群と比較して，1カ月後の心臓のポンプ機能が改善し，心筋梗塞後の線維化組織が約半分に縮小した[16]（**図3**）．

これらの研究は，iPS細胞から誘導した心筋細胞の

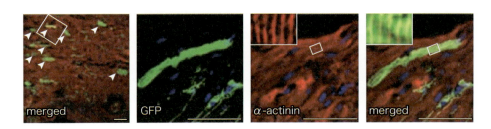

図3 心筋誘導センダイウイルスベクターにより心筋梗塞モデルマウスにて生体内心筋リプログラミングが効率的に可能となった
文献16より引用．

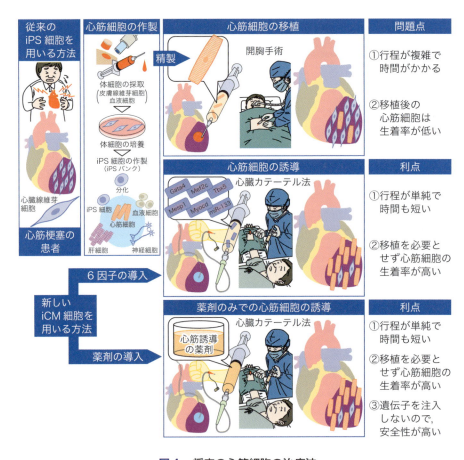

図4 将来の心筋細胞の治療法

移植とは異なり，心筋ダイレクトリプログラミング因子を心筋梗塞領域に注入することで心筋梗塞の治療が可能となる．そのため，これらは心臓再生研究のパラダイムシフトとなりうる画期的な研究であると考える．

おわりに：臨床応用へ向けての展望

心臓を構成する細胞は，さまざまな細胞群で構成されている．具体的には，心筋細胞，血管内皮細胞，刺激伝導系細胞，心臓線維芽細胞，神経細胞などさまざまな細胞の集団からなる，ヘテロな臓器である．心臓

を構成する細胞の絶対数からすると，心筋細胞は全体の約30％に留まり，残りの50％以上は，心臓線維芽細胞で占められている[24]．

広範囲の心筋梗塞や重症な拡張型心筋症では，大量の心筋細胞が失われ，一方で心臓に存在している線維芽細胞が増殖し，梗塞部位での線維芽細胞の数が大幅に増加する．これらの線維芽細胞は，梗塞部位を線維性組織に置換することで心破裂などを防ぐという利点があるが，致死的な不整脈の発生起源や，低心機能を招いたりするという欠点もある．

近年になり，線維芽細胞から心筋を誘導する方法は，本稿で述べたように3種類の経路が存在しており，おのおので心筋リプログラミングが確立しつつある．現在は，iPS細胞から誘導した心筋細胞における再生医療が全世界で精力的に研究が進んでいる．しかし，**表**に示したように，誘導心筋細胞（iCM細胞）では，2018年に当研究室から心筋誘導センダイウイルスを導入することで心筋直接誘導が可能となる画期的な発見がされた[16]．また，誘導心臓幹細胞／前駆細胞（iCPC細胞）にも，iPS細胞から誘導した心筋細胞にはない利点が存在している．2018年になり当研究室からTbx6という新たな転写因子も発見され，心臓中胚葉も直接誘導できることも示され[6]，こちらの研究も期待がもてる．重症心不全を治療するために，3つの経路を巧みに使用することで究極的な心臓再生医療が実現することを期待する．最後になったが，われわれが目標とする心筋再生法を**図4**に示す．

これらの研究のなかで，山川裕之は，厚生労働省 科研費（基盤（C）），公益財団法人 車両競技公益記念財団から基金を受けている．

文献

1) Takahashi K, et al：Cell, 131：861-872, 2007
2) Ieda M, et al：Cell, 142：375-386, 2010
3) Efe JA, et al：Nat Cell Biol, 13：215-222, 2011
4) Zhang Y, et al：Cell Stem Cell, 18：368-381, 2016
5) Lalit PA, et al：Cell Stem Cell, 18：354-367, 2016
6) Sadahiro T, et al：Cell Stem Cell, 23：382-395.e5, 2018
7) Hirai H, et al：Cardiovasc Res, 100：105-113, 2013
8) Addis RC, et al：J Mol Cell Cardiol, 60：97-106, 2013
9) Protze S, et al：J Mol Cell Cardiol, 53：323-332, 2012
10) Umei TC, et al：Int J Mol Sci, 18：1805, 2017
11) Muraoka N, et al：EMBO J, 33：1565-1581, 2014
12) Zhao Y, et al：Nat Commun, 6：8243, 2015
13) Mohamed TM, et al：Circulation, 135：978-995, 2017
14) Abad M, et al：Stem Cell Reports, 8：548-560, 2017
15) Yamakawa H, et al：Stem Cell Reports, 5：1128-1142, 2015
16) Miyamoto K, et al：Cell Stem Cell, 22：91-103.e5, 2018
17) Wada R, et al：Proc Natl Acad Sci U S A, 110：12667-12672, 2013
18) Nam YJ, et al：Proc Natl Acad Sci U S A, 110：5588-5593, 2013
19) Fu JD, et al：Stem Cell Reports, 1：235-247, 2013
20) Wang Y, et al：Cell Stem Cell, 19：449-461, 2016
21) Qian L, et al：Nature, 485：593-598, 2012
22) Song K, et al：Nature, 485：599-604, 2012
23) Inagawa K, et al：Circ Res, 111：1147-1156, 2012
24) Ieda M, et al：Dev Cell, 16：233-244, 2009

<筆頭著者プロフィール>
山川裕之：慶應義塾大学理工学部計測工学科（現在の生命情報工学科）を卒業後，日本医科大学へ入学．慶應義塾大学内科学教室へ入局後，心筋再生と心筋症に興味があり循環器内科を選択し，医学博士を取得した．現在は，臨床を行いながら，理工学の知識を活かして心筋再生（特に心筋分化誘導）と心筋症での基礎研究を続けていきたいと考える．

第3章 心疾患・心不全の治療法開発の最前線

8. ゲノム編集の難治性心筋症医療応用

肥後修一朗

心臓は，全身に血液を送り出すポンプとして絶え間なく動き続ける臓器であり，その機能が低下すると全身に血液が滞る心不全をきたす．拡張型心筋症を含む難治性心筋症は，心臓の収縮力が徐々に低下して重症心不全に至る重篤な疾患である．近年のゲノム解析技術の進歩により，心筋症の発症に遺伝子変異が大きく寄与することが明らかとなる一方，CRISPR/Cas9ゲノム編集技術は，ゲノム遺伝子そのものを簡便かつ迅速に改変することを可能とした．本稿では，ゲノム編集技術の医療応用の現状と，難治性心筋症への医療応用をめざした取り組みについて概説する．

はじめに

ヒトゲノムは，30億塩基対よりなる生命活動の設計図である．ゲノム編集は，対象となるゲノムDNA配列を特異的に認識し，自由に切断，修復する技術である．2012年にはじめて報告されたCRISPR/Cas9ゲノム編集技術は，RNA分子をターゲット認識機構に用いるというきわめて簡便で可変性に富む特性をもつ．その発見以降，革新的技術としてあらゆる分野で研究開発が進み，特に遺伝子変異を原因とする難病を対象に，治療応用が目覚ましいスピードで進んでいる．心筋症は難治性の疾患であり，一部の症例において心臓が拡大し，収縮する力が徐々に低下して重症心不全に至る．近年のゲノム解析技術の進歩により，心筋症の発症に遺伝子変異が大きく寄与することが明らかとなる一方，医療技術が進歩した現代においても，依然有効な治療法が存在しない．

1 ゲノム編集とは？

ゲノム編集は，生命の設計図であるゲノム遺伝子の特定の領域を切断し，自由に書き換えることを可能と

[略語]
AAV：adeno-associated virus
Cpf1：CRISPR from *Prevotella* and *Francisella* 1
CRISPR/Cas9：clustered regularly interspaced short palindromic repeat/CRISPR-associated endonuclease 9
HDR：homology-directed repair
NHEJ：non-homologous end joining
SaCas9：*Staphylococcus aureus* Cas9
SpCas9：*Streptococcus pyogenes* Cas9
TALEN：transcription activator-like effector nuclease
ZFN：zinc finger nuclease

Medical application of genome editing for intractable cardiomyopathy
Shuichiro Higo：Medical Therapeutics for Heart Failure, Osaka University Graduate School of Medicine（大阪大学大学院医学系研究科重症心不全内科治療学寄附講座）

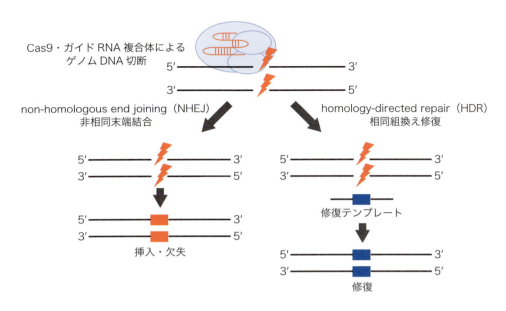

図1 Cas9・ガイドRNA複合体によるDNA切断後の修復経路

する技術である．ゲノム編集の歴史は古く，DNAへの特異的な結合とヌクレアーゼ活性を組合わせることにより，特定の配列を編集する技術開発がこれまでに行われてきた．対象DNAの認識にタンパク質構造を必要とするZFN（zinc finger nuclease）やTALEN（transcription activator-like effector nuclease）に比べ，CRISPR/Cas9（clustered regularly interspaced short palindromic repeat/CRISPR-associated endonuclease 9）は，その簡便さと高い効率から生命科学に革新をもたらした[1]．CRISPR/Cas9は溶血性連鎖球菌の獲得免疫機構として発見され，Cas9タンパク質がガイドRNAとよばれるRNA分子と複合体を形成し，対象DNAに特異的に結合した後に切断する．Cas9複合体は，ガイドRNAの20塩基の配列との相補性，およびゲノムDNA上の3塩基のPAM配列によりターゲット配列を認識する．20塩基の配列を改変することでターゲットをほぼ自由に設定できるため，哺乳類細胞のゲノム改変に応用され[2]，以後革新的ゲノム編集技術として医療を含む多くの分野で研究，開発が進められている．Cas9複合体により切断されたゲノムDNAは，非相同末端結合（non-homologous end joining：NHEJ）または相同組換え修復（homology-directed repair：HDR）により修復される[3]（図1）．NHEJは欠失や挿入を生じるため主に遺伝子機能の破壊に，HDRは修復テンプレートDNAによる正確な組換えによりターゲット遺伝子の改変に利用され，これらの分子機構をヒト遺伝性疾患治療に応用する試みが世界中で行われている．さまざまな疾患分野において多くの動物モデルを用いた基礎研究報告[1]が相次ぐなかで，このような革新的技術を，難治性循環器疾患の治療や診断に応用するための取り組みが進んでいる．

2 ゲノム編集の治療応用

1）心臓疾患におけるゲノム編集

デュシェンヌ型筋ジストロフィーはX連鎖性劣性遺伝により発症する進行性の筋疾患で，X染色体上に存在するジストロフィン遺伝子の遺伝子変異により発症し，進行性の筋障害をきたし，一部の症例では障害が心筋および拡張型心筋症※1様の心不全をきたす[4]．ジストロフィンは全長が14 kbに及ぶ巨大な遺伝子で

> **※1 拡張型心筋症**
> 心臓を構成する左心室の拡大と収縮機能の障害を特徴とし，心臓のポンプ機能が低下して，息切れやむくみといった心不全をきたす疾患．高血圧や弁膜疾患，冠動脈疾患等の要因が認められず，原因として遺伝子変異が同定されることが多い．

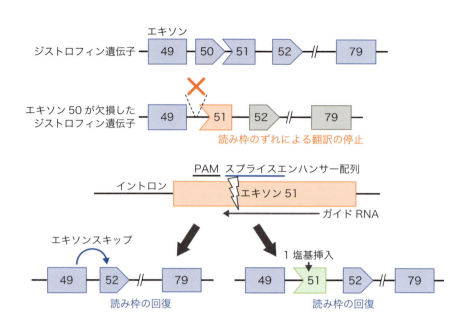

図2　イヌ筋ジストロフィーモデルに対するガイドRNA単体によるゲノム編集治療
文献8をもとに作成．

あり，遺伝子変異の多くは特定のエキソン領域の欠損であるため，変異配列を含むエキソンに対して特異的なアンチセンスオリゴを投与することで読み枠をスキップさせ，タンパク質発現を回復させるエキソンスキップ法が試みられてきた[5]．疾患モデルであるmdxマウスでは，X染色体に存在するジストロフィン遺伝子エキソン23にナンセンス変異が生じ，変異ストップコドンのためジストロフィンタンパク質発現が完全に欠損している．2016年に，Cas9，ガイドRNAをそれぞれ心臓に高い指向性をもつアデノ随伴ウイルス9（adeno-associated virus 9：AAV9）※2に組込み，疾患モデルマウスであるmdxマウスに投与することで，心臓組織におけるジストロフィンタンパク質の発現が回復することが報告された[6)7]．これらの報告では，NHEJにより終止コドンに変異した塩基配列を含むエキソンを切り出すことで翻訳フレームを回復させ，タンパク質発現を回復している．さらに2018年には，イヌデュシェンヌ型筋ジストロフィーモデルに対して，AAV9の局所投与または全身投与により，筋組織，さらに心筋組織において変異ジストロフィンタンパク質の発現が回復することが報告された[8]．本モデルでは，78個あるジストロフィンのエキソンのうち50番目のエキソンが欠損するためフレームシフトにより翻訳読み枠のずれが生じ機能タンパク質が産生されない．このため，エキソン51のスプライスエンハンサー配列をターゲットにガイドRNAが設計され，スプライス阻害によるエキソン51のスキップ，あるいはNHEJ後の1塩基挿入による翻訳読み枠の回復によりタンパク質発現が回復した（**図2**）．さらに，AAV9の全身投与により，心臓組織において野生型に比べておよそ92％までジストロフィンタンパク質発現が回復したことが報告された．この領域のエキソンはヒト筋ジストロフィーにおいても変異が多く認められるホットスポットであること，ガイドRNAによるゲノム切断のみでタンパク質発現が回復したこと，大動物において効果を認めたことから，早期のヒト疾患治療への応用が期待される．一方で，NHEJを用いた方法は，ナンセンス変異やフレームシフト変異によりタンパク質発現が欠損するような遺伝子変異に対して有効と考えられるが，さまざまな遺伝

> **※2　アデノ随伴ウイルス（AAV）**
> パルボウイルス科ディペンドウイルス属に分類され，セロタイプにより臓器や細胞に特異的に感染する．自己増殖にヘルパーウイルスを必要とし，ヒトへの病原性がなく，免疫原性が低いため遺伝子治療に用いられている．

子変異の修復に一様に適用することは困難と考えられる．DNA二重鎖切断後の修復のうち，正確な修復を可能とするHDRは分裂細胞のS/G2期に特異的に生じるとされ[9]，心筋細胞を含む非分裂細胞への応用は困難とされていた．

2）マウス培養心筋細胞におけるHDRを介したゲノム編集

われわれは，心筋細胞においてHDRによるゲノム編集が可能かを検証した[10]．サルコメアの主要なタンパク質で心筋に特異的に発現するミオシン調節軽鎖タンパク質（Myl2遺伝子）をターゲットとし，マウス培養心筋細胞においてその3′末端に蛍光タンパク質をノックインすることを試みた．2014年に報告されたCas9ノックインマウス[11]から単離したCas9を恒常発現する新生仔培養心筋細胞に対して，心筋細胞に対して指向性をもつAAV6を用いて，ガイドRNAとHDRに必要な修復テンプレートDNAを導入した．ハイコンテントイメージングを用いて経時的に観察したところ，心筋細胞に対する遺伝子導入2日目から，心筋サルコメア構造に一致した蛍光シグナルが検出された（**図3A**）．サンガーシーケンスおよびウエスタンブロットにより，tdTomato配列のゲノムへの正確な挿入が確認された．一般にHDRには細胞周期S期進入が必要であり，HDRを介したゲノム修復は非分裂細胞では起こらないとされる．そこで，DNAアナログであるEdU標識によりS期を通過した心筋細胞を標識したところ，tdTomato陽性心筋細胞のうちEdU陽性細胞は5％のみで，残り95％の心筋細胞ではS期に入ることなくHDRが生じており，培養心筋細胞におけるHDRにS期進入は必ずしも必要ではないことが明らかとなった（**図3B**）．これらの結果を踏まえ，われわれはHDRによる心筋症病的変異の修復を試みることとした．トロポニンTの210番目のリジンの欠損変異（ΔK210）は家族性拡張型心筋症において同定され，同変異をホモ接合性にノックインしたマウスは進行性の心臓の拡大，心収縮能低下をきたし，拡張型心筋症モデルマウスとして報告されている[12]．われわれは，AAVを用いたHDRにより，心筋細胞においてΔK210変異を修復することを試みた（**図3C**）．Cas9ノックインマウスとTnnt2ΔK210マウスを交配したダブルノックインマウスから単離した培養心筋細胞に対して，AAV6によりΔK210変異に対する特異的ガイドRNAおよび修復テンプレートを導入した．心筋細胞から抽出したゲノムから変異部位周辺配列をクローニングし，サンガーシーケンスにより解析したところ，解析を行った200クローン中12.5％においてHDRによりΔK210変異が修復されていた．一方，HDRによる修復が行われず，NHEJが導入されたクローンを42.5％において認めた．これらの結果から，DNA合成を行っていない非分裂心筋細胞においてHDRを介したゲノム修復が可能であることが示されたが，その分子メカニズムは依然不明であり，今後のさらなる検討が必要である．

3）心筋細胞におけるゲノム編集の課題と展望

心筋細胞を対象に，ゲノム編集による修復を試みる場合，技術面および安全面で，また疾患治療の効率という点で多くの課題が存在する．第一に，分子量の大きなCas9タンパク質をどのような方法で心筋細胞に届けるのかという課題が存在する．現時点では，AAVを用いて，最小プロモーターで駆動させた従来の溶血性連鎖球菌由来のSpCas9（*Streptococcus pyogenes* Cas9）や，分子量がより小さな黄色ブドウ球菌由来のSaCas9（*Staphylococcus aureus* Cas9）[13]を心臓組織で発現させる方法が期待される[6][7]．Cas9はDNA切断活性をもつ酵素であり，一過性の発現が望ましいことから，半減期の短いmRNAとして導入する方法も開発が進んでいる．遺伝性チロシン血症は，フマリルアセト酢酸ヒドラーゼ（FAH）が欠損することにより発症する希少難病だが，2016年に本疾患モデルマウスに対して，Cas9をコードするmRNAを内包したナノ粒子と，ガイドRNA・修復テンプレートを組込んだAAVを投与することで，肝細胞におけるFah遺伝子発現を回復させ，肝障害や体重減少を抑制しうることが示された[14]．われわれも同様の方法を用いて，野生型マウス培養心筋細胞にCas9をコードするmRNAと，前述のガイドRNA・修復テンプレートをコードするAAV6を導入したところ，3.2％の心筋細胞においてHDRが観察された[10]．Cas9ノックインマウスを用いた場合（20〜25％）に比べ効率は悪く，導入効率の改善が課題である．第二に，臨床的に問題となる遺伝性心血管疾患の多くはヘテロ接合型であり片アレルは正常であるため，アレル特異的なガイドRNAの設計により，変異遺伝子のみに介入する必要がある．第三に，

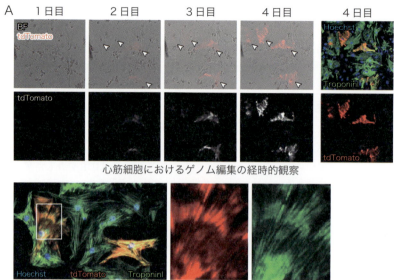

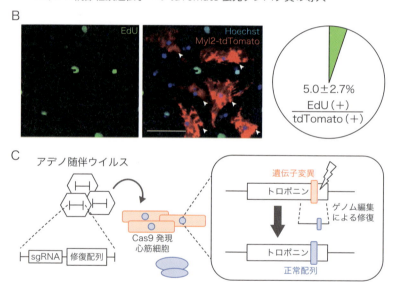

図3 心筋細胞におけるHDRを介したゲノム編集
AおよびBは文献10より引用.

最も重要な問題として,変異遺伝子のみに介入し得たとしても,現時点では多くのNHEJを生じさせてしまうことは避けられない.病的遺伝子変異の多くはアミノ酸の非同義置換であり,ゲノム編集による介入後にHDRによる修復がなされなかった場合には,残されたタンパク質機能を完全に欠失させてしまう危険性がある. *in vivo* において組織そのものにゲノム編集の介入を行う場合には正確な修復が必須であり,これまでに低分子化合物や遺伝子導入によりHDRの効率を改善させる試みが数多く行われている[15].

4)ヒト遺伝性心筋症受精卵におけるゲノム編集

体細胞を対象とする場合と異なり,受精卵に対するゲノム編集は,全身の臓器,細胞における遺伝子変異の修復につながり得る.2017年には,肥大型心筋症患者から得られた着床前ヒト受精卵においてゲノム編集を行い,正確な遺伝子改変に成功したとする報告がな

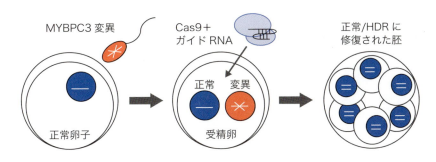

図4　ヒト肥大型心筋症由来受精卵に対するゲノム編集
文献16をもとに作成.

された[16].　MYBPC3遺伝子にヘテロ接合型フレームシフト変異が同定された家族性肥大型心筋症男性患者を対象とし，本患者由来精子と健常ドナー由来卵子により得られた受精卵に対しCRISPRを用いたゲノム編集を行い，変異の修復に成功した（**図4**）．変異遺伝子の修復には通常修復テンプレートDNAが必要だが，本研究ではドナー卵子由来の野生型ゲノムDNA配列をテンプレートとして用いた修復が受精卵において高効率に生じたことを証明した．さらに，ゲノム編集後受精卵から樹立したES細胞において，核型異常や染色体転座が生じていないこと，全ゲノムシークエンスおよびエキソームシークエンスによりCRISPRによる明らかなオフターゲット切断が生じていないことを示し，受精卵に対するゲノム編集治療の高い有効性を証明した．受精卵を用いてゲノム遺伝子を直接改変する治療という大きな倫理的課題が存在する一方，生命にかかわり得る遺伝性難病の根治治療が技術的に可能であることを示した点で重要な報告と考えられる．日本においても，2019年よりヒト受精卵を用いたゲノム編集研究が認可される予定である．

3 ゲノム編集の診断応用

1) iPS細胞を用いた遺伝子変異の病原性評価

上述した治療応用だけでなく，疾患の診断にゲノム編集を用いようとする試みも行われている．高速シークエンス技術の発展により，短期間かつ低コストでゲノム情報解析が可能となった．一方で，膨大な遺伝情報から病的意義が不明な変異が数多く検出されるようになり，既知の病原性変異に該当しない場合，同定された遺伝子変異が患者の病態に関連するのか迷うケースが少なくない．ゲノム編集は迅速かつ簡便に，高速シークエンス解析で同定された遺伝子バリアントを細胞に導入することが可能であり，疾患iPS細胞と組合わせることで遺伝子変異の機能を迅速に評価するツールとしても用いられている．肥大型心筋症例において同定され，ゲノムデータベース上病的変異の疑いとされたMYL3遺伝子ミスセンス変異について，ヘテロ接合型に同変異をもつ患者から疾患iPS細胞が樹立された[17].　CRISPRを用いたゲノム編集により，同疾患iPS細胞において変異を正常に修復したもの，ホモ接合型に変異を導入したものを作製し，同一遺伝背景をもつiPS細胞から分化させた心筋において詳細な機能解析を行ったところ，MYL3変異はiPS分化心筋の形態，機能に影響を及ぼさなかった．このことから，同定された変異は良性のものであると予想され，ゲノム編集をiPS細胞と組合わせることが変異の診断ツールとしても使用できることが示された．

2) Cas9ノックインマウス培養心筋細胞を用いた迅速な遺伝子変異病原性の評価

心筋症患者において，ナンセンス変異やフレームシフト変異といった重篤な分子途絶型変異が心血管疾患に関連しない遺伝子で同定された場合にも，その病原性の判断に迷うことがある．われわれは，高齢期において急速に心機能が低下した重症心不全症例を経験した[18]（**図5A**）．本症例は，63歳以後左室駆出率が急速に低下し，各種精密検査を行うも原因が同定されず，特発性拡張型心筋症と診断された．本症例には多発性嚢胞腎の既往があり，遺伝子解析を行ったところ，PKD1（Polycystin-1）遺伝子においてヘテロ接合型

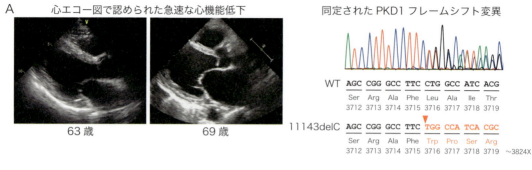

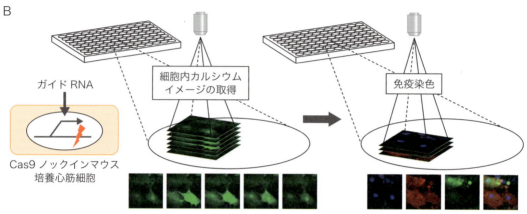

図5 ハイコンテントイメージングとゲノム編集を組合わせた遺伝子変異病原性の迅速な評価法
Aは文献18より引用．

フレームシフト変異を認めた．Polycystin-1は11回膜貫通型タンパク質で，多発性囊胞腎の原因遺伝子として知られ，腎臓細胞の一次線毛に局在し細胞内カルシウム流入を制御するメカノセンサーとして働くことが明らかとなっている[19]．また，心臓特異的Pkd1ノックアウトマウスは心機能低下をきたし，心筋細胞においてL型カルシウムチャネルを制御することが報告された[20]．ハイコンテントイメージングシステムは，96ウェルプレートを用いた多検体の画像イメージの取得後，専用ソフトを用いた定量解析と組合わせて大量の情報処理を可能とする[21]．同一座標での経時的観察が可能なこと，核染色像により経時的な細胞情報をリンクさせ得ること，高速撮影によるカルシウム動態画像取得が可能であることからさまざまな解析用途に応用できる．われわれは前述のCas9ノックインマウスから取得した培養心筋細胞を用いて，ガイドRNAの導入によるゲノム編集とハイコンテントイメージングを組合わせ，遺伝子変異病原性を迅速に評価する系を構築した（**図5B**）．現在，ヒトで同定されたPKD1のフレームシフト変異に相同する変異をマウス心筋細胞に導入し，多検体の経時的イメージングにより心室筋特異的なカルシウム動態解析を進めている．以上のように，ゲノム編集はヒトにおいて同定された遺伝子変異の病原性評価においても有用であることが示唆される．

おわりに

ゲノム編集に関する研究開発のスピードはすさまじい．当初発見されたSpCas9に加え，SaCas9[13]やCpf1（CRISPR from *Prevotella* and *Francisella* 1）[22]が可変型ヌクレアーゼとして相次いで発見され，その構造特性の解明から治療応用が次々に進められている．切断活性を失わせたCas9に脱アミノ化酵素であるデアミナーゼを融合させ，DNA切断を経ずに特異的に1塩基を置換させる方法が報告され[23]，2018年にはフェニルケトン尿症モデルマウスにおいて遺伝子変異を修

復し，疾患フェノタイプを回復させることが報告された[24]．さらに2018年には，対側の正常アレルとのアレル交換を介してタンパク質機能が回復しうることが報告され，修復テンプレートを用いない遺伝子変異修復が可能であることが示された[25]．2017年には，遺伝性難病であるムコ多糖症患者を対象に，ゲノム編集により遺伝的に欠損した酵素を肝細胞に導入する臨床試験が開始されている．ゲノム編集はきわめて大きな発展性をもつ技術であり，心筋症を含む循環器難病の克服につながることが期待される．

文献

1) Cox DB, et al：Nat Med, 21：121-131, 2015
2) Mali P, et al：Science, 339：823-826, 2013
3) Hsu PD, et al：Cell, 157：1262-1278, 2014
4) Fairclough RJ, et al：Nat Rev Genet, 14：373-378, 2013
5) Muntoni F & Wood MJ：Nat Rev Drug Discov, 10：621-637, 2011
6) Long C, et al：Science, 351：400-403, 2016
7) Tabebordbar M, et al：Science, 351：407-411, 2016
8) Amoasii L, et al：Science, 362：86-91, 2018
9) Chapman JR, et al：Mol Cell, 47：497-510, 2012
10) Ishizu T, et al：Sci Rep, 7：9363, 2017
11) Platt RJ, et al：Cell, 159：440-455, 2014
12) Du CK, et al：Circ Res, 101：185-194, 2007
13) Ran FA, et al：Nature, 520：186-191, 2015
14) Yin H, et al：Nat Biotechnol, 34：328-333, 2016
15) Chu VT, et al：Nat Biotechnol, 33：543-548, 2015
16) Ma H, et al：Nature, 548：413-419, 2017
17) Ma N, et al：Circulation, 138：2666-2681, 2018
18) Suwa Y, et al：Int Heart J, 60：220-225, 2019
19) Nauli SM, et al：Nat Genet, 33：129-137, 2003
20) Pedrozo Z, et al：Circulation, 131：2131-2142, 2015
21) Masumura Y, et al：Sci Rep, 6：28592, 2016
22) Zetsche B, et al：Cell, 163：759-771, 2015
23) Nishida K, et al：Science, 353：pii: aaf8729, 2016
24) Villiger L, et al：Nat Med, 24：1519-1525, 2018
25) Wang D, et al：Nat Biotechnol, 36：839-842, 2018

＜著者プロフィール＞
肥後修一朗：1999年大阪大学医学部医学科卒業．大阪大学医学部附属病院での臨床研修，関西労災病院，神戸掖済会病院での実地臨床を経て，大学院へ進学した．生化学や高速シークエンサーを用いたオミクス解析を中心とした基礎研究と同時に，心筋梗塞患者を対象とした多施設共同臨床研究にも携わってきた．現在は学生教育，病院診療に携わりつつ，重症心不全克服のためのゲノム編集を中心とした基礎研究に取り組んでいる．

第4章　心疾患・心不全治療法開発への未解決問題

1. 心筋細胞由来の悪性腫瘍はなぜ少ないか

高島成二

心筋細胞は生後間もなく細胞分裂を停止し，新たな核分裂をほとんど起こさないことが知られている．また心筋細胞由来の悪性腫瘍の出現は非常に稀である．重症心不全の患者の病理心を見ると，どうして心臓は増殖できないのか悔やみたくなる．しかし同時に，増殖できないからこそ心臓悪性腫瘍はできないのだろうと漠然と考えている臨床家も多いのではないだろうか．本稿では，心筋細胞が細胞分裂せず，悪性腫瘍もできにくい理由を分子生物学的に考察した．これらの分子機構の解明は心不全やがんの治療につながる可能性があると思われる．

はじめに

　心筋細胞が形質転換していわゆる悪性腫瘍細胞とよばれる状態に移行する可能性は非常に稀である．それでは筋肉細胞が悪性腫瘍化しないかといわれれば，横紋筋肉腫とよばれる骨格筋前駆細胞由来の悪性腫瘍が存在する．さらに平滑筋は成人においても高分化型の肉腫を比較的多く発症する．つまり収縮する筋肉組織が悪性腫瘍化しないわけではない．しかし心筋原発肉腫の報告はきわめて少なく，転移性肉腫との見分けもつけにくい．それではどうして心筋原発肉腫はきわめて稀なのか．この総説では心筋肉腫が生じにくい理由を分子生物学的に考察する．

❶ 心臓におけるがん遺伝子の発現

　悪性腫瘍細胞に形質転換する細胞の分子メカニズムは比較的解明されつつある．初期のがん研究では多くの増殖シグナルカスケードにある因子群ががん遺伝子として同定された．例えば増殖因子の受容体およびその下流因子は，その変異により恒常活性化などされると細胞をがん化させることが知られている．EGFR，MAPキナーゼ系統のシグナル分子，Fos，Mycなどのがん遺伝子は初期のウイルス発がん研究から同定されたものであるが，一連の細胞増殖カスケードの構成因子であり，またすべて抗がん剤の治療標的となっている．さて心臓にも増殖因子であるEGFやFGFは比較的大量に存在し，初期発生過程の心筋細胞増殖や分化・肥大などに関係しているだけでなく，心筋が障害を受けたときの臓器修復において線維芽細胞の増殖をきた

[略語]
ATM：ataxia telangiectasia mutated protein
ATR：ataxia telangiectasia and Rad3-related protein
EGFR：epidermal growth factor receptor
FGF：fibroblast growth factor
HB-EGF：heparin binding EGF like growth factor
MAP：mitogen-activated protein

Why are myocardial cell-derived malignant tumors less?
Seiji Takashima：Department of Medical Biochemistry, Osaka University Graduate School of Medicine（大阪大学大学院医学系研究科医化学講座）

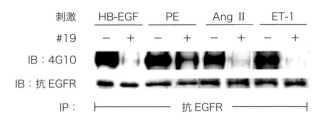

図　カテコラミン・アンジオテンシンによる心筋細胞におけるEGF受容体のトランスアクチベーション
心筋細胞にHB-EGFを加えるとEGFRのリン酸化が観察されるが（上段），フェニレフリン（PE）やアンジオテンシンⅡ（AngⅡ）の刺激によるリン酸化はHB-EGFの中和抗体により抑制される．PEやAngⅡが細胞膜にアンカーするHB-EGFを遊離させEGFRをリン酸化することを示す．文献2より引用．

す．またEGF受容体やFGF受容体からMAPキナーゼ系の分子など下流因子も心筋細胞で他の細胞と同程度に発現している．さらにEGFやFGFなどの増殖因子だけでなく強い強心作用を有するカテコラミンや心筋肥大を起こすアンジオテンシンの刺激によってもこの増殖カスケードは活性化され，Fos, Mycなどのがん遺伝子としても知られる転写因子の発現上昇が観察される．今では当然かと思われるこの心臓におけるFosやMycの発現上昇は，1980年にSimpson博士により発見された当初は驚きであった．その分子メカニズムは21世紀になってから解明された[1]．カテコラミンやアンジオテンシンによりメタロプロテアーゼが活性化され膜結合型HB-EGFが細胞外に遊離され，EGFR，MAPキナーゼ系を介してFosやMycの発現を上昇させる[2]（**図**）．カテコラミンにより心臓が肥大することが知られているが，このタンパク質合成を伴う反応ではMAPキナーゼ系の増殖シグナルが活性化されている．また増殖カスケードを阻害する薬剤等はカテコラミンによる心筋肥大を抑制する．一方FGFも心臓の細胞マトリクスに他の臓器と比べても大量に存在し，心筋がある程度のストレスを受けたときに大量に分泌されることが知られている．FGFの遊離に伴うFGFRへの結合刺激はEGFと同様MAPキナーゼ系を介するシグナルを活性化し，やはり転写因子であるFos, Mycの発現が誘導される．つまり，がんの無限増殖を引き起こすシグナルは心筋細胞においても十分動いている．それではFos, Mycのさらに下流のシグナルが異なるために心筋細胞はがん化しにくいのであろうか．これを検証するのが難しいのは，Fos, Mycの転写因子としての標的は非常に多く，他の細胞との比較がいまだ困難であるためである．おそらく心筋細胞においてはFos, Mycの発現が誘導されてもエピジェネティック※な抑制修飾がかかってどうしても発現上昇しない遺伝子が存在するのだと想像されているが，定かではない．そういった遺伝子の同定は心筋細胞が悪性化しにくいカギとなる分子となるのだろう．

一方で，マウスでの検証ではあるが心筋細胞核は他の細胞核と全く遜色なくクローン動物の作製に使用できる．すなわち心筋細胞核のDNAも受精卵の細胞質の刺激によって簡単に初期化されてしまう．iPS細胞が心筋細胞からつくられたという話はまだ聞かないが，おそらくiPS細胞作製時によく使用されていたMycは他の細胞核と同様の標的に心筋細胞核でもスニークインするのではないかと予測される．そのためMycやFosが大量に発現してもびくともしないエピジェネティックな変化が心筋細胞で起こっているのかは疑わしい．つまり心筋細胞核からのクローン作製成功の事実は，心筋細胞でも悪性腫瘍細胞化できることを強く示唆する．受精卵に移植されるときに核が受ける細胞質のシグナルで脱分化される細胞が絶対がん化しないとは言い切れないため，終末分化した心筋細胞でも悪性腫瘍細胞化する可能性はある．逆にがん化が絶対起こらないほどジェネティックなあるいはエピジェネティックな変化も起こっていないと予測される．その一方でMyc, Fosなどを心臓特異的プロモーター下で

> ※ **エピジェネティック**
> 遺伝子のDNAメチル化や結合するヒストンのアミノ酸修飾を指す．エピジェネティックな遺伝子修飾は，臓器によってその部位が異なっており，転写因子のアクセス等の違いにより臓器特異的な遺伝子発現制御を担っている．

強力に発現させて心筋をがん化あるいは不死化させようとする試みはことごとく失敗しているため，存在すると仮定されるエピジェネティックな変化は絶対に崩れないことはないが，かなり堅牢でないかと予測される．堅牢な変化がどういったものなのかはいまのところ不明である．

これらの事実は，Fos，Mycなどの刺激によって非常に動きにくい遺伝子群が心筋細胞にはあり，それが悪性腫瘍細胞化を阻止していることを示唆する．もっと面白い仮説としては，これらの転写因子により悪性腫瘍細胞化を阻止する特異的な遺伝子が心臓では発現するのかもしれない．今後のさらなる研究が待たれる．

2 心臓におけるがん抑制遺伝子の発現

がん遺伝子に変異等が起こり増殖シグナルがフィードバックを受けず常にオンになる状態は，がんの発症にとって非常に重要なステップである．ところが遺伝子工学の発展によりがん遺伝子のみの発現が可能になると，細胞は意外な一面を見せる．それは変異がん遺伝子の発現やがん遺伝子の過剰発現によって引き起こされる過剰な増殖圧力による細胞死の誘導である．細胞でも臓器でもそうであるが，変異RASなどを過剰発現させて増殖シグナルを常にオンにするとがんが発生する可能性は高まるが，同時に強力にアポトーシスが誘導される．この現象は2000年に入ってからプログラムされた細胞死＝アポトーシスと定義され，そのシグナルにかかわる分子も次々と同定された．強力な細胞増殖圧力による細胞死の誘導はどうして惹起されるのか．実はこの答えはまだ得られていないが，DNA複製を誘導する刺激が過剰になるとそれをDNAの複製エラーと認識してしまうのではないかと想像されている．そのためDNA障害に伴って活性化されることが知られるATMなどが増殖シグナルの異常な増加により活性化されて，p53の活性化からアポトーシスの誘導につながるようだ．このp53のがん発症における重要性は疑う余地はない．前述したRAS変異体の導入によってもがん細胞が全身にできるが，大きく増殖したり転移することは少ない．しかし個体および生体においてp53の発現を抑制した瞬間，RAS変異体を発現する多くの臓器でがんが急速に増大する．この現象は非常に顕著で，がんの発症におけるp53の重要性を思い知らされる．当然多くのがんで変異などによるp53の機能喪失や発現量の減少が観察される．まさにp53さえ無事であれば何とかがんの発症は抑えられるような印象を受ける．

増殖しない心臓でのp53の役割は何であろうか．すでに多くの報告があるがATM，ATRのシグナルにより心臓においてもp53のリン酸化が誘導され，p53分解ユビキチンリガーゼであるmdm2の分解が抑制され結果としてp53の量が増加する．心臓において増殖圧力をかけることは困難であるが，DNA障害を与えるドキソルビシンなどの刺激により誘導される．心臓で起こる虚血などの障害によっても酸素ラジカルなどがDNA障害の原因となりp53が活性化されアポトーシスが誘導されるという報告は多い．また誘導されるp53が臓器保護的に働くあるいは逆に働くという報告もされている[3]．さらに心臓ではATMでリン酸化される標的としてp32も知られており，心臓における細胞死誘導において特異的な役割を行っている可能性も示されている[4]．変異RASなどによりATMが活性化されp53を誘導する増殖圧力が働くかどうかの報告はほとんどないが，自験ではp53は心筋細胞においても増殖圧力により誘導される．そもそも増殖圧力がかかるかどうかが心臓細胞では不明であるが，事実活性化RASの発現でp53が誘導されるので，G0期にとどまっている細胞群でもRASなどのMAPキナーゼ系の活性化は増殖圧力として細胞に認識されているようだ．しかしp53がほかの細胞と比較してより活性化される可能性は低く，おそらく同程度に誘導される．そのため心臓が悪性化しない原因がp53が誘導されやすいためというのは考えにくい．また心臓で特異的にp53の変異が起きにくい可能性も低い．

それではp53により心臓で特異的に誘導される遺伝子群ががん化を抑制するのであろうか．この答えもいまだ得られていない．p53もMyc，Fosのように転写因子であるため，またもやここでブラックボックスに入ってしまう．p53のゲノム上での結合部位は無数にあり，心臓において特異的にp53で誘導される因子も誘導されない因子もまだ十分に検証されていない．ATMでリン酸化する因子もp53だけではないため，他にもこの分子機構にかかわるプレーヤーが存在する可

能性もある．しかし増殖圧力に拮抗する特異的なATM下流分子が心臓に存在することは否定できず，今後の研究が待たれる．

3 心筋細胞の非分裂性

　読者のなかには増殖しない細胞はがん化しないのが当たり前だと考える人も多いかもしれない．それでは心筋細胞はどうして生後間もなく分裂を中止するのか．そしてその分子メカニズムは解明されているのか．心臓の臨床家は，心臓原発の悪性腫瘍で悩まされることはほとんどない一方で，心筋梗塞や心筋炎で脱落した心筋組織は二度と機能を回復しないという困難を背負う．肝臓の臨床家は，悪性腫瘍の発生に悩まされるが，がんが発生した肝臓の半分以上を切除してしまっても，残った肝臓組織の細胞がどんどん増殖して血管も含めた複雑な臓器修復をいとも簡単になしてしまう．おそらく肝臓を養う肝動脈にも心臓を養う冠動脈と同様の動脈硬化性病変をきたしていると思われるが，肝臓梗塞が肝不全につながるというケースはめったに存在しない．肝臓も心臓も非常に分化の進んだ高次構造を有する臓器であるにもかかわらず，心臓はどうしてその増殖能を失う道を選択したのか．

　一方で神経細胞が増殖しない理由は理解できるような気がする．脳の高次構造は心臓とは比較にならない．記憶の刷り込みが細胞一個一個のネットワーク構築と核内のエピジェネティックなDNA変化としたら，細胞のネットワークがくずれ単にコピーされるだけのエピジェネティックな変化をきたす細胞増殖は神経の高次構造にとって非常に不利である．しかし心臓における高次構造はそこまで複雑であろうか．増殖によりどんな不利益が生じるであろうか．心臓は増殖して修復される肝臓，腎臓，消化管と比べても特別高次構造をもっているとも思えない．加えて消化管や肺・肝臓のように体外の毒物やバクテリアなどに曝露されることも少なく，DNA障害の頻度も特段多くない印象を受ける．そのためDNA修復エラーが増殖される可能性も少なく，落ち着いてDNAを複製できる環境にあるのではないか．しかし，心臓が増殖することがきわめて不都合な理由は必ず存在する．だから神経細胞と同様に生後間もなく全く増殖しなくなる．というより長い進化の過程で心臓が増殖しなくなったがためにその生体は淘汰され生き残ることができた．心臓が増殖するために生体に生じた不都合とは何だろう．神経ほどではないが，心筋細胞は電気的につながっているため，細胞分裂の際に生じる電気的不都合が生存を脅かすのであろうか．しかし一部の細胞で瞬間的に生じる電気的不都合がそこまで生存を脅かすとは思えない．刺激伝導系も1本の線維でできているわけではなく，一部の細胞分裂による不利益は大きくない．同様の理由で分裂に伴う一時的な筋肉構造の消失や微小管の局在変化も心筋細胞生存や心機能にそこまで不都合とは思えない．事実，心不全死以外の死因で死亡した高齢者の剖検心では線維化による心筋細胞の置換が多くの部位にみられるが，生命を脅かすほどの致命的臓器不全には至らない．むしろ脱落した心筋細胞の部位で周囲の心筋細胞が分裂して修復してくれれば電気的にも力学的にも有利だろうと思うことが多い．これらの理由を押してまで心筋細胞は分裂しない方が個体の生存には有利だったのである．

　分化と進化に伴う遺伝子のエピジェネティックな変化にはDNAの塩基配列に基づくホットスポットがあると考えられるが，種を超えた遺伝子解析ではほぼランダムに遺伝子変異は生じ，それに加えてよりエピジェネティックな変化が多彩に起こると考えられる．上記した転写因子の作用の違いによるであろう心筋細胞の非増殖性は，進化の過程で偶然獲得されていったと考えられる．そうして数億年の間に淘汰された心筋細胞の非分裂性という特性はそれを崩すことが許されないほど生体の生存に重要であったに違いない．そしてその堅牢性はFos，Myc，p53などの転写因子に対する反応性の違いとして細胞に残っているのではないだろうか．筆者が心臓での心筋細胞再生医療が現実化しないと思っている理由もこの点で，心筋細胞が増殖することはその機能に致命的な障害を与える可能性が高い．しかし，この分子メカニズムを探索することは全く新しい心不全の治療法につながると信じている．ぜひ解明されることを願ってやまない．

おわりに

　心筋細胞が分裂しないことと，心筋細胞ががん化し

ないことは同義ではない．しかし両者ともに，進化の過程で心臓に関連する遺伝子に生じた変異とそれに伴うエピジェネティックな変化が起こった結果と思われる．その因子を同定することは心臓という臓器の成り立ちを考えるうえで重要であり，そこにかかわるタンパク質群の機能破たんで生じる心臓疾患も多いと考えられ，十分治療を考える際の対象となると考える．またがんが発生しない心臓は，実はがんの成因究明や治療の開発，細胞増殖メカニズムを解明する研究対象としても非常に重要な臓器であると考えている．心臓においてかたくなにその悪性腫瘍化を拒んでいる因子は何なのか．まだ答えは得られていない．

文献

1) Starksen NF, et al：Proc Natl Acad Sci U S A, 83：8348-8350, 1986
2) Asakura M, et al：Nat Med, 8：35-40, 2002
3) Sano M, et al：Nature, 446：444-448, 2007
4) Kato H, et al：Biochem Biophys Res Commun, 366：885-891, 2008

<著者プロフィール>
高島成二：心筋細胞の分子メカニズムからがん研究につながらないかを模索していたが，なかなかその道に進めない．若い研究者にぜひチャレンジしてほしい．

第4章 心疾患・心不全治療法開発への未解決問題

2. 心筋はなぜ動き続けられるのか
―虚血に対する適応の観点から

三浦哲嗣

> 虚血性心疾患以外による心不全においても冠血流予備能減少による虚血が病態の進行に寄与している可能性がある．心筋収縮は血流量と密接に関連しているが，一過性の虚血の反復や慢性的な虚血は，血流量に比べてより高度の収縮機能低下をもたらす．この収縮低下には心筋エネルギー代謝の適応が伴っており，細胞保護シグナルが起動されている．一方，糖尿病や慢性腎臓病などの病態は，細胞保護機構を障害して傷害への受攻性を亢進させる．重症心不全での心筋細胞死にはネクロプトーシスを含め複数の機序が関与しており，虚血，細胞保護シグナル障害，オートファジーとの関連が解明されつつある．

はじめに

骨格筋は一定以上の運動によって疲労し，動き続けられなくなる．骨格筋の疲労には，筋原線維のCa^{2+}感受性の低下，筋小胞体のCa^{2+}取り込みならびにCa^{2+}放出の抑制が関与し，これらの変化は無機リン酸の蓄積やpH低下，ADPの蓄積，活性酸素の産生亢進によって引き起こされる[1)2)]．一方，心筋は生理的な運動では「疲労」を示さない．しかし，骨格筋疲労の機序は，虚血による心筋の収縮機能障害や細胞死の機序と重複が多い．また，心筋虚血は虚血性心疾患だけでなく，心筋症による慢性心不全の病態にも関与していることが近年示唆されている[3)4)]．本稿では，心筋が虚血に適応して「動き続け」あるいは虚血の解除まで生命を温存させる機構について，現在の理解と課題について概説する．

1 冠血流予備能低下による心筋虚血と心不全

心筋酸素消費量の変化に対応した冠動脈血流量の調節は，小動脈と細動脈の収縮・拡張で行われており，

【略語】
CFR：coronary flow reserve（冠動脈血流予備能）
GSK-3β：glycogen synthase kinase-3β（グリコーゲン合成酵素キナーゼ3β）
mPTP：mitochondrial permeability transition pore（ミトコンドリア透過性遷移孔）
PP2A：protein phosphatase 2A（タンパク質脱リン酸化酵素2A）
TNF-α：tumor necrotic factor-α（腫瘍壊死因子α）
VDAC：voltage dependent anion channel（電位依存性アニオンチャネル）
zVAD：Z-Val-Ala-Asp (OMe) –CH$_2$F

How does myocardium preserve contractile function and viability under stress? – Analysis of its adaptation to ischemia
Tetsuji Miura：Department of Cardiovascular, Renal and Metabolic Medicine, Sapporo Medical University School of Medicine（札幌医科大学医学部循環器・腎臓・代謝内分泌内科学講座）

安静時に0.7〜1.0 mL/分/gである左室心筋血流量は，冠微小血管の拡張によって4〜5倍にまで増加する．この最大血流量と安静時血流量の差を冠動脈血流予備能（CFR）とよぶ．冠動脈狭窄だけでなく，動脈硬化の危険因子による微小血管障害はCFRを減少させる．拡張型心筋症や肥大型心筋症においてもCFRは正常対照の60〜80％と低下しており，その機序には毛細血管密度の減少や，左室拡張末期圧の上昇が含まれる．非虚血性心不全についてもCFR減少は不良な生命予後と関連している[3)4)]．こうした知見から，冠動脈狭窄による虚血性心不全のみならず非虚血性心不全の進行にもCFR減少による心筋虚血が関与している可能性が高い．しかし，その関与の大きさについては微小血管障害によるCFR減少の改善方法がない現時点では評価ができていない．

2 虚血による心筋の障害と適応

1）一過性の心筋虚血による心筋収縮障害：myocardial stunning

心筋を不可逆的障害を起こさない程度の短時間虚血に曝露すると，虚血解除後も収縮障害が遷延する現象をmyocardial stunningという．myocardial stunningは，狭心症発作後，開心術後，移植心などの心筋収縮障害に寄与していると考えられている．myocardial stunningの機序は，ラットなどの齧歯類とブタなどの大動物では大きく異なっており，前者ではトロポニンの部分分解による筋原線維のCa^{2+}感受性低下が主な機序であるのに対し，後者では筋原線維のCa^{2+}感受性には変化なく，L型カルシウムチャネル電流の減少とホスホランバン脱リン酸化による筋小胞体のCa^{2+}取り込み低下が関与している[5)6)]．この機序の動物種差は，心筋細胞の生理的なCa^{2+} handlingの種差と関連している可能性が高い．

myocardial stunningの反復によって心筋収縮障害の回復はさらに遅延するが，この条件ではオートファジーの亢進が起こり，機能回復後にはオートファジー制御タンパク質のレベルは正常化することが報告されている[6)7)]．虚血再灌流障害後の心筋梗塞がオートファジー阻害によって拡大することなどを考え合わせると，myocardial stunningに伴うオートファジー亢進は細胞保護的な適応と考えられる[8)]．

2）虚血に対する心筋収縮の適応：hibernating myocardium

hibernating myocardiumは，狭窄冠動脈の血行再建によってその支配領域の壁運動障害が回復するという臨床での観察について名付けられた用語である．急性虚血がその程度に応じて局所壁運動を低下させることはperfusion-contraction matchingとして多くの実験モデルで確認されており，心筋のATP自由エネルギーレベルと局所壁運動には強い逆相関が認められている[9)]．一方，慢性的な虚血によるhibernating myocardiumの動物モデルでは，心筋血流量減少による収縮障害の程度は急性期に比べて大きく，perfusion-contraction matching以外の機序の存在が示唆されている[10)]．実際の冠動脈疾患患者の局所壁運動障害には，perfusion-contraction matchingだけでなく冠動脈狭窄の重症度や虚血時間の長さに応じてmyocardial stunningが種々の程度に組合わさっていると理解される．

慢性的な高度冠動脈狭窄によって誘導したin situのhibernating myocardiumからの心筋サンプルでは，ATPは減少しているがクレアチンリン酸レベルやATP/ADP比は正常に維持されている[11)]．一方，単離心筋細胞のCa^{2+}感受性には変化ないものの収縮力が低下しており，その収縮力低下は総タンパク質レベルの低下と関連していた[12)]．電子顕微鏡では筋原線維の減少，オートファゴソームの増加，ネクローシスの形態を示す細胞死が観察されている[12)13)]（**図1**）．これらの変化は，収縮に消費されるATPを減少させて生存に必要なATPを確保するという心筋細胞の適応を反映していると考えることができる．

3）心筋細胞に内在する保護機構

ⅰ）虚血プレコンディショニング（ischemic preconditioning：IPC）

短時間虚血への曝露によって心筋は虚血再灌流障害への耐性を獲得し，その後の虚血による細胞死や不整脈が抑制される現象は，虚血プレコンディショニング（ischemic preconditioning：IPC）とよばれている．IPCによる心筋保護は，Gタンパク質連関受容体や細胞表面の受容体チロシンキナーゼの活性化によって，再灌流時に応答する細胞保護シグナルの増強と細胞保

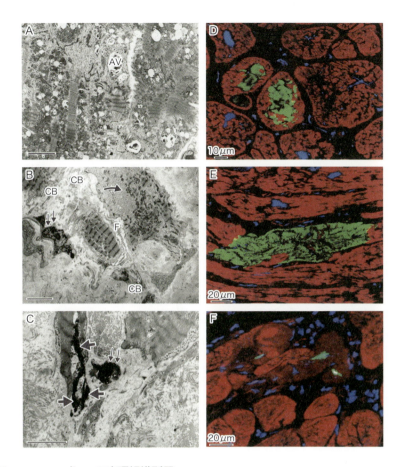

図1 hibernating myocardium の病理組織所見
冠動脈バイパス術の際に採取した臨床例からの hibernating myocardium の電子顕微鏡所見（A～C）と免疫染色所見（D～F）．A）多くのオートファゴソームと細胞変性．AV：autophagic vacuole．B）筋原線維の減少（太矢印），間質スペースの拡大とマクロファージ（細矢印）．CB：cellular debris．C）アポトーシス小体（細矢印）と核の分解像（太矢印）．D, E）心筋細胞のアクチンをファロイジン（赤），核をTOTO（青）で染色．D：ユビキチン化タンパク質（緑）の蓄積，E：補体C9の蓄積（緑）で示されたネクローシス．F）TUNEL染色（緑）で示されたアポトーシス．文献13より引用．

護効果器の修飾が起こることが主要な機序となっている（**図2**）[14)15)]．IPCに起動される細胞保護シグナルの標的としてミトコンドリア透過性遷移孔（mPTP）[※1]の開口とカルパイン（calpain）活性化が重要である．再灌流に誘導されるmPTPの不可逆的な開口はミトコンドリアの呼吸機能の廃絶，カルパイン活性化は

> **※1　ミトコンドリア透過性遷移孔**
> ミトコンドリア内膜に存在し生理的には閉じているチャネルで，開口によって1,500 Da以下の分子を非特異的に通過させる．F1F0-ATPaseの二量体がチャネル部分を形成し，アデニンヌクレオチド輸送体，VDAC，シクロフィリンDを制御サブユニットとする複合体と考えられている．

Na^+-K^+ ATPase分解を介した細胞内イオンホメオスタシスの阻害と細胞骨格タンパク質分解による細胞膜脆弱性を亢進させ，細胞死を誘導する．

ⅱ）mPTP開口制御と細胞死

Ca^{2+}過負荷や活性酸素がmPTPの開口刺激となるが，開口閾値はATPの減少や無機リン酸の蓄積などにより低下し，pHの低下は閾値を上昇させる[15)17)]．*in vivo*の心筋におけるmPTP開口を2-デオキシグルコースのミトコンドリア流入量を指標として観察したHalestrapらの検討では，mPTPが再灌流直後から数分の間に開口することが示されている．mPTPの開口閾値は複数の細胞内シグナルに制御されているが，主な制

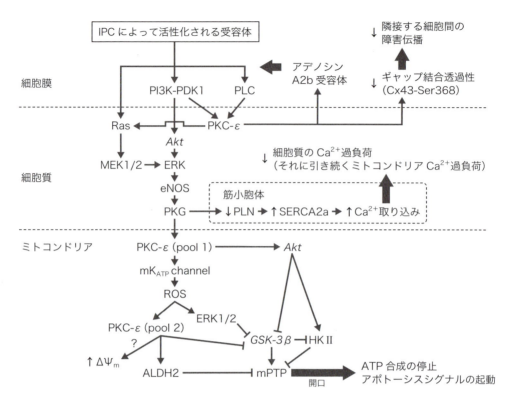

図2　虚血プレコンディショニングによる心筋保護の主要なシグナル経路
　虚血プレコンディショニング（IPC）では，短時間の一過性虚血によってアデノシン受容体，ブラジキニン受容体，オピオイド受容体，HB-EGF受容体などの受容体が活性化し，経路の重複した複数のシグナル伝達が起動される．PKC-εの活性化はアデノシンA2b受容体をリン酸化してそのアデノシン感受性を亢進させることにより，虚血プレコンディショニングに引き続く虚血再灌流時の保護シグナルを増強させる．mPTP開口閾値の上昇のほかに，細胞内Ca^{2+}過負荷の抑制によるカルパイン活性化の抑制，ギャップ結合タンパク質リン酸化によるギャップ結合を介した細胞間傷害伝播の抑制といった複数の機序で心筋細胞保護が達成される．Cx43：コネキシン43，HKⅡ：ヘキソキナーゼⅡ，mK_{ATP} channel：ミトコンドリア ATP 感受性K^+チャネル，PLN：ホスホランバン，ΔΨm：ミトコンドリア膜電位．文献16より引用．

御分子としてGSK-3βがある[15]．GSK-3βは恒常活性型の多機能性キナーゼであり30以上のタンパク質を基質とする[18]．その機能は，リン酸化，細胞内小器官への移行，足場タンパク質との結合，他のタンパク質キナーゼ（priming kinases）による基質のリン酸化，といった複数の制御を受けている．心筋細胞のGSK-3βは主に細胞質に存在するが，虚血再灌流後にミトコンドリアへ移行してmPTP複合体と結合し，その活性型GSK-3βのタンパク質レベルはmPTP開口閾値と有意な逆相関を示す[15]．

　GSK-3βのミトコンドリア移行がmPTP制御に重要であることから，その移行機序の解析を行った．その結果，酸化ストレスによってGSK-3βとミトコンドリア外膜タンパク質VDACのアイソフォームの1つであるVDAC2がGSK-3β活性依存的に結合すること，GSK-3β分子N末端のミトコンドリア移行シグナル類似のアミノ酸配列が重要であることが示された[19]．VDAC2タンパク質発現を抑制すると，酸化ストレスによるGSK-3βのミトコンドリア移行，mPTPの開口，活性酸素産生の亢進，細胞死のいずれもが有意に抑制された（**図3**）．また，GSK-3β分子N末端のアミノ酸配列の変異（GSK-3β-R6A，GSK-3β-K15A）によってGSK-3βのミトコンドリア移行が有意に抑制された．恒常活性型キナーゼとして機能しているGSK-3βを慢性的に阻害することには有害事象のリスクが高く，細胞死の抑制にはmPTP制御にかかわる

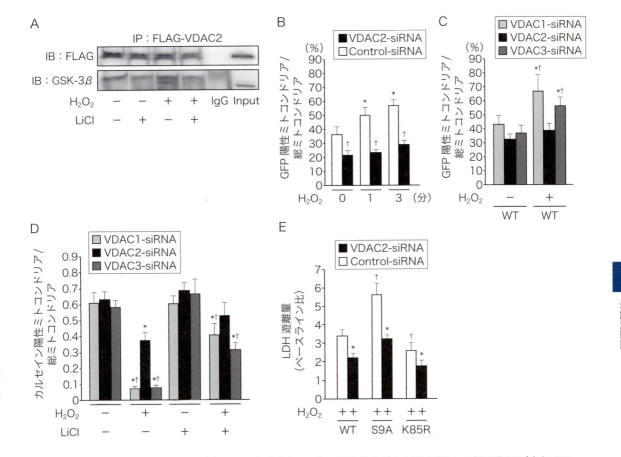

図3　GSK-3βのミトコンドリア移行とmPTP制御にはその活性依存的なVDAC2との相互作用が寄与する
A）H_2O_2処理によってH9c2細胞のGSK-3βはVDAC2との結合が増加し，このタンパク質相互作用はGSK-3β阻害薬であるLiClで抑制された．B）GFPで標識したGSK-3βとミトコンドリアの共局在のH_2O_2処理後3分間の経過．GSK-3βのミトコンドリア移行はVDAC2の発現抑制によって有意に阻害された．C）VDAC1やVDAC3の発現抑制は，H_2O_2処理後のGSK-3βのミトコンドリア移行に影響を与えなかった．D）カルセインを用いたmPTP開口の評価．H_2O_2で誘導したmPTP開口は，VDAC2の発現抑制によって有意に阻害されたが，VDAC1やVDAC3の発現抑制はmPTP開口に影響を与えなかった．LiClによるGSK-3β活性抑制は，各VDACアイソフォームの発現抑制の有無にかかわらずmPTP開口を阻害した．E）H_2O_2による細胞死はVDAC2の発現抑制によって有意に減少し，Ser9リン酸化による抑制を受けないGSK-3β（S9A）発現細胞や活性低下型GSK-3β（K85R）発現細胞でも，VDAC2の発現抑制の細胞保護効果が認められた．文献8より引用．

GSK-3βを選択的に制御する薬剤が望ましい．その開発には，今後，GSK-3βとVDAC2の結合部位の同定と，その部位とミトコンドリア移行に寄与するN末端ドメインとの機能関連を解明することが必要と思われる．

ⅲ）細胞保護のシグナル伝達系とmPTP

IPCやIPC mimeticによる心筋細胞保護では，**図2**に示すように複数の細胞保護シグナル経路が共通してGSK-3β-Ser9をリン酸化し，その活性を抑制する．また，in situの心筋では，mPTPが開口する再灌流直後の時点のSer9リン酸化レベルが2時間後の心筋梗塞サイズとは有意に逆相関し，また再灌流直前のGSK-3β阻害薬投与によって心筋梗塞サイズが縮小する[15]．こうした実験成績からも，GSK-3βはIPCやそのmimeticsが起動する細胞保護シグナルの主要な標的分子と考えられる．

しかし，ミトコンドリア内の保護シグナル系の局在とそれらのミトコンドリア外からのシグナルによる変化については十分に解明されていない．この点について最近われわれの検討した結果では，Akt, ERK,

PKC-ε，GSK-3βのミトコンドリア外膜，内膜，マトリクスそれぞれの分画での局在には特徴があり，ミトコンドリア内のシグナル伝達にもクロストークが存在すること，また脱リン酸化タンパク質のミトコンドリア移行も細胞保護シグナル制御に関与することが示されている（未発表）．

　mPTPの開口抑制が細胞死抑制をもたらすことは，前述の知見を含めて多くの成績から支持されている．一方，開口したmPTPの閉鎖と心筋保護についてはほとんど検討がなされていなかった．しかし，個々の心筋細胞には非常に多くのミトコンドリアが存在すること，mPTPの開口様式にはコンダクタンスの大きいチャネルの不可逆的な開口（high conductance mode）とコンダクタンスの小さい可逆性の開口（low conductance mode）があること，心筋細胞におけるCa^{2+}過負荷や低酸素のレベルは必ずしも均一ではないことを考慮すると，ミトコンドリアのうちlow conductance modeのmPTP開口から再閉鎖へ向かうものの割合が大きい心筋細胞は細胞死を免れる可能性が高いと考えられる．そこで，培養細胞のmPTP開口をミトコンドリア膜電位あるいはミトコンドリアに取り込ませたカルセインで評価して検討したところ，酸化ストレスによって開口したmPTPの再閉鎖は，あらかじめミトコンドリアATP感受性K^+チャネルを活性化することによって有意に促進され，細胞死も減少した．そのmPTPの再閉鎖促進の機序には，GSK-3βの不活化によってミトコンドリアでの活性酸素産生が抑制されることが重要であることが示唆された[20]．したがって，IPCによる細胞保護には，mPTPの開口閾値の上昇と同時にmPTP再閉鎖の促進が関与すると考えられる．

4）心筋保護シグナルを障害する病態

　心血管疾患の危険因子となる種々の病態は，心筋細胞の収縮拡張機能や肥大だけでなく細胞保護シグナルに大きな影響を与える．2型糖尿病や慢性腎不全は，虚血再灌流障害に対する感受性を高めて梗塞サイズを拡大させ，IPCやそのmimeticsの心筋梗塞縮小効果を消失させる[21]～[24]．2型糖尿病による心筋梗塞サイズ拡大には複数の機序が関与するが，シグナル伝達に関してはGSK-3βのミトコンドリア移行の増加によるmPTP開口閾値の低下とERK-GSK-3βシグナルの途絶が関与する[21]．慢性腎不全による心筋梗塞サイズ拡大には，再灌流時に活性化して細胞を保護するAktが抑制されていることが関与している．そのAkt抑制機構は非常にユニークであり，PP2A-B55αサブユニットタンパク質の発現低下によってその標的であるAkt-Thr308リン酸化が亢進する結果，Akt-Ser473の上流シグナルによるリン酸化応答が抑制され，全体的なAkt活性としては抑制されるというものである[24]．慢性腎不全がPP2A-B55αサブユニットタンパク質レベルを減少させる機序が課題として残されている．

　動脈硬化の危険因子の違いによって細胞保護シグナルネットワークの異なる部分が障害されるということは，危険因子の重複によって心筋保護薬による治療がより困難となることを示唆する．このことが，最近の大規模臨床試験（CIRCUS trial, ERRICA trial）では動物実験において心筋保護効果が確認されているシクロスポリンAや遠隔プレコンディショニング（remote preconditioning）の効果が確認できなかったことの一因として考えられる．

3 重症心不全に伴う心筋細胞死：ネクロプトーシスの関与？

　前述のように非虚血性心不全でもCFRは減少しており，慢性心不全患者の生活活動のなかで心筋虚血を誘発している可能性が高い．細胞死の形態解析からも，虚血による細胞死の関与が示唆されている．Kostinら[25]が，拡張型心筋症による末期重症心不全臨床例の左室心筋を免疫染色と電子顕微鏡を用いて解析した結果では，心筋細胞の変化がhibernating myocardium（図1）と類似しており，アポトーシス心筋細胞に比べネクローシスの形態（補体C9に対する抗体で免疫染色され，電子顕微鏡で核の電子密度低下とクロマチンの凝集，ミトコンドリア傷害，細胞膜障害がみられる）を呈する心筋細胞が約30倍多かったと報告している．しかし，そのネクローシスの形態を呈した心筋細胞の細胞死がネクローシスであるのかについては再検討の必要がある．細胞死は，基本的には細胞内シグナル伝達によって制御される細胞死（regulated cell death：RCD）と，そのような制御なく起こる細胞死（毒物や機械的要因などが原因となるaccidental cell death：ACD）に分類される．虚血再灌流障害による心筋細胞

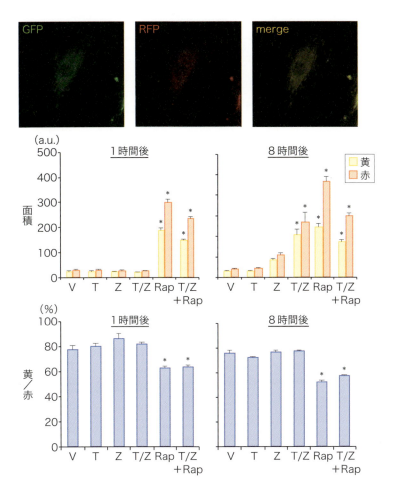

図4　ネクロプトーシスシグナルの活性化によるオートファジーの阻害
H9c2細胞にRFP-GFP-LC3融合タンパク質を発現させてオートファジーフラックスを評価した．TNF-αとzVADの併用（T/Z）によるネクロプトーシスシグナルの活性化の8時間後にはオートファゴソーム（黄色）が増加したが，オートファゴソーム（黄色）／オートリソソーム（赤）比は，ラパマイシン（Rap）処理のように低下しておらず，主にオートファゴソーム蓄積の反映であることが示された．TNF-α＋zVAD処理にラパマイシンを追加することによりオートファジーフラックスは増加し，図には示していないが細胞死が有意に減少した．V：vehicle，T：TNF-α，Z：zVAD．文献28より引用．

死の大部分はACDであるネクローシスによるといった従来の考えは，RCDの機序の多様性の解明とともに見直す必要がある．特に，形態学的にはネクローシスと同様でありながらRCDであるネクロプトーシス（necroptosis）[※2][26)]の心疾患での役割はほとんど解明されていない．

慢性心不全例の左室心筋ではカスパーゼ8遺伝子発現レベルが不変ないし軽度低下と報告されているが，タンパク質レベルは有意に低下していたとの最近の報告がある[27)]．これらの知見を，心不全の進行にDAMPsによる炎症が関与することを示す実験成績とも考え合わせると，末期心不全でネクローシスと報告されてい

> **※2　ネクロプトーシス**
> ネクローシスと同様の形態をとるRIP3活性化を介したプログラム細胞死．TNF-α受容体やToll様受容体の活性化が誘引となり，RIP1，FADD，カスパーゼ8を含む複合体が形成され，このカスパーゼの活性が抑制されている条件でRIP1-RIP3結合が誘導される結果，MLKLの細胞膜移行を介した細胞膜障害によって細胞死が誘導される（**図5**）．カスパーゼ8活性が抑制されない条件では，RIP1とRIP3は切断されてアポトーシスが誘導される．

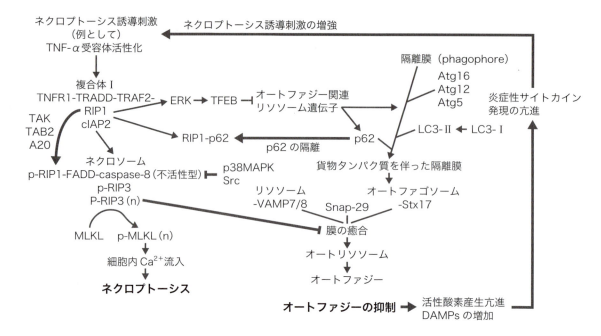

図5 心筋細胞のネクロプトーシスとオートファジーの関連についての作業仮説
ネクロプトーシスシグナルの活性化によって，RIP1-p62結合が増加する一方，LC3-II-p62結合は減少した．また，オートファゴソームの増加にかかわらずオートファゴソームとリソソームの融合は促進しないことが観察されている．文献28の結果をもとに作成．

た心筋細胞死の少なくとも一部はネクロプトーシスであるという可能性が考えられる．

われわれの検討では，心筋細胞のネクロプトーシスではネクローシスとは異なりmPTP開口は重要な機序ではなく，GSK-3β活性阻害も心筋保護に無効であった[28]．さらに，心筋細胞のネクロプトーシス誘導シグナルを起動させると，Akt, p70s6K, AMPK, ULK1のリン酸化の変化を伴わずにLC3-p62結合の抑制とオートファゴソームの蓄積がみられ（**図4**），一方，オートファジーをあらかじめ亢進させることによりネクロプトーシスによる細胞死を一部抑制できることが観察された[28]．これらの成績は，ネクロプトーシスの機序の一部として，オートファジー障害が関与していることを示すとともに，オートファジーは，心筋細胞のネクロプトーシス抑制機構としても重要であることを示している（**図5**）．重症心不全例の左室心筋では，アポトーシスやネクローシスの形態を呈した心筋細胞よりも多くの心筋細胞でユビキチン化タンパク質の蓄積が観察されており[25]，心筋細胞死とプロテアソームを介したタンパク質分解やオートファジーが心不全の病態

で関連していることを示唆している．オートファジーとプログラム細胞死とのクロストークについては種々の細胞で知見が蓄積されつつあり，この観点からの心不全の病態の解明から，新たな治療法の手がかりが得られる可能性がある．

おわりに

心筋の虚血や再灌流による障害とそれらに対する適応機構についての研究は，主に狭心症や急性心筋梗塞の動物モデルを用いて解明されてきた．一方，慢性心不全の病態における心筋虚血の関与や心筋細胞の適応については，未解決の課題が多い．慢性心不全の動物モデルが複数あるが，いずれの場合も*in situ*の心筋での微小血管障害と細胞死を精密に定量する方法がないことが研究の大きな障害となっている．心筋保護機構の枠組みも，オートファジーや小胞体ストレスとネクロプトーシスを含めたプログラム細胞死とのクロストークを視野に入れて再検討する必要がある．また，心筋保護の機序として，傷害因子への抵抗性だけでなく，

傷害からの回復の機序についての解析も重要な課題であるように思う．

文献

1) Hostrup M & Bangsbo J：J Physiol, 595：2897-2913, 2017
2) Powers SK & Jackson MJ：Physiol Rev, 88：1243-1276, 2008
3) Neglia D, et al：Circulation, 105：186-193, 2002
4) Majmudar MD, et al：Eur Heart J Cardiovasc Imaging, 16：900-909, 2015
5) Bolli R & Marbán E：Physiol Rev, 79：609-634, 1999
6) Depre C & Vatner SF：Heart Fail Rev, 12：307-317, 2007
7) Yan L, et al：Proc Natl Acad Sci U S A, 102：13807-13812, 2005
8) Sciarretta S, et al：Annu Rev Physiol, 80：1-26, 2018
9) Martin C, et al：Cardiovasc Res, 39：318-326, 1998
10) Canty JM Jr & Suzuki G：J Mol Cell Cardiol, 52：822-831, 2012
11) Hu Q, et al：Am J Physiol Heart Circ Physiol, 297：H223-H232, 2009
12) Bito V, et al：Circ Res, 100：229-237, 2007
13) Elsässer A, et al：J Am Coll Cardiol, 43：2191-2199, 2004
14) Hausenloy DJ, et al：Basic Res Cardiol, 111：70, 2016
15) Miura T & Tanno M：Cardiovasc Res, 94：181-189, 2012
16) Miura T：J Mol Cell Cardiol, 69：1-3, 2014
17) Hurst S, et al：J Bioenerg Biomembr, 49：27-47, 2017
18) Lal H, et al：Circ Res, 116：138-149, 2015
19) Tanno M, et al：J Biol Chem, 289：29285-29296, 2014
20) Sunaga D, et al：PLoS One, 9：e112529, 2014
21) Miki T, et al：Diabetes, 58：2863-2872, 2009
22) Hotta H, et al：Circ Res, 106：129-132, 2010
23) Itoh T, et al：J Mol Cell Cardiol, 53：870-879, 2012
24) Tobisawa T, et al：Basic Res Cardiol, 112：31, 2017
25) Kostin S, et al：Circ Res, 92：715-724, 2003
26) Galluzzi L, et al：Annu Rev Pathol, 12：103-130, 2017
27) Szobi A, et al：J Transl Med, 15：86, 2017
28) Ogasawara M, et al：J Mol Cell Cardiol, 108：203-213, 2017

＜著者プロフィール＞
三浦哲嗣：1980年札幌医科大学医学部卒業，'84～'86年南アラバマ大学医学部生理学教室へ留学しJames M. Downey教授の下で冠動脈循環と心筋虚血について研究，帰国後は虚血プレコンディショニングの機序，細胞保護シグナルによるミトコンドリア制御，糖尿病性心筋症を研究している．最近は，心疾患の病態における心筋細胞のネクロプトーシスの役割に興味をもっている．

第4章 心疾患・心不全治療法開発への未解決問題

3. 左室心筋と右室心筋は何が違うのか

八代健太

> 現在の右心不全の治療戦略は残念ながら成功しているとは言い難い．心不全を考える際に，当然，右心室と左心室の間の解剖学的・生理的な違いを知らねばならないが，分子生物学的にも違いがあることが徐々に解き明かされてきた．一方で，近年，右心室と左心室の心筋は発生学的に起源が異なることが明らかとなり，起源の違いにもとづく本質的な差の存在も示唆される．本稿では，右心室と左心室の差異について考察し，右心室と左心室の心筋が本質的に同じものとして治療を考えることが正しい行為なのか，議論し問題提起したい．

はじめに

臨床的経験から，右心室と左心室が異なった反応を示すことを多くの臨床家が肌で感じておられるであろう．右心室と左心室は，それぞれの解剖学的構造と，肺循環と体循環をそれぞれが担うという生理的に異なる機能に依存し，全く異なった力学的負荷にさらされている．右心室と左心室を構成する心筋が有する質的な差は，多くの部分がこのような解剖学的構造と環境的・後天的要因にて生じた差であると解釈するのは容易い．しかしながら，右心室と左心室の心筋は元から本質的に同じものなのだろうか？ 実は，発生生物学的には右心室と左心室は起源を異とし，系統発生学的にも異なった成り立ちであることが近年明らかとなった[1]〜[3]．このような発生学的な視点に立ったとき，次のような疑問が浮かぶ．成体の左右心室の心筋に観察される質的な差のなかに，後天的にでき上がったものではない本質的な固有の要素はないのか？ 右心不全の治療戦略は，左心室の心筋の性質を根拠にしたアプローチでよいのか？ このような素朴な疑問から本稿が企画された．左右の心室間における相互作用を考慮すると，左右それぞれの心室を完全に切り離して考えることは臨床的な実際にそぐわないが，ここではあえて左心室と右心室の相違について解剖学的，生理学的，そして発生学的な視点から考察し，今後私たちが課題とすべき科学的疑問点を抽出してみたい．

1 左心室と右心室の解剖学的・生理学的相違点

左心室と右心室には，まずはマクロ解剖学的な相違が存在する．左心室は，全体として楕円体状・弾丸状の形態をしており，厚い心室壁をもつ．心室腔内にあ

[略語]
E：embryonic day
FHF：first heart field
SHF：second heart field

Do cardiomyocytes of the right ventricle differ from those of the left ventricle in nature?
Kenta Yashiro：Division of Anatomy and Developmental Biology in Department of Anatomy, Kyoto Prefectural University of Medicine（京都府立医科大学解剖学・生体機能形態科学部門）

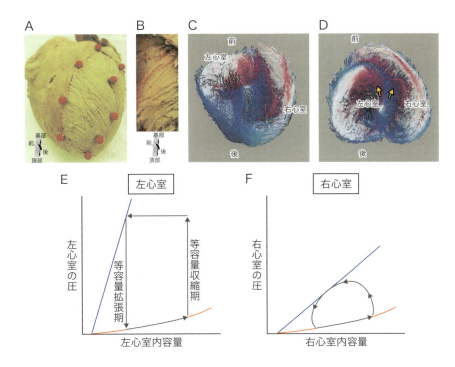

図1 心臓における心筋線維の配向と圧容量曲線
A) 固定した成体ブタの心臓で，心外膜直下の心筋線維の方向を剖出してある．筋線維は左巻きらせん方向である．
B) 固定した成体ブタの心臓で，心内膜近傍の心筋線維の方向を剖出．右巻きらせん方向である．A：前，B：後ろ．
C, D) 成体ブタ心臓の拡散テンソル核磁気共鳴画像（MRI）．拡散テンソルMRIは，連続する線維構造を可視化できる．心内膜近傍の右巻きらせんは紫色に，心外膜直下の右巻きらせんは青色に着色されている．E) 左心室の圧容量曲線．等容量収縮期・拡張期があるのが特徴で，四角い形をしている．青色の直線は心室の収縮能を反映し，赤い曲線は拡張能を反映する．F) 右心室の圧容量曲線．等容量収縮期・拡張期がなく，台形に近い形になる．A〜Dは文献4より引用．

る肉柱は幅が狭くて数が多く，密集している．一方，右心室自由壁は，心室中隔の表面を「覆う」ような形で存在し，長軸面（矢状断）で右心室は三角に近い形をしており，短軸面（水平断）では三日月型の凹な形状をしている．心室壁も左心室と比べると薄い．心室内腔の外観は，パッと見た印象では左心室よりも一つひとつの肉柱の幅が大きく，雑で粗な印象を受ける．

組織学的な視点で左心室心筋と右心室心筋に目を向けると，このレベルでも違いがある[4) 5)]．まず，左心室の筋線維は，心内膜直下では右巻きらせんに，心外膜直下では左巻きらせんに，そして心室壁の中間層は短軸面にて放射方向へのベクトル成分が目立つ配向となっている（**図1A〜D**）．このような組織構築から，左心室が収縮する際には，収縮力のベクトルは主に短軸平面上での円周方向と放射方向の成分で構成され，全体としてねじりながら締め上げるようなポンプの動きを生む．他方，右心室の心筋の筋線維の方向は，心室の長軸方向に走行しながら心外膜直下から心内膜の方向へ向かう成分が主となっている．このような構築によって，右心室自由壁は全体として心室中隔に向かってフイゴのように動き，右心室は流出路の方へ血液を押し出すペリスタ・ポンプのようである．

ポンプ機能を示す計測の1つとして，圧容量曲線がある[6)]．圧容量曲線は，左心室と右心室では大きく異なる形状をしている（**図1E, F**）．左心室の圧容量曲線は，等容性収縮期と等容性拡張期が存在するために，図のような四角い形をしている．一方，右心室の圧容量曲線は肺循環のインピーダンスが低いため，等容性収縮期と等容性拡張期がほとんどなく，台形に近い形状になる．

心筋そのものにも質的な違いとして，右心室心筋の方が左心室心筋よりも収縮速度が速いことが報告され

表　左心室と右心室の分子生物学的応答の相違

負荷の種類	分子生物学的反応	左心室	右心室	文献
後負荷	Wntシグナルの活性化	右心室よりも活性の程度が低く，酸化的リン酸化優位に保たれる	高い活性化により，解糖系が優位な代謝が誘導される	16
容量負荷	アンジオテンシノーゲン発現，エンドセリン発現，線維化	弱い線維化と変化のない発現	強い線維化と発現の上昇	17
正常	Nr2f2，IGF1，Irx2，BNP	Irx2の発現，BNPの右心室よりも強い発現	Nr2f2とIGF1の左心室より強い発現，Irx2発現なし	18
正常	ANP，BNP	発現あり	発現なし	19
後負荷	miR-34a，miR-28，miR-93，miR-148aの発現	変化なし	右心室特異的な発現上昇	20
α1アドレナリン受容体アゴニスト投与	筋線維のCa^{2+}に対する感受性への影響	感受性増強による収縮力の増加	感受性低下による収縮力の低下	21
ノルアドレナリン長期投与		肥大化する	肥大化なし	22
心肥大に対するdichloroacetate投与	ミトコンドリア過分極とNFATの活性化	変化なし	これらのシグナル経路の改善による陽変力作用	16

ている[7]．しかも，負荷に対しての生理的な応答も違う．右心室は，急な後負荷の上昇に対して脆弱であるが，左心室は比較的よく耐えることができる[8]〜[10]．一方，しだいに後負荷が増し慢性的に左心室並みの後負荷に曝されるような状況では，右心室は比較的よく適応し耐えることができる．このことは，臨床的に，例えば肺高血圧症，修正大血管転位症，心房位転換術を受けた完全大血管転位症，アイゼンメンジャー症候群などにおいて経験される[11][12]．この場合は，右心室は心室壁が肥大し収縮力が増す．右心室の圧容量曲線は典型的な右心室型から左心室のような等容量収縮・拡張期を有する四角い形へと変化する．このような適応を遂げた右心室の収縮ベクトルは，解剖学的な筋線維の配向には変化がないにもかかわらず，長軸方向主体から左心室のような短軸面における円周方向のベクトル成分主体へと変化する[13][14]．胎児期には，胎児循環のために右心室は左心室とほぼ同じような後負荷に曝露され右室肥大を生じていることを考えると，あたかも胎児期の心臓の特徴を再獲得したかのようである[15]．とはいえ，臨床的にはこのような適応状態は長続きせずやがては右心不全に至る事実を考えると，やはり右心室は左心室の代わりにはならないといえよう．

2 負荷に対する右心室と左心室の分子応答の差

ここまで，右心室と左心室に関し，解剖，力学的な動き，そして上昇した後負荷に対する生理的な適応の違いについて議論した．分子生物学的視点に立った場合に，やはり右心室と左心室の間で，薬剤や圧負荷・容量負荷に対して，分子レベルで質的に異なった反応が観察されている（**表**）[6][16]〜[22]．例えば，α1アドレナリン受容体アゴニストに対する右心室心筋と左心室心筋の収縮性を*in vitro*で測定すると，左心室心筋は収縮力の上昇を示したのに対し，右心室心筋ではむしろ収縮力の低下をきたすことが報告されている[21]．圧負荷に対する遺伝子発現の変化における左右心室の間での差の報告は多数あり[16]〜[20]，容量負荷に対しても線維化における差が報告されている[17]．さらに，不整脈原性右室心筋症では，デスモゾームといった右心室にも左心室にも共通の構造／分子の機能的異常が原因であっても，典型的症例では主に右心室に心筋の脂肪変性が生じる[23]．これも右心室と左心室の間で，ストレスに対する分子応答が異なっていることを示す証拠の1つといえよう．このように，右心室と左心室の間には，分子生物学的にも明確な差があると考えられる．

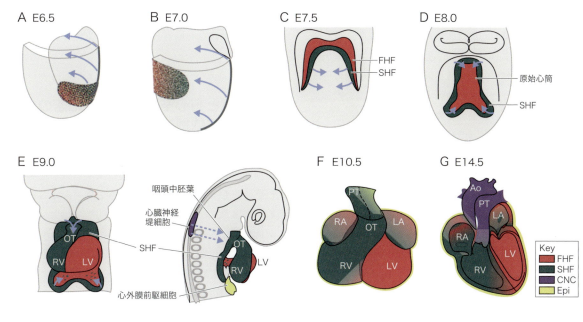

図2 マウス胚における心臓発生過程
A）胎生（E）6.5日胚で，胚の後方で原腸陥入がはじまり原始線条が形成され，外胚葉・内胚葉・中胚葉が形成される．原始線条の前方部分より生じる側板中胚葉が，胚の前方へと遊走移動する．B）E7.0〜7.5日にかけて，原始線条の前方で生じた側板中胚葉が，胚の前部で心臓前駆細胞としてのアイデンティティを獲得する．C）古典的な概念での心臓前駆細胞（一次心臓領域：FHF）は，E7.5日には胚の正面から見ると三日月様の分布をしていて，cardiac crescentとよばれる（赤）．一方，新たに認識されるようになったcardiac crescentの外にある前駆細胞集団は二次心臓領域（SHF）とよばれる（緑）．D）E8.0日に心臓前駆細胞は胚の正中線上へと集まってきて，原始心筒を形成する．E）原始心筒はE8.5日よりループ形成を行い，折り畳まれることによって，将来の左右の心室と心房，および流出路の基盤的構造を作り上げる．F）E10.5日までにループ形成が完了し，次に心室中隔の形成と，流出路（総動脈幹）の肺動脈と大動脈への分離がはじまる．G）E14.5日には，生後の心臓の構造がほぼすべて完成する．左室と心房の一部がFHF由来であり，右室と流出路（漏斗部）および心房の一部がSHF由来であることに注目．OT：流出路，LV：左心室，LA：左心房，RV：右心室，RA：右心房，Ao：大動脈，PT：肺動脈幹，CNC：心臓神経堤細胞，Epi：心外膜．すべて文献3より引用．

3 左心室と右心室の発生生物学的相違点

　左心室と右心室を構成する心筋は，実は発生生物学的に起源を異にする[1)〜3)]．まずはこれを理解するために，心臓ができ上がる素過程を見てみよう（図2）[3)]．マウスの場合は胎生（E）6日目に胚の後方で原腸陥入[※1]が生じる．原腸陥入により，多能性をもつエピブラスト上皮細胞が上皮−間充織転換を起こし，外胚葉，中胚葉，内胚葉を生み出す．心臓を構成する細胞は，E6日目の原始線条[※2]の最先端部から生じる側板中胚葉[※3]成分に由来する．心臓へと将来寄与するポテンシャルをもつ側板中胚葉の細胞が，胚の後方（原始線条）から前方方向へと遊走移動し，E7.5日に胚の最前方で心臓前駆細胞としての自己を獲得する．この前駆細胞集団は，胚の正面から見るとちょうど三日月の形に分布していることから，古典的にはcardiac crescentとよばれてきた．このcardiac crescentの細胞が，

> **※1　原腸陥入**
> 多能性幹細胞とほぼ同質の多分化能を有する上皮細胞集団エピブラストが，上皮−間充織転換を生じることで，神経外胚葉・中胚葉・内胚葉の3成分を生み出す過程．

> **※2　原始線条**
> 原腸陥入を生じている部位に一致して胚の正中線上に出現する溝状の構造．

> **※3　側板中胚葉**
> 中胚葉の成分の1つで，主に体壁，内臓の間質細胞，四肢の骨格や心臓を含む動脈系を構成する細胞を供給する．

E8.5日にしだいに胚の正中線上に集まり，原始心筒が形成される．原始心筒は次にループを形成し，折り畳まれることによって将来の心房，心室，そして流出路の基礎が築かれる．E11.5日以降には心室中隔の形成と総動脈幹として1本の動脈であった流出路の内部に中隔が形成され，体循環と肺循環を分離される．これらの過程を経て，E14.5日には生後の心臓形態がほぼすべて完成する．

上述した心臓発生の概念は，二次心臓領域（second heart field：SHF）とよばれる前駆細胞集団の発見によって，この20年の間に変更を迫られることになった（図2）[1]．1977年に，de la Cruzらの研究グループが，実は流出路の細胞はcardiac crescentの外から供給されている可能性を指摘していた[24]．それから25年ほど経った2001年に，流出路と右心室を構成する細胞は，cardiac crescentの外から漸次供給されるとの報告が相次ぎ[25)26)]，現在はこの新たに認識されるようになった前駆細胞集団をSHFとよび，古典的なcardiac crescentの前駆細胞集団を一次心臓領域（first heart field：FHF）とよぶ[1)〜3)]．詳細な細胞系譜追跡によるマッピングにより，FHFは左心室と一部の心房，SHFは右心室，流出路および残りの部分の心房を構成する細胞の起源であることが判明した．すなわち，右心室と左心室を構成する細胞は発生学的に全く異なる起源をもつのである．

このFHFとSHFという2つの前駆細胞集団は，寄与する解剖学的構造が異なるだけではなく，挙動を含めた特質にも大きな差がある．まず，FHFの細胞はE7.5日目に誘導され，半日ほどの間は未分化な状態で分裂によって自身の数を増やした後に，E8.0日以降は未分化な状態で維持されることなく，一斉に心筋へと分化する[2]．FHFは心筋にしか分化しない．胎生期における左心室の容積の拡大は，未成熟な心筋が成熟して分裂を停止するまで，主に分化した心筋の細胞分裂によって支えられることになる．一方，二次心臓領域の細胞は，心筋・平滑筋・内皮・心内膜へ分化する多分化能をもち，かつE7.5日から少なくとも11.5日に至るまでは，胎児心臓の背側間膜の内部で未分化な前駆細胞の状態で維持され，必要に応じて流出路（総動脈幹）と流入路（静脈洞）を伝って分化した心筋や平滑筋などを心臓へと供給し続ける（図3）[1)3)]．つまり，右心室の容積の拡大は，前駆細胞からの継続的な心筋の供給と未成熟な心筋の分裂によって支えられるのである．

4 左心室と右心室の負荷への応答の差は何に依拠するのか？

左心室と右心室の解剖学的な成り立ち，ポンプとしての機能的・生理的な相違，負荷に対する分子生物学的反応，そして発生学的な成り立ちの違いをここまで概観してきた．

成体における左心室と右心室の負荷に対する挙動の違いには，胎生期から生後を通じて心筋の成熟や適応に影響を与える局所の環境的要因が大きくかかわるはずである．環境的要因によって生じた後天的な差のなかで，何が不可逆的で何が可逆的なのであろう？一方，観察される右心室と左心室の心筋の間の差は，果たしてすべてが環境的・後天的な要素によって生じたものなのであろうか？これらの疑問に答えることは，臨床上の管理に悩む右心不全の治療法開発の新たな戦略を考案する基盤を提供する可能性がある．可塑性がある後天的な表現型は，適切な方法で望む表現型へ（例えば，右心室的特徴を左心室的なものへ）と誘導できる可能性がある．後天的に不可逆な表現型は，不可逆になるpoint of no returnを知ることで，望まない表現型への変容を回避できるかもしれない．しかしながら先天的な素因の差は乗り越えようがないので，迂回する戦略を考えねばならない．

そして実は，発生学的観点から左心室と右心室の心筋は本質に違う心筋であることを示唆する事象が，いくつか観察されるのである．1つは，すでに議論したように，解剖学的右心室が，修正大血管転位症といった疾患において慢性的に左心室と同じレベルの後負荷に曝されている場合に，短期的には適応可能であるが，長期的には適応しきれずに右心不全に陥る臨床上よく知られている事象である（もちろん，不整脈や弁の閉鎖不全がリスク要因として大きくかかわってはいるが）[27)28)]．2つ目の事象は，心臓前駆細胞は非常に動的に遊走移動しながら形態形成を行うにもかかわらず（図2），FHFとSHFの間に比較的明瞭な境界が心室中隔の中心で形成される事実である（図3A）[2]．

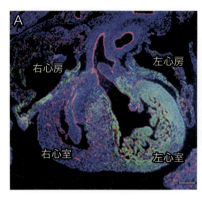
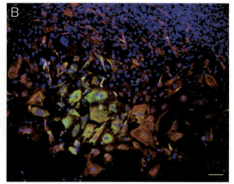

図3　クラスターを形成するFHF由来の細胞系譜
A) bacterial artificial chromosome（BAC）*Tbx5* ^CreERT2 トランスジェニック・マウスと，*ROSA26-eYFP Cre*レポーター・マウスを用いて，妊娠母体マウスにE7.5日にタモキシフェンを投与することで，転写因子*Tbx5*陽性のFHF心臓前駆細胞をeYFPで遺伝学的にラベルし，E15.5日胚の心臓内でのFHF由来細胞の分布を検証した．転写因子*Tbx5*は，FHF心臓前駆細胞の特異的マーカーである．eYFP陽性（緑色）のFHF心臓前駆細胞に由来した細胞は，心房の一部と左心室の心筋にのみ分化しており，FHFの概念と一致する．前駆細胞はダイナミックに遊走移動するにもかかわらず，FHF由来の細胞は他の細胞と積極的に混じり合うことはない．心室中隔において，左心室側の約半分のみがFHF由来であることに注目．赤：PECAM（内皮／心内膜），青：核（DAPI）．スケールバー：100 μm．B) BAC *Tbx5* ^CreERT2 トランスジーン陽性／*ROSA26-eYFP Cre*レポーター・アレル陽性のマウス胚盤胞からES細胞を樹立し，タモキシフェン存在下で心筋へと分化誘導した．*Tbx5*を発現したFHFの細胞は緑色に，心筋（サルコメア・ミオシン重鎖陽性）細胞は赤く染色されている．FHFの心筋（赤と緑が重なり黄色く発色）がクラスターを形成している．青：核（DAPI）．スケールバー：100 μm．いずれも文献2より引用．

実は，*in vitro*でES細胞に分化誘導をかけた場合においても，FHF由来の細胞はSHF由来の細胞と完全に混ざり合うことはなく，クラスターを形成する（**図3B**）[2]．なぜ，前駆細胞であれだけの遊走能を有しながら，互いに形態形成の過程で混じり合っていかないのであろうか？科学的な証拠は今のところ全く判明していないが，FHFとSHFの間で互いに排他的な性質，もしくは起源を同一とする細胞同士の方が親和性が高いなど，何か理由があるに違いないと考えさせられてしまう．FHFとSHF由来の細胞の境界が心室中隔内にある事実より，心室中隔は左心室側に属するとの従来の概念も考え直さねばならないかもしれない．仮にFHF由来の組織を左心室と考えねばならないとしたら，心室中隔は左心室と右心室の双方で構成されていることになる．心室中隔の左心室側と右心室側の心筋の間で，右心室と左心室の間で認められるような質的な差があるのかどうか，興味深いところである．もう1つは，SHFは咀嚼に関与する咽頭周囲の骨格筋と発生学的にも系統発生学的にも起源を同一としていることである（**図4**）[1]．系統発生上はFHF由来の心筋の方が起源が古く，下等な生物種（例えばホヤや魚類など）では，単純な体循環を支えるポンプとしての機能を果たす心筋のほとんどがFHFに由来する[1]．他方，進化の過程で体循環と肺循環を分離する複雑な心臓の構造をつくらねばならない必要に迫られ，もともと咽頭筋と心臓流出路の平滑筋を供給していた細胞集団（咽頭中胚葉）の一部が，SHFとして心筋も供給するソースに利用されるようになったと考える発生生物学者たちは多い．となると，咽頭周囲の筋のように収縮力は「弱い」が「持久力がある」ような，本来の起源（咽頭周囲の骨格筋）がもつ性質が，右心室の心筋の性質に持ち越されて色濃く残されており，これが左心室の心筋との差に関する本質である可能性は十分にありうるように思える．

おわりに

ここまで俯瞰してきたように，右心室と左心室の間には，解剖学的視点，生理学的視点，分子生物学的視点，そして発生学的視点において歴然とした違いがある．筋線維の方向や解剖構造的な違いに関して，発生

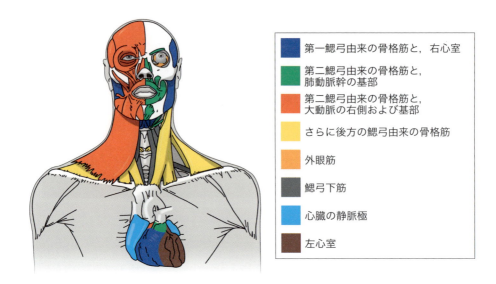

図4 SHFと咽頭筋は発生学的に同じクローナルな起原を共有する
マウスを用いたクローナルな細胞系譜の追跡実験結果のサマリー．同じクローンに由来するパーツが，同色で塗り分けられている．右心室と流出路が，咽頭周囲の骨格筋や咀嚼筋と発生学的に同じ起原を有している．文献1より引用．

学的起源の違いと形態形成の過程がどれだけ深くかかわっているのかは全く不明である．細胞生物学的に，右心室と左心室の心筋にはどのような機能的違いがあるのか，その違いが単に後天的・環境的要因によるものなのか，または起源に起因する固有のものなのか，後天的形質ならば可逆的なのか不可逆なのか．このような疑問を解決していくためには，現存する技術を駆使し，多角的な集学的アプローチで，先天的な素因と後天的な素因を区別しながら切り込む洗練された手法が必要であろう．非常な難問であるが，科学的疑問点を多くの研究者が共有し，解決へと前進し，右心不全に対して新しい展開が得られていくことを期待したい．

文献

1) Diogo R, et al：Nature, 520：466-473, 2015
2) Kokkinopoulos I, et al：PLoS One, 10：e0140831, 2015
3) Santini MP, et al：Development, 143：1242-1258, 2016
4) Sengupta PP, et al：J Am Coll Cardiol, 48：1988-2001, 2006
5) Geva T, et al：Circulation, 98：339-345, 1998
6) Friedberg MK & Redington AN：Circulation, 129：1033-1044, 2014
7) Rouleau JL, et al：Circ Res, 59：556-561, 1986
8) Henning RJ：J Appl Physiol (1985), 61：819-826, 1986
9) MacNee W：Am J Respir Crit Care Med, 150：833-852, 1994
10) Voelkel NF, et al：Circulation, 114：1883-1891, 2006
11) Hopkins WE：Coron Artery Dis, 16：19-25, 2005
12) Hopkins WE, et al：J Heart Lung Transplant, 15：100-105, 1996
13) Pettersen E, et al：J Am Coll Cardiol, 49：2450-2456, 2007
14) Nielsen E, et al：Anat Rec (Hoboken), 292：640-651, 2009
15) Rudolph AM：Arch Dis Child Fetal Neonatal Ed, 95：F132-F136, 2010
16) Nagendran J, et al：J Thorac Cardiovasc Surg, 136：168-78, 178.e1-3, 2008
17) Modesti PA, et al：Hypertension, 43：101-108, 2004
18) Drake JI, et al：Am J Respir Cell Mol Biol, 45：1239-1247, 2011
19) Raizada V, et al：Mol Cell Biochem, 216：137-140, 2001
20) Reddy S, et al：Physiol Genomics, 44：562-575, 2012
21) Wang GY, et al：Am J Physiol Heart Circ Physiol, 291：H2013-H2017, 2006
22) Irlbeck M, et al：Cardiovasc Res, 31：157-162, 1996
23) Corrado D, et al：N Engl J Med, 376：61-72, 2017
24) de la Cruz MV, et al：J Anat, 123：661-686, 1977
25) Mjaatvedt CH, et al：Dev Biol, 238：97-109, 2001
26) Waldo KL, et al：Development, 128：3179-3188, 2001
27) Dos L, et al：Heart, 91：652-656, 2005
28) Prieto LR, et al：Circulation, 98：997-1005, 1998

<著者プロフィール>
八代健太:1993年,大阪大学医学部医学科卒業.2000年,同大学院博士課程修了.医学博士.医学部卒後すぐに小児科に入局.先天性心疾患のケアに携わった経験から発生生物学を志し,濱田博司教授主宰の研究室に大学院生として参加.'07年よりロンドン大学メアリ女王校医学部で,上席講師として心臓前駆細胞の分化と心臓発生の独自の研究を立ち上げる.'16年より大阪大学大学院医学系研究科心臓再生医療学共同研究講座特任准教授(常勤).'18年11月より現職.

第4章 心疾患・心不全治療法開発への未解決問題

4. 完全人工心臓はなぜ難しいのか？

築谷朋典，巽 英介

体内植込み型補助人工心臓の普及により，左室の循環補助を必要とする重症心不全患者に対しては，自宅にて循環補助を行いながら心臓移植を待つブリッジ使用（bridge to transplantation：BTT）が可能となった．耐久性，管理方法について多くの知見が蓄積された現在では心臓移植を前提としない使用，いわゆるDT（destination therapy）としての使用例が欧米で急増している．一方で，両心補助を必要とする患者に対しては左心補助人工心臓（LVAD）に加えて右心補助人工心臓（RVAD）あるいは心切除後に2台の血液ポンプを植え込む完全人工心臓（TAH）が必要であるが，LVADと比べると機種も限られ，また耐久性・安全性の面でもまだまだ発展の余地が残されている．本稿では生体心室を切除し血液ポンプにより循環を完全に代替するTAHを対象に，心臓のポンプ機能を完全に代替することに起因する独特の課題を含む技術的な課題について説明する．

はじめに

薬物に反応しない重症心不全の治療では人工のポンプにより循環を補助する機械的循環補助法がきわめて重要な選択肢である．日本でも2011年以降は体内植込み型補助人工心臓が導入され在宅で心臓移植待機が可能となり，その適用例数は急増している．一方，心臓を心室部分から切除して人工の血液ポンプで代替する完全人工心臓（total artificial heart：TAH）のアイデアは古くから存在している．1957年に阿久津らによって世界ではじめて血液ポンプのみによる循環維持が可能であることが動物実験で実証されて以来[1]，急速に開発がさかんになった．その後，1969年に初の臨床例，1985年には初の恒久的使用を目的とした植込み[2]が実施された．このとき使用された空気圧駆動式TAHはその後も改良が続けられ，現在はSynCardia TAHという名称で，米国では唯一認可を受けたTAHシステムとして生き残っている．すでに米国では通算1,500例以上の使用例[3]があり，使用期間としてはほとんどが2年以内であるものの，一定の治療成績を残している．このように限定的とはいえ米国で使用されているTAHは，いまだ日本では使用されていない．TAH開発の歴史に関する詳細は他の総説[4]を参照いた

[略語]
BiVAD：bi-ventricular assist device
　　　　（両心補助人工心臓）
BTT：bridge to transplantation
DT：destination therapy
LVAD：left ventricular assist device
　　　　（左心補助人工心臓）
RVAD：right ventricular assist device
　　　　（右心補助人工心臓）
TAH：total artificial heart（完全人工心臓）

Current status of total artificial heart development
Tomonori Tsukiya/Eisuke Tatsumi：National Cerebral and Cardiovascular Center Research Institute（国立循環器病研究センター研究所）

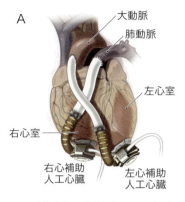
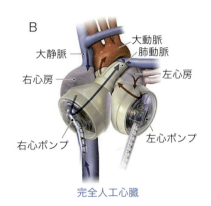

図1 両心補助人工心臓（BiVAD）と完全人工心臓（TAH）
A）両心補助人工心臓の例．文献5より引用．B）完全人工心臓の例．Courtesy of syncardia.com.

だくことにして，ここではTAHにかかわる技術的問題に焦点を当て，今後日本で使用できるTAHを実現させるには何が必要か考えてみたい．

1 完全人工心臓と両心補助人工心臓

　左心補助に加えて右心補助が必要な重症心不全に対する治療としては，TAHあるいはLVADとRVADを装着する両心補助人工心臓（bi-ventricular assist device：BiVAD）が選択できる．図1に両者の例を示す．TAHは専用の機器として設計されているのに対し，現時点で体内植込み型RVADとして設計された血液ポンプは実現しておらず，BiVADにおけるRVAD用の血液ポンプは，体外設置型の拍動流ポンプあるいは遠心ポンプ，または植込み型LVADを流用したものであり，体内植込みの両心補助法として両者を科学的に比較した報告はみられない．国際的な人工心臓のレジストリであるIMACSのレポート[6]には，2013～2016年においてTAHは279例，BiVADは656例の使用が登録されている．これまでのところ，TAHとBiVADの成績には有意な差は認められないとする報告が散見される[7]．適用の面からは，拘束性心筋炎や重度の不整脈等，心室からの脱血が困難であると考えられる症例，あるいはVAD植込みのためのスペースを確保することが困難な場合にはTAHが優先的な選択肢となりうる．TAHは心室を切除して左心用血液ポンプ，右心用血液ポンプをそれぞれ装着することによって心臓のポンプ機能を完全に代替するシステムである．血液ポンプは

表　TAHの形式

	拍動型	連続流型
独立	SynCardia TAH	HFTAH（東京大学）
単一	Carmat TAH AbioCor TAH NCVC EHTAH	Cleveland TAH BiVACOR

それぞれ左房・右房に縫合されるカフ部をもつ流入部と，大動脈・肺動脈に縫合される送血部の合計4つのポートをもっている．VADと比較して装着術は複雑となるものの，ポンプ植込みのためのポケットと送血カニューレの経路を確保する必要はない．

　管理面からは，これまでのTAHを100例以上使用した施設からの報告[8]では，63.4％の患者が感染に対する処置を必要としていた．人工のポンプを植込み，ドライブライン貫通部が2カ所存在するため，感染のリスクについては現在の植込み型VADよりは高いものと推察される．

2 完全人工心臓の技術的課題

1）TAHの形式（表）

　最近開発の報告があったTAHを構造面から分類すると，拍動型血液ポンプおよび連続流型血液ポンプに分けられる．また左右の血液ポンプを独立に駆動する方式と，単一のアクチュエータで同時に駆動する方式という分類もできる．

　連続流ポンプTAHは人工弁が不要で無拍動流となる

が，ロータの回転数を周期的に変動させることによって擬似的に拍動流を発生することが可能である．

2）耐久性・抗血栓性

TAHに求められる耐久性，抗血栓性，抗感染性については，現在DTとして使用期間が長期化の一途をたどっているLVADに対しての要求とほぼ同等と考えられる．米国で唯一認可されているSynCardia社のTAHはその多くが2年以内の使用であり，現在DTとしての治験が実施されているものの，長期装着における耐久性は未知である．日本国内における心臓移植待機期間がすでに平均1,000日を超えている現状を考慮すると，日本で使用されるTAHにはLVAD同様の，少なくとも5年以上の耐久性・抗血栓性が必要であることは明らかである．現在使用されている植込み型LVADの開発経緯が示してきたように，高い耐久性が期待できる連続流ポンプを用いたTAHシステムの実現が必要になると考えられる．材料面では長期間の安定した抗血栓性を獲得するために，もともと拍動型のLVADに採用されていたtextured surface[9]を利用した表面への擬内膜形成を促進する方法が連続流LVADの長期成績で有効なことが示されはじめている[10]．感染についてはLVADの有害事象で最多の問題であるが，皮膚貫通部等の使用はLVADと同様である．これまで開発されてきた完全人工心臓システム[11][12]にはワイヤレス給電の技術を応用した皮膚貫通部をもたないドライブライン（transcutaneous energy transfer system：TETS）が必須の要素として含まれており，基礎的な技術はほぼ確立したようである[13]．このTETSの実現により皮膚貫通部の問題を根本的に改善することが期待されている．

3）駆動制御

心室を切除しすべての循環を人工のポンプで置換するTAH独自の技術的な問題点は，左右それぞれのポンプの駆動条件をどのように制御するか，ということである．例えば，右室からの拍出がすべて肺循環から左房に灌流するのに対し，左室からの拍出の一部が気管支循環を経て左房に戻ってくる．結果的に左室からの拍出量は右室に比べ10％程度多い．この流量差を適切に維持しつつ血行動態の変化に応じて駆動条件を制御できないと，流量の少ない側の心房圧が上昇する結果となり，左房圧が上昇した場合は肺水腫や呼吸不全に，右房圧が上昇した場合は浮腫，腹水あるいは肝機能・腎機能障害に陥る可能性がある．逆にポンプ流量が還流量に対して高すぎる場合には心房内圧が低下することによって心房が虚脱した結果サッキング（脱血管先端が周期的に心室壁に吸いつく）という状態に陥り，適切な流量が維持できない．以上のように，還流量に対応しつつ左右の流量バランスを保つことのできる機構が必要である．この問題は，SynCardia TAHのように2つのポンプを独立して制御するデバイスよりも，かつて米国で臨床使用された完全体内植込み型AbioCor TAH[11]や日本で開発されていた国立循環器病センター（国循）型油圧駆動式EHTAH[12]のように，単一のアクチュエータによって一定体積の液体（駆動オイル）を左右交互に移動させる方式のポンプでより表面化する．原理的に左右のポンプ拍出量が同じになってしまい，左右の拍出量差を生み出す機構が別に必要だからである．国循型TAHでは左右の心房カフ間に小さな貫通孔を設けることによって，左右心房間の血液の移動を可能にすることで流量バランスを保つ方法を採用し，TETSシステムと体内バッテリを含む完全植込みシステムを用いてウシを約3カ月生存させることに成功した[14]．最近臨床にて評価されているフランスCarmat SA社のTAHはポンプ外壁を軟質素材で被覆し，ポンプ筐体との間に駆動オイルを逃がすチャンバーを形成することによって受動的に流量調節を行っている[15]．

では，連続流ポンプTAHで左右の駆動条件を連動させつつ制御するにはどうすればよいだろうか．連続流ポンプはポンプの前後圧それぞれの影響を同時に受けることに加え，血行動態に応じた流量変化量はポンプ形状に依存するため，例えば心房圧のような特定の位置の値を対象にした制御は容易ではない．制御の方針として現在提唱されている方法は大きく2つに分けられる．1つはセンサにより計測した圧力あるいは流量に基づいてポンプ回転数を適宜調節する方法である．連続流ポンプの場合には特に血液ポンプによる過大な拍出がサッキングを引き起こしたり，左房圧の上昇が肺循環系の鬱血を引き起こすなど，心房圧を常にモニタリングすることは安全管理のうえできわめて重要である．この方式では，心房圧や左右の血液ポンプ拍出量など血行動態にかかわる重要なパラメータを直接制

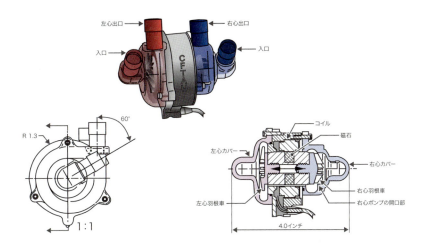

図2 連続流ポンプ完全人工心臓（CFTAH）のポンプ部構造
文献18より引用

御対象とできるメリットがある一方で，装着中安定して使用できる埋め込み型センサが必要であり，かつセンサからの出力が途絶えてもTAH自体の運転が破綻しないためのバックアップシステムが必要となる．東京大学のグループでは，もともと空気圧駆動式TAHのために圧力センサの出力から末梢血管抵抗を算出することによるTAHの自動制御アルゴリズムを開発し[16]，連続流ポンプを用いたTAHにも応用している[17]．TAHの制御に用いられるセンサには数年間にわたり安定して計測できる耐久性が必要であり，ドリフトのないセンサあるいは体内に埋め込まれた状態で校正が可能なセンサは基礎研究が進められている[18]が，いまだ製品としては実現していないようである．

もう1つの方法は，血液ポンプの特性を利用して受動的に流量のバランスをとる方法である．受動的な制御方式は，駆動に上記のようなセンサを必要としないために，耐久性の面で有利であると考えられる．しかしながら，体格を含む患者の状態により決定される必要な循環量の変化に対応するための駆動条件の決定法を確立することが重要である．Cleveland Clinic Foundationにて開発されているTAH（図2）は1つのモータで左右両方の羽根車を回転させる左右一体構造であるが，流量バランスをとるためにきわめて巧妙な構造を採用している．すなわち，両端に羽根車をもつ回転体が，左右それぞれの入口圧，すなわち左右の心房圧の差によって受動的に位置を変えることでポンプ特性を変化させるという方式である[18]．左房圧が高く右房圧が低い場合には回転体が右心側にシフトし，右心ポンプからの拍出量が若干低下するといった具合で，常に両心房圧がバランスされるような受動的制御を実現している．動物実験では90日間にわたり左右心房圧力差を0±5 mmHg以内に抑えることに成功しており[19]，本制御方式の安定性について期待がもてる結果を示している．

また米国のベンチャー企業であるBiVACOR社では磁気軸受を用いて，左心用ポンプと右心用ポンプを単一の回転体にとりつけ，左心と右心の発生圧力差によって左心ポンプからの血流の一部が右心ポンプ側へ漏れる機構を利用して流量バランスを制御する連続流ポンプTAHの開発を行っている[20]．

4）拍動流 vs 無拍動流

連続流ポンプTAHは，一定回転数で運転されると完全な無拍動流となる．無拍動流循環の生理的影響については長い間研究が続けられており[21][22]，必ずしも無拍動流が生理学的に悪い影響を与えることを示すエビデンスは得られていないようであるが，体外循環において臓器障害を保護する観点から拍動流の有効性を指摘する研究[23]も散見される．また，装置内部の血液鬱滞部を解消する効果や，微小循環に及ぼす影響から連続流型のTAHに拍動流発生機能をもたせることが望まれていることも事実であり，開発中のTAHはロータの回転数を周期的に変動させることによって拍動流を発

生させる機能を有する[24)25)]．拍動型ポンプと異なり連続流ポンプではポンプの入口と出口の流量は常に同じであるために，高流量期（収縮期に相当）に心房においてサッキングが発生しないように変動させる回転数の範囲に注意する必要がある．

おわりに

TAHの開発にはじまった人工心臓は現在体内植込み型LVADが普及するなど大幅に進歩し，当時の夢から今では現実のものとなった．また拍動型のTAHは米国では多くの使用実績もある．しかしながら，LVADが普及した結果として，少なくとも日本では心臓移植待機患者の増加ならびに待機期間の大幅な長期化という新たな問題が引き起こされており，TAHという両心補助循環にもそれ以上の耐久性が求められている．LVADにも要求される耐久性，抗血栓性，感染対策に加えて左右それぞれの血液ポンプの駆動制御法の確立が必須であり，それを左右一体構造となった連続流ポンプで実現することが現在直面している最大の課題である．技術的にこれらの問題を解決しそうなシステムの開発報告も行われており，TAHは決して実現できない技術ではないと確信している．

文献

1) Cooley DA：Tex Heart Inst, 36：83-84, 2009
2) DeVries WC, et al：N Engl J Med, 310：273-278, 1984
3) SynCardia. https://syncardia.com/clinicians/home/
4) Cook JA, et al：J Thorac Dis, 7：2172-2180, 2015
5) Joyce DL：J Thorac Cardiovasc Surg, 151：536-537, 2016
6) Kirklin JK, et al：J Heart Lung Transplant, 37：685-691, 2018
7) Kirsch M, et al：J Heart Lung Transplant, 31：501-508, 2012
8) Copeland JG, et al：J Thorac Cardiovasc Surg, 143：727-734, 2012
9) Menconi MJ, et al：J Cell Biochem, 57：557-573, 1995
10) Mehra MR, et al：N Engl J Med, 378：1386-1395, 2018
11) Dowling RD, et al：Ann Thorac Surg, 71：S147-S149, 2001
12) Masuzawa T, et al：ASAIO J, 45：471-477, 1999
13) Waters BH, et al：Proc IEEE, 100：138-149, 2012
14) Homma A, et al：Electron Commun Jpn, 93：34-46, 2010
15) Jansen P, et al：Eur J Cardiothorac Surg, 41：e166-e172, 2012
16) 阿部裕輔，他：人工臓器, 23：1070-1076, 1994
17) Abe Y, et al：J Artif Organs, 11：191-200, 2008
18) Fukamachi K, et al：J Heart Lung Transplant, 29：13-20, 2010
19) Karimov JH, et al：J Thorac Cardiovasc Surg, 150：687-693.e1, 2015
20) Timms D, et al：Artif Organs, 32：816-819, 2008
21) Tatsumi E, et al：ASAIO J, 42：M757-M762, 1996
22) Allen GS, et al：Artif Organs, 21：922-928, 1997
23) Salameh A, et al：Ann Thorac Surg, 99：192-199, 2015
24) Kleinheyer M, et al：Artif Organs, 40：824-833, 2016
25) Fukamachi K, et al：J Artif Organs, 20：381-385, 2017

＜筆頭著者プロフィール＞
築谷朋典：1997年京都大学大学院工学研究科機械工学専攻後期博士課程修了．同年国立循環器病センター研究所人工臓器部研究室員．2007年同室長．専門は流体工学，生体医工学．主な所属学会は日本人工臓器学会，日本機械学会など．

※**太字**は本文中に『用語解説』があります

索　引

数　字

1分子RNA *in situ* hybridization法 …………………………………… 27

和　文

あ

アクチン	158
アジュバント	95
アストロサイト	**132**
圧受容器反射	130
圧容量曲線	205
アデノ随伴ウイルス	**184**
アポトーシス	192
アミノ酸代謝	139
洗い出し率	37
アンジオテンシンⅡ受容体	131
アンフィレグリン	**127**
一次心臓領域	208
一回循環摂取率	36
遺伝子編集技術	**162**
遺伝性心筋症	162
遺伝性チャネロパチー	164
医療系データベース	48
インテグリン	158
ウイルス性心筋炎	94
右心室	204
右心不全	204
エキソンスキップ	184
エクソソーム	**104**
エネルギー代謝	75, 135
エピゲノム解析	**26**
エピジェネティック	**191**
炎症	87
遠心ポンプ	213
オートファジー	14, 81, 202
オートファジー関連遺伝子群	82
オミックス	41, **42**
重み付け遺伝子共発現ネットワーク解析	25

か

解糖系	77, 138, 139
解剖学的・生理学的相違	204
核酸製剤	105
拡張型心筋症	99, 162, 182, **183**
獲得免疫	95
活性酸素	123
カテコラミン	143, 146
カテコラミン誘発性多型性心室頻拍	166
カドヘリン	158
カヘキシー	**89**
加齢	89
感染	214
完全人工心臓	212
冠動脈血流予備能	196
機械学習	**25**
機械的循環補助法	212
飢餓状態	75
ギャップ結合チャネル	159
共刺激シグナル	95
強心薬	143
虚血	79
虚血性心疾患	103
虚血プレコンディショニング	196
筋小胞体	61
筋線維芽細胞	110
空間的不均一性	32
クローン動物	191
系譜追跡解析	26
撃発活動	**63**
血管内皮細胞増殖因子	178
ケトン体	139
ゲノミクス	42
ゲノム	42
ゲノム編集	162, 182
ゲノムワイド関連解析	43
ケモカイン	96
原始心筒	208
原始線条	**207**
原腸陥入	**207**

コアAtgタンパク質	**82**
抗CTLA-4抗体	98
抗PD-1抗体	98
交感神経	129
交感神経中枢	130
交感神経末端	38
抗血栓性	214
抗原提示細胞	95
恒常性	132
拘束型心筋症	162
興奮収縮連関	14, 61
個別化医療	42
コリメータ	35
コリン	140
コンパートメントモデル解析	38
コンピューター解析技術	32
コンピューターシミュレーション	54

さ

サイトカイン	96
細胞増殖カスケード	190
左室逆リモデリング	82
左心室	204
酸化ストレス	131
酸化的リン酸化	76
自己免疫性心筋炎	95
脂質代謝	136, 138
次世代シークエンサー	46
自然免疫	94
疾患iPS細胞	14, 161
質的な差	204
脂肪酸	137
シミュレーション	54
手術シミュレーション	58
樹状細胞	93
受精卵に対するゲノム編集	186
循環器疾患診療実態調査	48
小動物専用PET装置	39
初期化	175
心筋炎	93
心筋虚血	195

索引

心筋虚血再灌流傷害 153
心筋梗塞 88, 107, 179
心筋細胞 78, 190
心筋細胞の非増殖性 193
心筋細胞肥大 68
心筋症 162
心筋線維の配向 205
心筋ダイレクトリプログラミング 176, 177
心筋—内皮間クロストーク 113
心筋分化 77
心筋ミオシン 95
心筋誘導遺伝子 **178**
シングルセルRNA-seq解析 **25**
シングルセルトランスクリプトーム解析 24
人工知能 46
心腎連関 121
新生内膜 20
心臓交感神経活性 37
心臓再同期療法 57
心臓再同期療法シミュレーション 58
心臓シミュレーション 54
心臓ゼリー 119
心臓線維化 107
心臓線維芽細胞 107, **177**
心臓前駆細胞 176
心臓発生 76
心臓マクロファージ 126
心毒性スクリーニング 59
心内膜線維弾性化 118
心脳連関 129
心肥大 68, 103
心不全 87, 103, 129, 174
心不全治療薬 143
生活習慣 89
制御性T細胞 96
成熟化 78
線維化 103
線維芽細胞 96, 107, 108, 109, 110
線維芽細胞増殖因子 178
センダイウイルスベクター **178**
叢状病変 17
相同組換え修復 183
創薬 135
側板中胚葉 **207**

た

体外還流拍動心臓 36
代謝 74, 135
代謝シフト 78
代謝リモデリング 79
代償性心肥大 82
ダイレクトリプログラミング 174
多点電極アレイ法 164
多能性幹細胞 78
タンパク質切断変異 **45**
チャネロパチー 164
中膜肥厚 20
直接的サルコメア活性化剤 145
直接的サルコメア収縮制御剤 144
直接的サルコメア阻害剤 148
直接転換 175
デバイス治療 133
デュシェンヌ型筋ジストロフィー 183
電気生理学的評価 165
転写因子 177
同時係数回路 35
動脈硬化 103
動脈硬化性プラーク 152, 153, 154
ドラッグデリバリーシステム 150
トランスクリプトミクス 43
トランスレーショナル研究 **39**
トロポニン活性化剤 147

な

ナトリウム利尿ペプチド 123
ナノDDS 150, 151, 153, 154, 155
肉柱 114
二次心臓領域 208
ネクロトーシス 124
ネクロプトーシス **201**

は

バイオマーカー 104
肺高血圧症 17, 18
ハイコンテントイメージング 185, 188
肺動脈性肺高血圧症 17
発生 74
発生生物学的相違点 207
パッチクランプ法 164
バルドキソロンメチル 125

非飢餓状態 75
非心筋細胞 93
非相同末端結合 183
肥大型心筋症 162, 186
肥満 89
病的心 79
微量アルブミン尿 122
不整脈 65, 164
不全心筋 61
プロテオミクス 44
分化 74
分化誘導 166, 175
分子応答の差 206
ヘム 97
ポジショナルクローニング **42**
補助人工心臓 212
ポラリティ **153**

ま

マイクロRNA 178
マイトファジー 81
膜電位イメージング法 164
マクロファージ 93
マトリファイブロサイト 110
マルチスケール・マルチフィジックス心臓シミュレーション 56
慢性炎症 89
ミトコンドリア 37, 77, 140
ミトコンドリア透過性遷移孔 **197**
無拍動流循環 215
メカノ刺激応答チャネル 157
メカノセンシング 157
メタボロミクス 44

や

薬剤送達システム 151
山中4因子 175
陽電子 34
陽電子飛程 36
容量不耐性 133

ら

リアルワールド系データベース 48
リバースリモデリング 30
リプログラミング技術 **161**
流量バランス 214
両心補助 213
レジストリ系データベース 48

※**太字**は本文中に『用語解説』があります

レセプト情報・特定健診等情報データベース … 49	channelopathy … 164	gp130 … 72
レセプトデータベース … 49	coenzymeQ10 … 140	gp130–JAK-STAT, ERK5経路 … 72
レトロウイルスベクター … 179	common disease–common variant 仮説 … 42	GSK-3β … 198
レニン・アンジオテンシン・アルドステロン系 … 122	CoQ10 … 140	GWAS … **43**
連続流型TAH … 213	COSMIC-HF trial … 147	

欧　文

A・B

AAV … **184**	CPC … 176	**H～J**
ABCA1 … 104	CPI関連心筋炎 … 98	HB-EGF … 191
AKT … 71	CPT1 … 137	HCEI … 50
Ang1 … 118	CPVT … 166	HCM … 162
angiopoietin-1 … 118	Cre/loxPシステム … 115	HDAC … 70
argonaute … 102	CRISPR/Cas9 … **44**	HDL … 104
ATG … 82	CRISPR/Cas9システム … 32	Heath & Edwards分類 … 19
Atg5 … 82	CRT … 57	HFpEF … **91**, 132
Atg32 … 85	CRTシミュレーション … 58	hibernating myocardium … 196
ATM … 192	DAMPs … 88, 97	iCPC … 176
ATOMIC-AHF … 147	DCM … 162	ieCPC … 176
ATR … 192	DDS … 14, 150, 151	IL-1β … 89
autophagy related gene … 82	DNA系譜追跡 … 32	iPS細胞 … 161, 174, 175
Bcl2-L-13 … 85	DNA障害 … 193	ischemic preconditioning … 196
Beclin1 … 82	DPCデータベース … 50	JAK-STAT … 72
β酸化 … 76, 137		JMDCデータベース … 49
BIN1 … 61, 65	**E～G**	JPH2 … 65
BNIP3 … 85	ErbB … 113	JROAD … 48
Brugada症候群 … 165	ErbB2 … 113	JROAD-DPC … 48
	ErbB3 … 113	junctophilin 2 … 61
C・D	ErbB4 … 113	
Ca^{2+} alternans … **65**	ERK1/2 … 71	**L～N**
Ca^{2+} spark … 63	ERK5 … 72	LC3 … **82**
Ca^{2+} wave … 63	ES細胞 … 175	locked nucleic acid … 105
Ca^{2+}オルタナンス … **65**	F-18心筋血流PETトレーサ … 35	LVAD … 213
Ca^{2+}感受性増強薬 … 144	FGF2 … 178	mavacamten … 148
Ca^{2+}トランジェント … 62, 63	FGF10 … 178	MDVデータベース … 50
Ca^{2+}リーク … 61, 63	FGF23 … 123	MEF2 … 69
calcineurin … 69	FHF由来の細胞系譜 … 209	MEK1 … 71
calcineurin-NFAT経路 … 69	FitzHugh-Nagumoモデル … 54, **55**	MEK1-ERK1/2経路 … 71
CaMK … 70	Flurpiridaz F18 … 36	MHC … 95
CaMK II … 61, 64	Fos … 192	microRNA … 101, 178
CaMK, PKD-HADC4,5-MEF2経路 … 69	FUNDC1 … 85	microtubule-associated proteins 1A/1B light chain 3 … **82**
Cas9ノックインマウス … 185	Gabタンパク質 … 118	MID-NET … 50
CFR … 196	GALACTIC-HF … 147	miR-133 … 178
	γ線 … 34	miRNA … 14
	GATA … 72	Monocle … **26**
	genotyping … **43**	mPTP … 197
	GLUT1 … 138	MRTF-A … 71
	GLUT4 … 138	MRTF-A-SRF経路 … 70
	GM-CSF … 127	Myc … 192
		MYK-491 … 147

myocardial stunning ………… 196	PI3K–AKT 経路 ………………… 71	super-relaxed state ………… 148
Na$^+$–Ca^{2+} 交換体 ……………… 63	PINK1 …………………… 84	t-distributed stochastic neighbor embedding ……………… **26**
NADPH オキシダーゼ …………… 124	PIONEER-HCM ………… 148	
National Clinical Database … 49	PKD ………………………… 70	Tat-Beclin1 ………………… 85
NCD ……………………………… 49	plexiform lesion ……… 17, 20, 21	TCA サイクル …………… 138, 139
ncRNA …………………………… **101**	PLGA ナノ粒子 ……… 151, 152, 155	TCR ……………………………… 95
NDB ……………………………… 49	polygenic score ……………… 43	TEF-1 …………………………… 72
necroptosis …………………… 201	positron emission tomography… 34	TETS …………………………… 214
NEP 阻害薬 …………………… 123	positron range ……………… 36	Tie2 …………………………… 118
Neuregulin-1 ………………… 113	precursor miRNA …………… 102	TLR ……………………………… 96
NFAT …………………………… 69	primary miRNA …………… 102	TMAO ………………………… 140
NIP3-like protein X ………… 85	PRR …………………………… 96	TNF-α ………………………… 89
NIX/BNIP3L …………………… 85	PTEN-induced putative kinase protein1 ……………… 84	trastuzumab ………………… 114
Nkx2-5 ………………………… 72		triggered activity …………… **63**
non-coding RNA ……………… 101	QT 延長症候群 ……………… 164	trimethylamine-N-oxide …… 140
NRG-1 ………………………… 113	RCM …………………………… 162	TRP チャネル ………………… 158
NRSF …………………………… 72	RNA induced silencing complex ………………………… 102	tSNE …………………………… **26**
NYHA 分類 …………………… **137**		T 管 …………………………… 65
	RVAD ………………………… 213	T 管リモデリング …………… 65
○〜R	ryanodine 受容体 …………… 62	T 細胞 ………………………… 95
omecamtiv mecarbil ……… 145		UT-Heart ………………… 56, 57
orphaned RyR ……………… 65	**S〜U**	
p53 …………………………… 192	SERCA2a ……………………… 62	**V・W**
PAH …………………………… 17	single-cell RNA sequencing … **25**	VEGF ………………………… 178
PAMPs ………………………… 96	single photon emission computed tomography ……………… 34	VEGF-A ……………………… 119
pannexin ……………………… 159		VEGFR2 受容体 ……………… 119
PARK2 ………………………… 84	SPECT ………………………… 34	weighted gene co-expression network analysis ………… **25**
Parkin ………………………… 84	SRF …………………………… 70	
PET ……………………… 13, 34	SRX …………………………… 148	WGCNA ……………………… **25**
PI3K …………………………… 71	stressed volume ……………… **132**	windkessel モデル …………… **55**

編者プロフィール

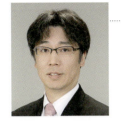

坂田泰史（さかた　やすし）

1993年大阪大学医学部卒業，大阪警察病院循環器科勤務．2002年大阪大学大学院医学系研究科博士課程修了．'03年より米国テキサス州ヒューストンベイラー医科大学にてポスドクとして研究に従事．'06年大阪大学大学院医学系研究科循環器内科学助教，'12年同講師，'13年より同教授（現職）．専門は心不全の新しい病態解明と治療戦略の確立．「何のために」心不全治療を行うかについても研究を進めている．

実験医学　Vol.37 No.5（増刊）

心不全のサイエンス
治療法開発をめざして心臓の謎を解く

編集／坂田泰史

実験医学 増刊

Vol. 37 No. 5 2019〔通巻633号〕
2019年3月15日発行　第37巻　第5号
ISBN978-4-7581-0377-0
定価　本体5,400円＋税（送料実費別途）

年間購読料
　24,000円（通常号12冊，送料弊社負担）
　67,200円（通常号12冊，増刊8冊，送料弊社負担）
郵便振替　00130-3-38674

© YODOSHA CO., LTD. 2019
Printed in Japan

発行人　一戸裕子
発行所　株式会社　羊　土　社
　　　　〒101-0052
　　　　東京都千代田区神田小川町2-5-1
　　　　TEL　03（5282）1211
　　　　FAX　03（5282）1212
　　　　E-mail　eigyo@yodosha.co.jp
　　　　URL　www.yodosha.co.jp/
印刷所　株式会社　平河工業社
広告取扱　株式会社　エー・イー企画
　　　　TEL　03（3230）2744（代）
　　　　URL　http://www.aeplan.co.jp/

本誌に掲載する著作物の複製権・上映権・譲渡権・公衆送信権（送信可能化権を含む）は（株）羊土社が保有します．
本誌を無断で複製する行為（コピー，スキャン，デジタルデータ化など）は，著作権法上での限られた例外（「私的使用のための複製」など）を除き禁じられています．研究活動，診療を含み業務上使用する目的で上記の行為を行うことは大学，病院，企業などにおける内部的な利用であっても，私的使用には該当せず，違法です．また私的使用のためであっても，代行業者等の第三者に依頼して上記の行為を行うことは違法となります．

JCOPY ＜（社）出版者著作権管理機構　委託出版物＞
本誌の無断複写は著作権法上での例外を除き禁じられています．複写される場合は，そのつど事前に，（社）出版者著作権管理機構（TEL 03-5244-5088, FAX 03-5244-5089, e-mail：info@jcopy.or.jp）の許諾を得てください．

活動電位／カルシウム濃度変化を光で測る
興奮伝播や不整脈発生メカニズムのより詳細な解析に

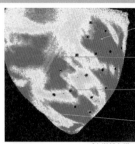

ブタ単離心臓の心室細動
(Dr. Jack M Rogers, University of Alabama)

単層培養心筋の Activation Map
(Dr. Stephan Rohr, University of Bern)

ブタ単離心臓の Conduction Velocity Map
(Dr. Jack M Rogers, University of Alabama)

ヒト単離心臓の Action Potential/Ca2+ の同時計測、APD80 と CaD80 の比較
(Dr. Igor Efimov, George Washington University)

培養心筋細胞のカルシウムイメージング

世界 No.1 の実力と実績を併せ持つ
高速蛍光イメージングのスタンダード

- 世界約 210 の大学・研究機関へ納品、累計出荷数 350 台の実績
- 高速イメージング専用に設計されたハードウェアとソフトウェア
- 難しい設定は不要。スムーズなデータ取得とデータ解析
- 256x256 画素で最速 1,923 枚 / 秒の撮影が可能

高速イメージングシステム MiCAM05-N256 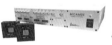　　システム全体像

培養心筋細胞の拍動数を自動カウント
前処理なし！置くだけ！各社 96 ウェルプレートに対応！

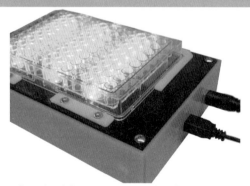

心筋細胞活動 無染色計測装置 CIOS8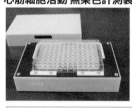

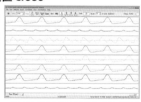

計測結果例

時間短縮 コスト・作業量の削減に

培養プレートを本装置に乗せるだけ！
培養中の心筋細胞の活動が無染色かつ非侵襲に計測可能です。
計測結果はリアルタイムに波形表示され、ボタン1つで拍動数と
収縮時間を自動検出します。温度制御とプレート移動機構を内蔵。
小型・軽量ですのでパーソナルユースに最適です。

応用例
- 培養心筋細胞の拍動計測
- iPS 由来心筋細胞の分化確認
- 新薬候補物質の心毒性評価
- 膜電位色素を使用した膜電位簡易計測 (オプション)

デモ装置の貸出も実施しています。

お問い合わせはこちら >>
info10@brainvision.co.jp

開発・製造・販売
ブレインビジョン株式会社
http://www.brainvision.co.jp/
〒101-0052 東京都千代田区神田小川町2-2 UIビル7F　TEL: 03-5280-7108

STREX, Inc.

物理的刺激による生体の感知・伝達・応答機構を解明

◎メカニカルストレス負荷刺激装置
　培養細胞伸展システム

細胞に伸展・圧縮刺激を与えながら培養することで生体内に近い環境を再現するため、静的培養とは異なる細胞の変化・応答が観察できます。

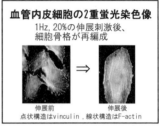
細胞培養用
シリコンチャンバー

【特徴】

- 全ての細胞に均一な負荷
- 超低速から高速まで安定した動作が可能
- 伸展から圧縮まで、64通りの多様なストレッチパターン
- 細胞の固定、蛍光イメージングなど様々な処理が可能なシリコンチャンバー

血管内皮細胞の2重蛍光染色像
1Hz, 20%の伸展刺激後、細胞骨格が再編成

伸展前　⇒　伸展後
点状構造はvinculin，線状構造はF-actin

---

iPS/ES細胞/臍帯血等各種細胞を効果的に凍結！

◎高性能小型プログラムフリーザー
　FZ シリーズ

各種細胞に最適な冷却温度/速度で凍結することにより、融解後の生存率を高め、再現性の高い凍結保存が可能です。

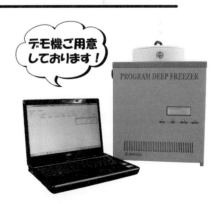
デモ機ご用意しております！

【特徴】

- 液体窒素/凍結剤不要
- 希望サイズで凍結プレート製作可能
- -0.1～℃/minの温度制御で-80℃まで凍結
- サンプル/プレート温度計測、PCモニタリング/データ管理機能
- CPC/GMP/アイソレータ対応（対応機種のみ）
- バリデーション対応（対応機種のみ）

□ フリージングプレートのオーダー可能

【血液バッグ】　【クライオチューブ】

ストレックス株式会社　　大阪市北区大淀中1-8-34　TEL 06-6131-9602
E-Mail : info@strex.co.jp　　http://www.strex.co.jp

羊土社のオススメ書籍

カエル教える 生物統計コンサルテーション
その疑問、専門家と一緒に考えてみよう

毛呂山 学／著

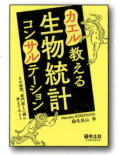

「p値が0.05より大きい」「サンプルが少ない」「外れ値がある」等、統計解析に関するその悩み、専門家に相談してみませんか？11の相談事例を通じて、数式を学ぶより大切な統計学的な考え方が身につきます。

- ■ 定価（本体2,500円＋税）　■ A5判
- ■ 194頁　■ ISBN 978-4-7581-2093-7

はじめてでもできてしまう 科学英語プレゼン
"5S"を学んで、いざ発表本番へ

Philip Hawke, 太田敏郎／著

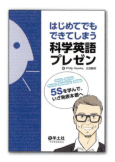

ネイティブ英語講師が教える理系の英語での伝え方の「基礎の基礎」．手順をStory, Slide, Script, Speaking, Stageの5Sプロセスに整理．これに倣えばはじめてでも立派に準備できる！

- ■ 定価（本体1,800円＋税）　■ A5判
- ■ 127頁　■ ISBN 978-4-7581-0850-8

実験医学別冊
細胞・組織染色の達人
実験を正しく組む、行う、解釈する
免疫染色とISHの鉄板テクニック

高橋英機／監
大久保和央／著
ジェノスタッフ株式会社／執筆協力

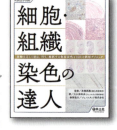

国内随一の技術者集団「ジェノスタッフ株式会社」が総力を結集！免疫染色・in situハイブリダイゼーションで"正しい結果"を得るための研究デザインから結果の解釈まで，この1冊で達人の技が学べます

- ■ 定価（本体6,200円＋税）　■ AB判
- ■ 186頁　■ ISBN 978-4-7581-2237-5

実験医学別冊
あなたのタンパク質精製、大丈夫ですか？
貴重なサンプルをロスしないための達人の技

胡桃坂仁志, 有村泰宏／編

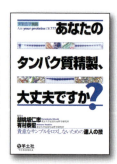

生命科学の研究者なら避けて通れないタンパク質実験．取り扱いの基本から発現・精製まで，実験の成功のノウハウを余さずに解説します．初心者にも，すでにタンパク質実験に取り組んでいる方にも役立つ一冊です．

- ■ 定価（本体4,000円＋税）　■ A5判
- ■ 186頁　■ ISBN 978-4-7581-2238-2

発行　羊土社 YODOSHA
〒101-0052　東京都千代田区神田小川町2-5-1　TEL 03(5282)1211　FAX 03(5282)1212
E-mail：eigyo@yodosha.co.jp
URL：www.yodosha.co.jp/

ご注文は最寄りの書店，または小社営業部まで